의학의 도전

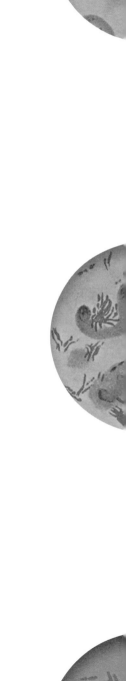

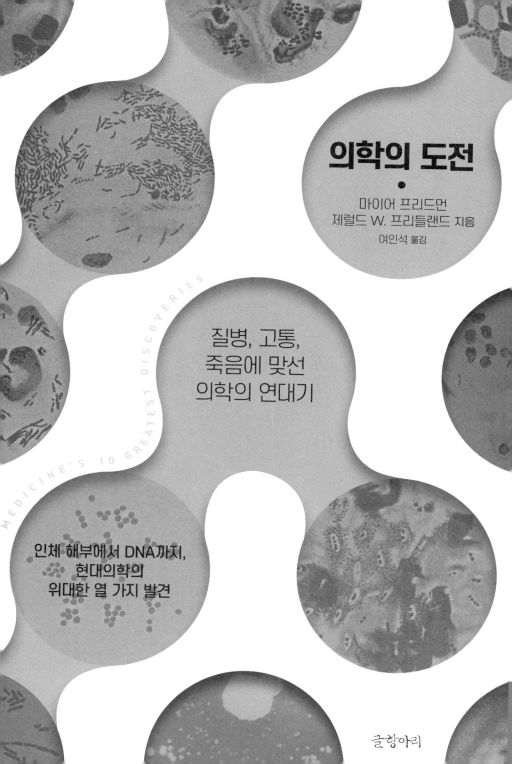

의학의 도전

마이어 프리드먼
제럴드 W. 프리들랜드 지음

어인석 옮김

질병, 고통,
죽음에 맞선
의학의 연대기

인체 해부에서 DNA까지,
현대의학의
위대한 열 가지 발견

MEDICINE'S 10 GREATEST DISCOVERIES

글항아리

우리의 의사이자 배우자인
고故 마샤 캠벨 프리드먼과
미리엄 프리들랜드에게

들어가며

이 책은 서양의학의 역사나 발전을 서술한 책이 아니다. 이러한 주제를 자세하게 다룬 책은 이미 많이 나와 있다. 이 책은 안드레아스 베살리우스가 1543년 놀라운 책『사람 몸의 구조』를 출판하여 1400년 동안 잠들어 있던 의학계를 깨운 이래 이루어진 의학상의 위대한 발견을 모두 열거하려는 것도 아니다.

이 책에서 우리는 1543년 이후 이루어진 가장 중요한 의학상의 발견 열 가지를 선택하여 서술하고자 한다. 이러한 토대가 없었다면 오늘날 우리가 알고 시술하는 의학은 가능하지 않았을 것이다. 또한 이 책은 그 뛰어난 열 가지 발견을 이룬 과학자들의 생애도 자세히 설명할 것이다.

열 가지 발견을 서술하는 각 장의 제목에는 그 과정을 시작한 사람의 이름이 들어 있다. 그러나 우리는 그 과정을 지속한 다른 후대

연구자들의 공헌도 서술할 것이다. 따라서 우리는 안톤 판 레이우엔훅을 세균을 다루는 장의 주인공으로 등장시키되 로베르트 코흐, 루이 파스퇴르를 비롯한 다른 학자들의 뛰어난 업적도 함께 제시한다. 마찬가지로 항생제의 발견을 다루는 장에서는 알렉산더 플레밍이 제목에 등장한다. 그러나 우리는 하워드 플로리나 언스트 체인과 같은 과학자의 훌륭한 공헌도 잊지 않았다.

　　우리는 어떤 이들을 위해 이 책을 썼을까? 어느 정도의 교육을 받은 교양인으로 의학에 조금이라도 관심을 가진 사람이라면 누구나 이 책을 재미있다고 여길 것이다. 과학과 의학을 공부하는 고등학생이나 대학생이라면 이 책을 흥미진진하게 읽을 것이다. 의사들도 분명 새롭게 깨닫는 점이 있을 것이고 우리는 그것이 즐거운 일이기를 희망한다. 바라건대 의과대학생이나 인턴, 레지던트에게 이 책을 정독할 시간이 있기를. 이 책을 읽는 데 보낸 시간이 결코 낭비가 아닐 것이라고 확신한다. 또 우리가 사실과 사건을 찾아다니며 느꼈던 기쁨과 매혹의 일부라도 독자들이 경험할 수 있다면 이 책을 위해 기꺼이 한 일들도 헛되지 않을 것이다.

　　이 발견의 역사를 서술하면서 우리는 가능한 한 의학 전문용어를 피하려고 애썼다. 그러나 일반 독자뿐 아니라 의사들에게도 새로운 내용을 알려주고자 했으므로 서술한 내용을 풍부하게 해줄 주석도 덧붙였다. 다만 전체 흐름을 방해할 정도의 분량은 아니다.

　　독자들은 이 책의 구성에 대해 알 권리가 있다. 저자들이 이러한 선택을 할 자격이 있는지 의문을 가지는 분들도 있을 것이다. 의학사에서 가장 눈부신 업적을 선정한 기준이 무엇인지도 궁금하게 여길 것이다.

저자 중 한 사람은 46년 동안, 다른 한 사람은 66년 동안 의학을 연구하고 환자를 치료하고 의과대학생들에게 의학을 가르쳤다. 우리 자신도 의학적 발견에 수십 년의 시간을 바쳤다. 우리는 500편이 넘는 의학 논문을 발표했고 여섯 권의 의학서를 저술했다. 둘이 합해 112년 동안 이런 활동에 종사했으므로 우리는 대부분의 중요한 의학적 발견에 친숙하며, 그중 가장 중요한 열 가지를 선택할 자격이 있으리라고 믿는다.

열 가지 발견을 최종적으로 선택하는 데 적용한 기준에 대해 말하겠다. 우리는 먼저 의학의 세 영역을 조사했다. 그것은 인간 육체와 정신의 구조 및 기능에 관한 영역, 의학적 이상異常과 상해에 대한 진단, 그리고 이러한 질환의 치료다. 우리는 지금까지 이루어진 수많은 발견 가운데 무엇이 세 영역에서 다른 모든 것을 능가하는가를 따져보았다.

서양의학에서 이루어진 5000가지, 혹은 그 이상의 발견 가운데 우리는 아주 중요한 발견 100가지를 상대적으로 손쉽게 선정했다. 선정된 것들 25가지를 추리는 작업은 좀더 어려웠다. 예를 들자면 외과적 상처에서 세균 감염을 방지하기 위한 항균법과 무균법을 찾아낸 것은 매우 중요한 발견이다. 그러나 세균이 감염의 원인이라는 사실을 알아낸 코흐의 발견은 훨씬 더 중요하다. 또 인슐린과 코르티손의 발견(모두 노벨상을 받았다)은 둘 다 처음에 선정한 100가지 목록에 들어 있었다. 이 발견들이 중요하기는 하지만 세균의 발견과 마취의 발달은 더 넓은 반향을 불러일으켰다.

열 가지 발견을 최종 선정한 다음, 우리는 이 목록을 세 명의 고의서 전문 서적상에게 보여주었다. 이들은 의학적 발견의 상대적인 중요성을 잘 알아야 책을 많이 팔 수 있는 사람들이기 때문이다. 예를 들어 대부분의 의사들은 모르는 프라카스토리우스, 아우엔브루거, 세르베투스의 발견은 고서적상들에게는 영어의 알파벳처럼 너무나 친숙한 것이다. 더구나 이들은 코르티손의 발견을 최초로 서술한 별쇄본이 DNA의 발견을 최초로 서술한 별쇄본만큼이나 드물다는 것도 잘 안다. 그러나 그들은 코르티손 별쇄본에는 수백 달러를 지불하면서도 DNA 별쇄본에는 2만5000달러를 지불할 따름이다. 이 금액 차이는 오직 의학적 중요성의 차이에 기인한 것이다.

다음으로 우리는 수집가를 겸하는 의사 네 명에게 이 목록을 보여주었다. 그들은 이 책에서 언급한 대부분의 발견을 서술한 초판본과 희귀하고 중요한 의학 출판물을 열심히 수집하는 의사들이다. 네 사람은 모두 우리가 선정한 열 가지 발견이 서양의학의 중요한 발견이라는 점에 동의했다.

이러한 사전 선정 작업에 이어 우리는 스탠퍼드대학이나 캘리포니아 의과대학에 속한 30명 이상의 의사에게 우리가 선정한 열 가지 발견을 한 사람이 누구인지 아는가를 개인적으로 물어보았다. 모두가 안드레아스 베살리우스, 윌리엄 하비, 에드워드 제너, 빌헬름 뢴트겐, 알렉산더 플레밍, 제임스 왓슨과 프랜시스 크릭을 알았다. 대부분은 안톤 판 레이우엔훅을 현미경 발명자로 막연히 기억은 하고 있었으나, 그를 세균의 발견자로 알고 있지는 않았다. 의과대학생, 인턴, 레지던트를 가르치는 이 의사들 중에서 로스 해리슨, 니콜라이 아니치코프나 모리스 윌킨스를 아는 사람은 아무도 없었다. 크로퍼드 롱을 아는 사람은 오직 두 명뿐이었다. 그러나 우리가 가장 중요하다고 생각한 열 가지 발견을 열거하고 선정 이유를 설명하자 한 사람만 빼고 모두 우리의 선택에 동의했다. 그럼에도 불구하고 인터뷰한 많은 의사가 위대한 선구자들의 생애와 업적에 대해 아는 것이 너무 없다는 사실은 놀라웠다.

존스홉킨스대학과 예일대학의 학장에게 조직배양법을 발명한 로스 해리슨을 기념하는 강좌가 있는지 문의했을 때 아무도 로스 해리슨이 누구인지 알지 못했다는 점도 흥미로운 사실이다. 해리슨은 1907년 존스홉킨스대학에 있을 때 조직배양에 관한 예비적 논문을 발표했고, 최종적인 완성 논문은 1910년 예일대학에서 발표했다. (나중에 예일대학 학장이 해리슨을 기념하는 강좌가 있다는 사실을 편지로 알려 왔다. 그리고 존스홉킨스대학 학장은 해리슨의 사진이 이제는 존스홉킨스병원 로비에 전시되어 있다고 알려 왔다.)

본문의 열 개 장 중 세 장은 몸과 마음의 정상적인 구조 및 기능에 관한 발견을 다룬다. 여섯 개 장은 질병과 외상 치료에 관한 발견을 다룬다. 나머지 장은 의학에서 사용되는 주요 진단 기구인 엑스선 기계와 뒤이어 만들어진 컴퓨터단층촬영기$_{CT}$의 발견에 대해 기술한다.

「나가며」에서 우리는 모든 의학적 발견의 정점이라고 할 수 있는 것들을 강조했다. 독자들은 열 가지 발견이 시간순으로 배열되어 있는 이 책을 읽어나가면서 '가장 중요하다고 생각하는 발견'을 나름대로 골라보는 데서 흥미를 느낄 수도 있을 것이다. 그것을 「나가며」에 제시되어 있는 저자들의 선택과 비교해보기를 권한다.

이 책의 주요 부분은 많은 저명한 과학자가 친절하게 제공해준 자료들이 없었다면 쓰일 수 없었다. 그들 모두에게 감사를 표한다.

노벨상 수상자인 고드프리 하운스필드와 앨런 코맥, 그리고 제임스 앰브로즈 박사는 6장을 쓸 때 많은 도움을 주었다.

레너드 헤이플릭, 세르게이 페더로프, 리처드 햄 교수, 조지 퍼렐, 도나 필, 로버트 스티븐슨, (이 책을 쓸 때 아흔여덟이던 로스 해리슨의 딸) 엘리자베스 해리슨 박사는 7장을 쓰는 데 필요한 역사적 자료들을 아낌없이 제공해주었다.

노벨상 수상자인 프랜시스 크릭, 에런 클루그 경, 피터 메더워 경, 제임스 왓슨, 모리스 윌킨스, 그리고 어윈 샤가프와 레이먼드 고슬링 교수는 과거 BBC 방송국에서 일했던 제인 캘린더와 함께 10장을 쓰는 데 필수적이었던 인터뷰에 여러 차례 응해주었다.

샌프란시스코에 있는 캘리포니아주립대학의 이비인후과 과장 로버트 쉰들러 교수에게 특별히 감사드린다. 그는 열 가지 발견으로 줄이기 이전 100대 발견을 예비적으로 선정하는 데 많은 도움을 주었다.

그리고 이런 종류의 책이 일반 독자들의 관심을 끌 수 있으리라고 처음으로 제안해준 래니 라일리에게 고마움을 표한다.

원고를 타이핑하고 도판을 제작해준 린다 볼, 케빈 머피, 다이앤 레밀러드, 진 챈에게도 많은 도움을 받았다.

마지막으로 계속해서 조언을 해준 제임스 C. 넬슨과 바턴 스패러건 박사, 바턴 서버 교수와 이 책의 편집을 맡은 비비언 B. 휠러에게도 고마움을 표한다.

차례

•

들어가며 006

1장

인체 해부학과
베살리우스

이 장에서는 서양의학사 최초의 위대한 발견을 한 영광을 안드레아스 베살리우스(1514~1564)에게 돌린다. 그러나 그에게도 선구자들이 있었으니 그들의 업적을 먼저 살펴보고자 한다.

히포크라테스와 아리스토텔레스는 인체의 일부 뼈와 근육에 대한 막연한 지식을 갖고 있었으나 그들 중 누구도 인체를 해부해본 적은 없었다. 그들이 인간의 장기에 대해 갖고 있었던 보잘것없는 정보는 동물 해부로부터 얻은 것이었다. 그러나 기원전 4세기경 알렉산드리아의 헤로필루스는 인간의 시체를 해부할 수 있었다. 그가 이러한 해부를 통해 얻은 지식을 기록한 책이 화재로 소실되지만 않았다면 그의 시대부터 베살리우스의 시대까지 거의 1900년에 이르는 해부학적 지식의 공백 상태는 오지 않았을 것이다. 그러나 헤로필루스의 해부학적 관찰이 소실된 것은 해부학이 의학의 한 분야로 발전하지 못한 여러 이유 중 하나일 뿐이다.

또 다른 중요한 이유는 2세기에 활동한 의사 갈레노스의 저작이다. 그의 해부학적 관찰은 수 세기 동안 거의 종교적으로 받아들여졌고, 이를 비판하는 것은 목숨을 위태롭게 만드는 이단 행위였다. 그러나 갈레노스가 사람의 장기로 묘사한 것은 그 스스로도 인정했듯이 사실은 개나 원숭이를 해부해서 관찰한 것이었다. 이처럼 로마시대에도 인체 해부는 금지되었다.

해부학이 르네상스 이전에 발달하지 못한 또 다른 이유로는 중세인들의 정신을 사로잡은 기이한 무기력 상태가 있었다. 지적, 예술적, 과학적 활동에 큰 관심을 가지는 사람이 거의 없다시피 했다. 마치 죽어가는 로마제국에서 살아남은 자들이 그 스트레스로 탈진한 것처럼 몇백 년이 지나면서 오직 수사들의 끼적거림만이 라틴어와 그리스·로마의 일부 문헌, 그리고 성서를 보존했다. 생동감 있는 문명을 특징짓는 다른 모든 요소는 이 휴면 상태가 르네상스로 서서히 깨어날 때까지 자취를 감췄다. 왜 서양문명이 그토록 오래 잠들어 있었는지, 그리고 어떻게 마침내 다시 깨어날 수 있었는지 우리는 어쩌면 결코 이해하지 못할 것이다.

해부학이 발달하지 못한 네 번째 이유는 사람 몸의 해부에 대한 거의 전 세계적인 금기다. 르네상스가 시작될 무렵 이탈리아의 일부 도시국가(특히 볼로냐, 파도바, 파비아)가 매년 사형수의 시체 해부를 허용하면서 비로소 이 금기는 깨졌다. 어떤 의미에서 현대 해부학을 탄생시킨 사람은 이 죽은 범죄자들이었다.

볼로냐의 몬디노 델루치는 저서 『해부학Anothomia』(1316년에 썼으나 1478년에야 출판되었다)[1]에서 처음으로 인체 해부를 실행하고 기술했다. 그러나 갈레노스의 성스럽지만 잘못된 관찰의 권위에 눌린 나머지 자신이 본 것을 올바로 기술하지 못했다. 1000년도 더 이전의 갈레노스와 마찬가지로 델루치는 비장이 위장과 통하고 있으며, 간은 다섯 개의 엽葉으로 구성되어 있고, 심장엔 세 개의 방이 있으며, 자궁은 여러 개의 부분으로 이루어져 있다고 잘못 기술했다. 그중 일부는 개의 장기를 올바로 기술한 것일 수는 있으나 사람의 장기는 아니었다. 그럼에도 불구하고 델루치의 『해부학』은 60여 판을 넘기며 거듭 인쇄되었고, 200년 동안 인체 해부학을 이해하는 데 가장 중요한 책으로 자리 잡았다.

1521년 볼로냐대학의 외과와 해부학 담당교수인 카르피의 베렌가리오는 100여 구의 시체를 해부한 후에 『해부학』 주석서를 썼다고 한다. 1000페이지가 넘는 이 책엔 처음으로 해부도가 실렸다(거친 도해 수준이기는 했지만). 그보다 더욱 중요한 것은 베렌가리오가 중세와 초기 르네상스 시기를 통틀어 처음으로 갈레노스의 잘못된 해부학적 기술을 교정하려고 시도했다는 점이다. 그는 지난 14세기 동안 잘못 기술된 것처럼 심장을 세 개의 심실을 가진 것으로, 자궁을 여러 개로 나누어진 것으로 묘사하지 않았다. 인체 해부학에 있어 진정한 과학이 막 탄생하려는 순간이었다.

우리는 베살리우스가 태어난 장소와 시기(1514년 브뤼셀)를 알며, 그가 어느 대학을 다녔는지(루뱅, 파리, 파도바), 그리고 언제 의학박사학위를 받았는지(1537년 파도바)를 안다. 그가 언제 누구랑 결혼했으며(함머의 안나와 1544년에) 그에게 딸(안나)이 한 명 있었다는 사실도 안다. 우리는 그가 1546년 신성로마제국 황제 카를로스 5세의 주치의가 되었고, 1556년 황제가 퇴위할 때까지 궁정에서 일했으며, 그 후에는 스페인의 펠리페 2세를 섬겼다는 사실도 안다. 그는 예루살렘 순례에서 돌아와 죽은 1564년까지 줄곧 궁정에서 일했다.

왜 베살리우스가 이 위험한 여행을 감행했는지 정확한 이유는 아무도 모른다. 자신이 저지른 큰 실수를 속죄하는 의미에서였는지도 모른다. 한 가지 끊임없이 돈 소문은 그가 죽은 줄 알았던 귀족을 해부하기 시작했는데 심장이 여전히 뛰고 있었다는 것이다. 이 엄청난 잘못의 대가로 그는 종교재판 당국에 의해 사형을 선고받았으나 국왕 펠리페 2세가 사형 판결을 순례 여행으로 대체시켜주었다고 한다. 진짜 이유가 무엇이건 베살리우스가 순례 여행을 떠난 게 영적인 확신 때문이 아닌 것은 분명하다.

미국 의학의 아버지인 윌리엄 오슬러가 "의학사상 가장 위대한 책"이라고 평가한 책을 베살리우스가 1543년에 쓰지 않았더라면 우리는 그의 생애에 관한 이런 사소한 일들을 알지 못했을 것이다. 이 혁명적이고 우아한 책을 평가하기 전에 이 책을 쓴 훌륭한 르네상스 의사의 인격과 그 생애를 살펴보자. 그는 32세에 쓴 글에서 더 젊었던 시절을 돌아보며 자신이 한때 빠졌지만 더 이상 계속해서 추구하고 싶지는 않은 어떤 것을 서술하고 있다. 이를 통해 우리는 그의 사람됨을 일면 엿볼 수 있다.[2]

이제 나는 파리 이노상 묘지에서 뼈를 뒤지느라 시간을 보내거나 뼈를 찾으러 몽포콩에 가고 싶지 않다. 한번은 친구랑 같이 갔다가 들개들을 만나 아주 혼이 났다. 또 골격 표본을 만들기 위해 매달아놓은 시체에서 뼈를 얻느라 혼자 한밤중에 루뱅대학에 갇혀 있고 싶지도 않다. 해부하기에 편한 날로 사형 집행일을 연기해달라고 재판관에게 더 이상 부탁하고 싶지도 않으며, 의과대학생들에게 누가 어디 묻혀 있는지 잘 살펴보라고 조언하거나 선생의 환자를 잘 지켜보고 있다가 죽으면 시체를 챙기라고 권하고 싶지도 않다. 무덤에서 파낸 시체나 사형수의 시체를 침실에 몇 주일씩 두지도 않을 것이며, 내가 해부하는 시체들보다 더욱 나를 비참하게 만들었던 조각가나 화가 들의 더러운 성질도 더는 참지 않겠다. 의술로 돈을 벌기에는 너무도 어렸지만, 지식을 배우고 진보시키기를 원했기에 나는 기꺼이 즐거운 마음으로 이 모든 것을 참아냈다.

처음에는 파리에서 의과대학생으로, 나중에는 파도바에서 해부학자로 한 일에 대한 끔찍한 진술은 젊은 베살리우스가 어떤 대가를 치르고라도 인체의 비밀을 알아내고야 말겠다는 단호한 결의로 가득차 있었다는 사실을 잘 말해준다. 그는 뼈를 얻기 위해 시체를 파헤쳤으며 근육을 얻기 위해 미친개들과 싸웠다. 환자가 죽으면 시체를 얻을 수 있도록 선생이 치료하는 환자를 잘 기록해두라고 권하는 사람에 대해 무슨 말을 할 수 있을까? 어떤 종류의 사람이 썩어 들어가는 시체를 자기 침실에 며칠씩 둘 수 있을까? 자기가 해부대에서 보는 그

대로 정확하게 조직과 장기를 묘사하라고 조각가와 화가에게 얼마나 세심하게 많은 요구를 했겠는가! 어떤 기준에서 보아도 베살리우스는 매력적이거나 따뜻한 사람은 아니었다. 그는 일차적으로 냉정하고 단호하며 야심이 넘치는 사람이었다.

1533년 의학 공부를 계속하기 위해 파리에 갔을 때 그의 나이는 고작 19세였지만, 그는 이미 저명한 외과의사이자 해부학자가 되어 황제 카를로스 5세의 주치의 중 한 사람이 되겠다고 결심한 터였다. 결국 그의 할아버지와 아버지도(아버지는 자격이 없었음에도 불구하고) 궁정에 들어갔다.

이러한 열망을 가진 젊은 플랑드르 청년은 동물 해부에 너무나 열중해서 파리대학에서 가르치던 당대 유럽 최고의 두 해부학자인 야코부스 실비우스와 존 귄터의 관심을 끌게 되었다. 실비우스는 베살리우스에게 개를 해부하는 방법을 가르쳐주었고, 귄터는 인체 해부 조수로 그를 받아들였다. 이 기간에 베살리우스는 사람 뼈를 주워 모으기 위해 파리의 공동묘지를 돌아다녔다.

1536년 베살리우스는 플랑드르인이자 카를로스 5세의 신민으로 파리를 떠나야 했다. 이 신성로마제국의 황제가 파리를 침공할 위험이 매우 컸기 때문이다. 브뤼셀로 돌아온 베살리우스는 루뱅대학에서 의학 공부를 계속했다. 그는 이미 비밀리에 인체 해부를 하고 있었다.

그는 1539년 루뱅을 떠나 파도바대학으로 갔다. 거기에 도착하고 몇 달 후에 학위를 받았다. 인체 해부에 정통했고 숙련되어 있었기 때문에 학위를 받고 몇 주 후에 23세의 나이로 파도바대학 외과-해부학과 주임교수로 임명되었다. 그는 계속해서 동물 사체와 사형수의 시체를 해부했다. 그리고 공동묘지에서 훔쳐 온 다른 시체들도.

이전 시대의 모든 해부학자와 마찬가지로 베살리우스도 여러 해 동안 자신의 눈으로 구별한 것을 인정하기보다는 갈레노스가 기술한 대로 사람의 몸을 가르쳤다. 그러나 1538년 그는 『여섯 개의 해부도보Tabulae anatomicae sex』[3]를 출판하고 여기서 갈레노스가 저지른 오류들을 처음으로 감히 지적한다.

물론 그것은 상대적으로 작은 오류들이었으나 지난 14세기 동안 어떤 해부학자도 감히 고칠 생각을 하지 못했던 것들이었다. 더욱 놀라운 일은 의학 서적이 출판된 지난 5세기 이래 처음으로 조잡한 만화풍 그림이 아닌 사람의 뼈와 근육에 대한 사실적이며 예술적으로도 매력적인 그림이 실려 있었다는 사실이다.[4]

『여섯 개의 해부도보』에 실린 마지막 세 그림을 그린 사람은 티치아노의 화실에 속한 화가 칼카르의 요한 스테파누스임이 틀림없다. 사실 이 화가는 책 출판에 돈을 댔고 책에서 나오는 이익금을 받았다. 왜 이처럼 묘한 금전 관계가 성립되었는지는 결코 알 수 없다. 그리고 스테파누스가 정확히 어떤 종류의 사람이었는지도 결코 알지 못할 것이다.

베살리우스는 『여섯 개의 해부도보』를 출판하기 이전에도 선배들이나 동시대 사람들과는 달랐다. 그들은 이발사가 해부하는 시체에서 멀찌감치 떨어진 의자에 앉아 학생들에게 갈레노스의 책을 읽어주면서도 그 아래에 있는 인체 조직과 장기에는 아무런 관심도 두지 않았다. 대신 베살리우스는 때로는 감염되고 부패한 장기들을 만지느라 손과 옷에 피가 묻는 데도 아랑곳하지 않고 직접 해부를 했다. 인체를 알기 위해서는 반드시 해부를 해야 한다는 것이 그의 확고한 믿음이었다. 그는 지칠 줄 모르고 이러한 교육학적 개념을 학생들과 공개 해부에 참석한 동료 의사들에게 설파했다.

그런데 베살리우스가 자기 손과 얼굴까지 오염시키며 해부를 하던 16세기에는 보호용 장갑이나 방부제가 아직 존재하지 않았다. 더욱이 세균이나 바이러스, 그리고 이들이 일으키는 치명적인 질병에 대해서도 전혀 알려져 있지 않았다. 따라서 베살리우스와 가장 재능이 출중했던—자신의 손을 감염된 시체로 오염시키는 데 베살리우스만큼이나 열정적이었던—세 명의 제자(레알두스 콜롬부스, 바르톨로메오 유스타키우스, 가브리엘 팔로피우스)가 모두 55세 이전에 죽은 것도 놀랄 일은 아니다. 이와는 뚜렷이 대조되게도 같은 시기에 같은 도시에 살았던 네 명의 예술가(미켈란젤로, 레오나르도, 티치아노, 첼리니)는 65년 이상 살았고, 그들 중 두 사람(미켈란젤로와 티치아노)은 85세를 넘겼다. 당시에는 그림을 그리거나 조각을 하는 것보다 사람의 몸을 해부하는 것이 훨씬 더 위험한 일이었다.

『여섯 개의 해부도보』를 출판한 후 1543년까지 베살리우스는 별다른 성과를 내놓지 않았다. 그는 계속해서 파도바에서, 짧은 기간 볼로냐에서 해부를 하고 의과대학생을 가르쳤다. 29세의 젊은 나이(『사람 몸의 구조』가 출판된 때[5])에 그는 이미 인체 해부에 가장 정통한 대가로 이탈리아, 파리, 브뤼셀에서 인정받고 있었다.

베살리우스는 『사람 몸의 구조』를 출판한 이듬해인 1544년, 파도바대학을 떠나 카를로스 5세의 주치의로 궁정에 들어갔다. 일부 의학사가들은 그가 이처럼 급작스럽게 학자로서의 삶을 포기한 것을 놀랍고 의아스럽게 생각했다. 그러나 이미 강조한 바와 같이 황실에서 일하는 것은 지극히 현실적이었던 야심가 베살리우스의 최종적 목표였다. 대학이나 의과대학 일에 성실하지 않았다고 그를 비난하는 사람은 없었다. 불성실함은 한밤중에 묘지에서 시체를 먼저 차지하려고 굶주린 개 떼와 다투고, 찢어지는 듯한 고통의 비명 소리를 들으면서도 조용히, 그리고 냉혹하게 살아 있는 동물을 해부할 수 있었던 사람에게는 어울리지 않았다.

베살리우스는 앞서 말한 것처럼 1544년 브뤼셀에 있던 함머의 안나와 결혼했고, 이듬해 엄마와 같은 이름을 가진 딸 안나가 태어났다. 그의 아내와 딸에 대해서는 알려진 바가 거의 없다. 다만 그들은 베살리우스가 죽은 이듬해 모두 결혼을 했다. 이 때문에 베살리우스가 아내와 딸에게 그다지 자상하지 않았을 것이라고 추측하기도 한다.

궁정에 들어간다는 평생의 야망을 이루자 베살리우스는 거의 모든 학문 연구를 중단했다. 그럼에도 불구하고 그는 전 유럽에서 가장 능력 있는 의사 중 한 사람으로 존경받았다. 1559년 프랑스 왕 앙리 2세가 마상 창시합에서 심한 부상을 입자 베살리우스는 그를 치료하기 위해 브뤼셀에서 파리로 갔다. (오늘날에는 뛰어난 미모의 정부 디안 드푸아티에와 용감하고 기지 넘치는 아내 카트린 드메디시로 인해 그 이름이 주로 기억되는) 앙리 2세는 투구를 뚫고 부서진 창의 조각들이 얼굴과 머리에 박히는 부상을 입었다. 베살리우스가 도착하기 전까지 왕의 시의(侍醫)들은 조각들이 얼마나 깊이 그의 머릿속에 박혀 있는지 정확히 알 수가 없었다. 그들은 창을 부러뜨린 다음, 전날 처형당한 네 명의 사형수의 머리에 큰 힘을 가해 박아 넣었다. 그리고 창이 뇌까지 들어갔는지 알아보기 위해 머리를 각각 해부했다. 이 기이한 '실험'도 무용한 것으로 드러났다.

베살리우스는 다친 왕을 진찰한 후에 치명적이라는 진단을 내렸다. 사혈(瀉血)과 관장을 반복했지만 왕의 몸 왼쪽은 완전히 마비되었고 오른쪽은 경련을 일으켰다. 왕은 약 열흘 후에 죽었다. 베살리우스는 부검에 참석했는데 왕의 뇌는 심하게 손상되었고 오른쪽 뇌 위로 지주막하 출혈이 있었다.

베살리우스의 능력을 보여주는 또 다른 예가 있다. 1562년 스페인의 왕세자 돈 카를로스가 중병을 앓자 아버지 펠리페 2세는 베살리우스에게 이미 왕세자를 치료하고 있는 다섯 명의 다른 시의를 감독할 것을 청했다. 이 병도 외상으로 시작되었다.

키가 작고 잔인하며 고집이 셌던 돈 카를로스는 태어날 때부터 아버지 펠리페 2세의 속을 썩였다. 태어날 때부터 이가 나 있었던 그는 젖먹이 시절 유모의 젖꼭지를 너무 세게 빨아서 젖에 상처를 내고 그 결과 감염까지 일으켰다. 12세가 되어서는 동물을 산 채로 불에 태우는 일과 예쁜 소녀를 유혹하는 일 두 가지에만 몰두했다.

그가 18세 되던 해 4월에 일어난 사고는 두 번째 관심사로 인한 것이었다. 정원을 산책하던 문지기의 딸을 발견한 왕자는(그는 소녀에게 얼이 빠져 있었다) 그녀를 만나러 계단을 달려 내려가다가 너무 흥분한 나머지 실족하여 공중에서 한 바퀴를 돌았다. 그는 계단 끝에 있던 문고리에 머리를 부딪혔다. 의식은 이내 회복되었지만 의사들은 그의 목 뒤에서 엄지손가락 크기의 상처를 발견했다. 그들은 상처를 여러 종류의 물약으로 씻어내고 고약을 발랐다. 그러곤 당시의 관습대로 사혈과 관장을 했다.

상처에 댄 소독되지 않은 붕대로 인해 상처는 곪기 시작한 듯했다. 왕자는 고열이 났다. 깜짝 놀란 펠리페 2세는 궁정의 시의 두 명을 보내 이미 치료를 담당하던 세 명의 의사와 함께 돈 카를로스를 치료하게 했다. 아들의 상태가 계속 악화되자 왕은 베살리우스를 불러들였다.

여섯 명의 의사가 치료를 위해 50여 차례 회의를 했고, 그 가운데 열 번은 왕도 참석했다. 왕은 두 시간에서 네 시간 동안 어떻게 치료해야 할 것인가를 이야기하는 각 의사의 견해를 인내심을 갖고 들었다. 이처럼 계속되는 회의에도 불구하고 돈 카를로스의 상태는 5월까지 계속 악화되었다.

그러는 동안 톨레도에 사는 3000명의 스페인 사람이 가슴을 드러낸 채 서로 채찍질을 하며 거리를 행진했다. 그들은 그렇게 함으로써 왕자가 소생하기를 바랐다. 반면에 알칼라(왕자가 죽어가고 있던 곳)의 시민들은 몇백 년 전에 죽은 프란체스코회 수사 프라 디에고의 미라가 된 시체를 들고 와서 의식을 잃은 돈 카를로스 옆에 눕혔다.

신비한 의학적 기적이 즉시 일어나지는 않았으나 시간이 흐르자 열이 내리고 왕자는 의식을 점차 회복하기 시작했다. 감염된 얼굴은 출혈과 쌓인 고름으로 변형되었으나 점차 원래의 모습을 되찾았다. 앓기 시작한 지 석 달 후에는 투우 경기를 관람할 정도로 건강이 회복되었다.

펠리페 2세는 프라 디에고의 미라가 마침내 자기 아들을 고쳤다고 생각했다. 그는 1568년 프라 디에고를 축성했다. 왕의 믿음이 옳았는지 우리는 알지 못한다. 그러나 돈 카를로스의 단순한 상처에 뒤이어 발생한 치명적인 합병증이 모두 의사들의 잘못으로 생겨났다는 사실은 분명히 알 수 있다.

이 두 이야기는 베살리우스가 20년 동안 궁정에서 활동한 내용의 일부를 말해주는 기록이다. 1546년에 그의 동생이 『청미래덩굴에 대한 편지Letter on the China Root』를 출판했고, 『사람 몸의 구조』의 재판이 1555년에 나왔으며, 그의 제자 팔로피우스의 '해부학적 관찰'에 대한 주석을 1561년에 출판했지만 모두 새로운 연구의 결과는 아니었다. 다시 한번 우리는 한 권의 책을 통해 현대의 과학적 의학을 탄생시킨 이 청년이 왜 스물아홉의 나이에 모든 종류의 과학적·의학적 연구를 중단했는지 질문을 던진다.

『사람 몸의 구조』를 출판하고 3년 후, 베살리우스는 이 책의 출판이 자신의 영혼을 갉아먹은 수많은 근거 없는 비판을 불러일으킨 까닭에 궁정으로 도망쳤고, "연구가 주는 달콤함과는 거리가 먼 그곳에서 만족하며 산다. (…) 따라서 설사 내가 아무리 원하고, 나의 허영심이 부추기더라도 앞으로는 어떤 책도 출판하지 않을 것이다"[6]라고 썼다.

베살리우스는 처음부터 황제의 초청을 받아 황제의 주치의 중 한 사람이 되기를 희망했고 그렇게 계획을 세웠다. 불과 스물세 살이던 1537년, 그는 내용이 혁명적일 뿐만 아니라 타이포그래피, 종이, 삽화, 판형, 제본이 모두 훌륭한 책을 한 권 집필해 출판할 계획을 세웠다. 황제는 비록 의학에는 문외한이었지만 베살리우스가 개인적으로 자신에게 헌정한 이 책이 이제까지 출판된 의학책 가운데, 그리고 앞으로도 영원히 가장 눈부신 책이 되리라는 사실을 인정할 것이었다.

물론 베살리우스 자신이 썼듯이 아내와 아이들, 그리고 집안일에 방해를 받지 않고 거의 5년 동안 많은 시체와 동물 사체를 해부하고서야 이 책을 쓰는 데 필요한 백과사전적 지식을 얻을 수 있었다. 그는 또한 부패해가는 장기와 조직을 시간을 들여 스케치해줄 화가를 찾아야 했다. 그의 책 『사람 몸의 구조』는 역사상 최초로 200점이 넘는 멋진 도해가 실린 의학책이 될 것이었다.

용감하게도 베살리우스는 알프스 너머 바젤에 그의 원고를 보냈다. 그는 저명한 교수이자 뛰어난 인쇄업자인 요한 오포리누스가 최고의 종이와 최상의 인쇄술로 그의 책을 만들어줄 것이라는 사실을 알았다. 무엇보다도 베살리우스는 귀중한 목판 도해를 자신이 원하는 만큼 섬세하고 정확하게 인쇄할 기술이 오포리누스에게 있다고 확신했다. 다만 오포리누스에게 자세한 지시 사항을 적은 편지를 보내는 데서 만족하지 못한 베살리우스는 직접 바젤로 가서 책이 인쇄되는 동안 그곳에 머물렀다.

1543년 늦여름, 베살리우스는 그의 걸작을 카를로스 5세에게 바쳤다. 책이 걸작이었던 만큼 외양도 화려해 가로 28센티미터 세로 42센티미터 판형에 임피리얼 퍼플 실크 벨벳으로 제본했고, 앞뒤 표지에는 고급 양가죽을 댔다. 700여 페이지에 이르는 본문은 이제껏 의학 서적에서는 보지 못한 섬세한 타이포그래피로 인쇄되어 있었다. 이 증정본의 백미는 손으로 채색한 그림이었다(현존하는 100여 권의 판본 중 그림을 채색한 것은 없다). 황제는 틀림없이 깊은 인상을 받았을 것이다. 몇 달 후 황제를 모시던 여러 의사의 질투 섞인 비판에도 불구하고 베살리우스는 궁정으로 초빙되었다. 젊은 시절의 야망이 마침내 실현된 것이다.

이제 다시 흔히 『구조fabrica』라고 불리는 불멸의 걸작 『사람 몸의 구조』로 돌아가보자.

인체 해부를 다룬 이 책이 서양의학사 최고의 업적이라는 평가에 동의하기를 주저하는 의학자들이 있을 수 있지만, 윌리엄 오슬러의 말처럼 『사람 몸의 구조』가 지금까지 출판된 의학 서적 가운데 최고의 책이라는 점에는 분명 모두가 동의할 것이다.

카를로스 5세를 감동시킬 위대하고 우아한 책을 헌정하는 것이 베살리우스의 의도였다는 점은 이미 언급한 바 있다. 그러나 이 책은 끝내 그 내용을 이해하거나 평가하지 못할 황제를 매혹시키는 일을 훨씬 넘어서는 업적을 성취했다. 이 책의 출현으로 의학은 1400년 동안의 깊은 잠에서 깨어났다.

　『사람 몸의 구조』의 출현에 대해 의사들이 보인 최초의 반응은 놀라움이었다. 이전의 어떤 의학서도 이 책만큼 크지 않았다. 그리고 이전의 어떤 의학서도 그처럼 예술적으로 아름답고 해부학적으로 정확한 그림을 실은 경우는 없었으며, 그처럼 우아한 타이포그래피로 출판된 의학서도 없었다.

　당대 의학자들은 먼저 이 책의 화려함에 놀랐다. 그러나 이 책을 채운 본문의 내용은 수많은 동시대인에게 충격을 주었을 뿐 아니라 그들 가운데 일부를 매우 화나게 만들었다. 베살리우스의 해부학 스승이자 당대 유럽 최고의 해부학자였던 야코부스 실비우스는 너무나 화가 난 나머지 황제에게 다음과 같은 공개서한을 보냈다. "폐하께 이 괴물 같은 인간을 매우 엄정하게 처벌할 것을 요청드립니다. 이자는 처벌받아 마땅하며 무지와 배은망덕, 교만과 불경을 보여주는 최악의 표본입니다. 이자가 그 해로운 숨결로 유럽의 나머지 부분을 오염시키지 않도록 엄벌해주시기 바랍니다."

　실비우스는 베살리우스가 인체 구조를 해부학적으로 묘사하며 갈레노스가 사람이 아닌 원숭이와 개를 해부하고 그 장기와 조직을 기술했기 때문에 저지른 반복된 오류를 감히 지적했다는 사실에 더욱 분노했다. 중세 후기에 인체에 대한 해부가 이루어져 갈레노스의 관찰 중 잘못된 부분—예를 들자면 간이 피를 만들고, 자궁에는 여러 개의 방이 있으며 솔방울샘[뇌에 위치하는 내분비기관—옮긴이]은 그 분비액을 코로 바로 쏟아낸다고 한 것과 같은 오류를 밝힌 것이 왜 그토록 분노를 불러일으켰을까? 알다시피 어떤 의학 교수도 인체를 해부한 적이 없었다. 이발사가 해부를 하는 동안 교수는 갈레노스의 해부학 저작을 소리 높여 읽었다. 이 수백 년 된 관습은 『사람 몸의 구조』가 출판되고 10년이 지나지 않아 사라졌다. 사실 이 책의 상당 부분은 시체를 해부하는 구체적인 방법을 기술하고 있었다.

『사람 몸의 구조』는 그때까지 간과된 사실을 강조했다. 뼈가 우리가 알고 있는 생명을 가능하게 만든다는 사실이었다. 이 책은 뼈가 우리 몸을 지탱하고 운동을 가능하게 해줄 뿐만 아니라 뇌를 비롯한 약한 장기가 상하지 않도록 보호해준다는 점을 지적했다. 베살리우스는 뼈가 없다면 우리는 꼼짝도 할 수 없을 것이라고 강조했다.

『사람 몸의 구조』를 읽어보면 베살리우스가 뼈에 완전히 매혹되었다는 사실을 즉시 알게 된다. 책은 첫 일곱 권, 즉 168쪽을 뼈에 할애하고 있다. 제1권은 서로 다른 각도에서 본 다섯 개의 두개골 그림으로 시작된다. 이어서 그는 나머지 부분의 뼈를 묘사하고 뛰어난 스케치로 보여준다. 그리고 놀라운 기술로 그린 전체 골격 그림 세 점으로 제1권을 마감한다. 하나는 교수대에 매달려 있고, 다른 하나는 목발을 짚고 걷고 있으며, 세 번째(**그림 1**)는 팔꿈치를 책상에 괴고 사람 두개골의 내부에 대해 생각하는 듯한 모습을 하고 있다. 후에 다른 저자들이 되풀이해 도용한 이 골격 그림들은 단순한 해부학적 묘사 이상의 그림이었다. 칼카르의 요한 스테파누스가 『사람 몸의 구조』에 기여한 바가 있다면 그것은 틀림없이 손으로 직접 그린 이 살아 있는 듯한 골격 그림일 것이다. 이 그림은 베살리우스의 초기 해부학 저서

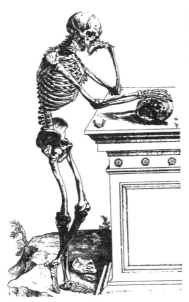

그림 1·예술적으로 뛰어나고 해부학적으로 정확히 묘사된 안드레아스 베살리우스의 『사람 몸의 구조』에 실린 세 번째 골격 그림. 두개골을 궁리하는, 어쩌면 연구하는 것처럼 보인다.

인 『여섯 개의 해부도보』에 실린 그림과 예술적으로 유사하다. 이 역시 스테파누스가 그린 것으로 알려져 있다.

베살리우스는 제2권을 인체의 근육 묘사에 할애했다. 열세 개의 인체가 표층에서부터 점차 심층으로 들어가며 존재하는 근육들을 보여준다. 이 그림들도 아마 스테파누스가 그렸을 것이다. 골격 그림과 마찬가지로 이 '근육 인간'들도 놀라운 예술적 성취다.

베살리우스가 "성질이 더러운 조각가와 화가 들"이 자신을 "해부하는 시체보다 더 비참하게" 만들었다고 썼을 때, 그는 아마 스테파누스가 아닌 다른 예술가들과의 대립을 상기하고 있었는지도 모른다.

그는 스테파누스의 재능을 필요로 했지만, 그것을 나머지 다섯 권의 책에 끌어들이는 데에는 실패했다. 제2권 이후로는 그림의 질이 현격히 떨어진다. 제3권의 정맥과 동맥, 제4권의 신경계통, 제5권의 복부 장기, 제6권의 심장과 폐, 제7권의 뇌 그림에 빠진 것이 있어서가 아니다. 그 그림들은 좀더 도식적이며 사람 같지 않고, 예술적인 감각이 부재한다.

베살리우스 자신도 내부 장기들(간, 신장, 자궁)을 묘사할 때 사람이 아닌 개돼지와 같은 동물의 장기를 묘사한 경우가 많았다. 그는 또한 비장, 난소, 부신을 빼놓았다. 이들 장기는 이미 부패가 진행된 시체에서는 특히 구별하기 어려웠다. 그렇지만 베살리우스는 자궁을 더 잘 연구할 수도 있었다. 물론 해부할 죽은 여자를 찾는 일이 쉽지는 않았다. 그럼에도 불구하고 적어도 여성 두 명의 생식기관을 관찰할 기회가 있었다고 알려져 있다. 어떤 이유에서 그는 질의 입구를 지키고 있는 질입구주름을 해부하는 데 너무도 큰 관심을 가지고 있어 생식관의 다른 쪽 끝에 있는 자궁관의 존재를 완전히 간과했다. 그가 묘사한 임부의 자궁과 태아는 중세의 것처럼 조야했다.

그는 주요 동맥과 정맥은 아주 잘 묘사했다. 그러나 심장과 폐의 묘사는 갈레노스의 것보다 나을 바가 없었다. 그는 여러 근육과 조직에 그리스어, 라틴어, 히브리어 이름을 부여하는 데 엄청난 정력을 쏟은 나머지 거기에 자신의 이름을 붙일 생각은 전혀 하지 못했다.

제3권에서 제6권까지는 뼈와 근육을 서술한 첫 두 권에서만큼 열정을 보이지 않았지만, 두뇌를 기술한 마지막 권에서는 처음의 열정을 회복한 듯하다. 다시 한번 그림의 품질이 첫 두 권에 근접하기 (그러나 결코 동일하지는 않다) 시작한다. 이와 더불어 뇌의 여러 부분에 대해 그는 매우 중요한 발견을 했다. 베살리우스가 제7권을 쓰기 이전까지 두뇌의 구조와 기능은 거의 알려져 있지 않았다. 제7권의 서술로 뇌의 일부 구조적 특징이 밝혀짐에 따라 해부학자들이 더는 뇌를 무시하지 않게 되었다.

이처럼 『사람 몸의 구조』의 출판은 과학적 의학의 문을 열었을 정도로 중요한 사건이었다. 이 책은 장래의 수많은 의학적 문제에 접근할 수 있는 과학적 방법이라는 소중한 선물을 의학에 제공했다. 의학이 나중에 사용하게 될 많은 도구는 이 책에서 처음으로 개발되었다. 그것은 모든 탐구에서 초자연적 요소를 완전히 배제하는 것, 감정이 실리지 않은 직설적인 산문, 정확한 그림, 엄격한 생체 해부,[7] 발견에 우위를 두는 태도, 개별적 관찰들로부터의 일반화 등이다.

『사람 몸의 구조』의 훌륭한 축약판인 『강요綱要, Epitome』는 몇 주 후에 출판되었다. 대폭 축약된 이 책은 의과대학생들이 해부대에 가져가 참고할 수 있도록 만들어졌다. 『강요』는 『사람 몸의 구조』에 나오는 골격과 근육 그림의 일부를 싣고 있다. 여기에 더해 잘생긴 남성(아담)과 관능적인 여성(이브)의 나체 그림이 눈부신 장식과 함께 두 면에 걸쳐 실려 있다.(그림 2)

『사람 몸의 구조』를 저술하고 해부대에 놓인 시체 바로 옆에서 가르친 덕분에 베살리우스는 파도바에서 세 명의 후계자를 둘 수 있

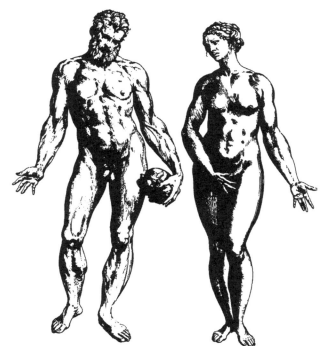

그림 2·안드레아스 베살리우스의 『강요』에 실린 아담과 이브의 그림. 이 책은 『사람 몸의 구조』와 같은 해인 1543년에 출판되었다. 이 뛰어난 그림을 그린 사람은 한때 티치아노라고 여겨졌으나 지금은 칼카르의 요한 스테파누스가 그린 작품으로 생각된다.

었다. 이들은 『사람 몸의 구조』가 출판된 후 수십 년 안에 중요한 해부학적 발견을 했다. 베살리우스와 『사람 몸의 구조』가 도구와 방법론을 제시한 덕분에 이 후대의 발견이 가능했다는 것은 부인할 수 없는 사실이다.

　이 기라성 같은 첫 번째 제자는 파도바에서 베살리우스의 후임이었던 레알두스 콜롬부스였다. 그는 폐를 통해 심장의 우심실에서 좌심실로 흐르는 혈액순환을 정확히 묘사했다. 이러한 설명은 심장 자체에 대한 자세한 묘사와 함께 1559년 그의 사후에 출판된 책『해부학론De re anatomica』에 실려 있다. 콜롬부스에 대해서는 다음 장에서 더 자세히 말할 기회가 있으니 여기서는 베살리우스가 그를 증오했다는 사실을 기록하는 것만으로 충분하다. 이 증오는 콜롬부스가『사람 몸의 구조』에 묘사된 혀와 눈은 사람의 것이 아닌 황소의 것이라고 베살리우스를 비판한 다음부터 시작되었다.

가브리엘 팔로피우스는 콜롬부스의 뒤를 이어 파도바의 해부학 교수가 되었다. 그도 역시 베살리우스의 제자였다. 팔로피우스는 베살리우스와 그의 위대한 저서『사람 몸의 구조』를 칭송했다. 그러나 그도 스승의 오류와 결여를 지적했다. 대신 콜롬부스보다는 훨씬 더 부드러운 방식의 비판이었다.

팔로피우스는 베살리우스로부터 손으로 직접 시체를 해부하는 방법과 갈레노스의 책에서 읽은 것보다 자신이 눈으로 직접 확인한 것을 더욱 신뢰하는 방법을 배웠다. 이러한 가르침을 충실히 따른 덕분에 그는 스승이 미처 보지 못한 해부학적 구조를 관찰할 수 있었다. 예를 들어 그는 난소와 자궁의 관을 처음으로 보고 기술했는데 지금은 이 구조에 그의 이름이 붙어 있다〔난소와 자궁을 잇는 관을 팔로피우스관이라고도 한다—옮긴이〕. 팔로피우스 이전까지는 이 구조를 부르는 이름이 없었다.

베살리우스가 전인미답의 해부학적 정글에서 칼로 쳐가며 길을 만들었다면 팔로피우스는 이제 부분적으로 확보된 영토를 착실히 밟아나갔다. 그는 베살리우스보다 더욱 세심하게 뼈와 인대를 서술했으며, 더욱 큰 인내심과 호기심을 갖고 귀의 세반고리관을 해부하고 관찰하고 기술했다.

베살리우스의 제자 가운데 가장 뛰어났던 바르톨로메오 유스타키우스는 한 가지 점에서는 레오나르도 다빈치와 마찬가지로 운이 없었다. 많은 동판 부도를 곁들인 뛰어난 원고는 1552년 마무리되어 출판을 기다리고 있었으나, 어쩐 일인지 바티칸의 도서관에서 150년 이상 잠들어 있었다. 이 원고는 유명한 심장의사였던 지오반니 란치시에게 발견되어 1714년에 출판되었다.[8] 유스타키우스의 뛰어난 발견은 16세기 말과 17세기를 거치며 그보다 못한 해부학자에 의해 재발견되어, 마치 최초의 발견인 양 발표되었다.

만약 유스타키우스의 책이 준비를 마친 1552년에 출판되었다면 의학에 엄청난 발전을 가져왔을 것이다. 또한 유스타키우스는 베살리우스에 버금가는 명성을 얻었을 것이다. 팔로피우스와 마찬가지로 유스타키우스는 베살리우스의 오류를 지적하는 것 이상의 일을 해냈다. 그는 베살리우스가 전혀 관찰하지 못했던 새로운 구조를 관찰했다. 교감신경계의 동판 그림은 신기원을 이루는 일급 발견이었다. 그는 또한 흉관을 발견하고 그것을 뛰어난 그림에 담았다. 이 구조는 베살리우스뿐 아니라 그보다 76년 이후의 윌리엄 하비도 전혀 관찰하지 못한 구조였다. 이 중요한 두 계통을 발견한 것 이외에도 유스타키우스는 사람 신장의 해부학적 구조를 묘사했고[9] 처음으로 부신과 중이와 구강을 연결하는 자신의 이름을 딴 관〔유스타키오관—옮긴이〕을 발견하고 묘사했다.

물론 해부학적 발견은 베살리우스와 뛰어난 파도바의 후계자 세 명이 죽은 후에도 계속해서 이루어졌다. 사실 해부학적 발견은 오늘날에도 여전히 이루어지고 있다. 그러나 그것을 가능케 한 추동력은 『사람 몸의 구조』였다. 따라서 베살리우스 자신의 말로 이 장을 마친다. "내가 이룬 가장 가치 있는 일은 누구도 그 해부학적 구조를 이해하지 못했던 사람 몸 전체에 대해 새로운 묘사를 제공한 것이다. 그에 대해 방대한 저술을 남긴 갈레노스조차 그것을 잘 알지 못했다. 내가 학생들에게 보여준 노력은 그것을 제시한 것에 다름 아니다."[10]

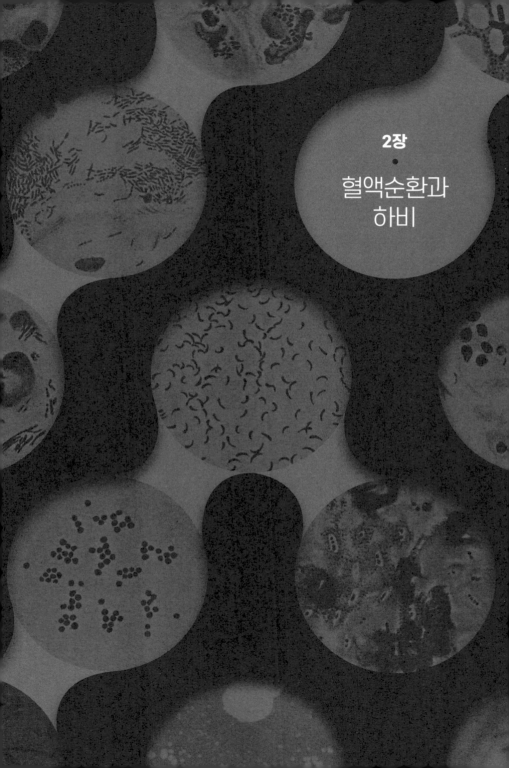

2장

•

혈액순환과
하비

영국인 윌리엄 하비(1578~1657)가 태어나기 수천 년 전 고대 이집트인, 그리스인, 로마인은 심장이 뛴다는 사실을 알고 있었을 뿐 아니라 그것이 인간의 정신적·감정적 활동에 중요한 역할을 한다고 생각했다. 그들은 만약 인간에게 영혼이 있다면 가슴 안에서 끊임없이 박동하는 이 붉은 살덩어리에 자리 잡고 있을 것이라고 믿었다. 그러나 박동이 멈추면 생명이 끊어지며 박동하는 심장에 깃든 영혼도 사라질 것이란 사실을 알고 있었음에도 불구하고, 그들은 박동이 무엇인지를 알려고 애쓰지 않았다.

나아가 이집트인, 그리스인, 로마인 중 누구도 사람의 혈액과 이 주먹 크기의 박동하는 기관이 어떤 관계에 있는지를 이해하지 못했다. 심장과 혈액의 기능을 몰랐던 것은 살아 있는 동물을 해부해보지 못했기 때문이다. 그들은 살아 있는 심장의 수축운동과 연속운동, 그리고 정맥과 동맥을 지나는 혈액의 흐름을 직접 관찰하지 못했다. 그들이 심장과 혈관에 대해 알고 있던 유일한 지식은 사람 시체에서 해부한 장기와 조직을 관찰하고 얻은 것이었다. 불행히도 시체의 동맥에는 혈액이 들어 있지 않았다. 심장이 박동을 멈추고 혈액을 동맥으로 분출시키면 동맥은 수축하여 모든 혈액을 정맥으로 보내기 때문이다.

따라서 해부한 시체의 동맥에서 혈액을 보지 못한 이집트인, 그리스인, 로마인은 살아 있는 동안에도 동맥에는 공기만 존재한다고 가정했다. 시체의 정맥, 특히 간으로 들어가고 나오는 정맥은 항상 혈액으로 부풀어 있었으므로 고대의 의사들은 혈액이 간에서 만들어지며 간은 정맥을 통해 혈액을 다른 장기에 공급한다고 결론 내렸다. 그럼에도 심장이 인체의 작동에 틀림없이 어떤 역할을 할 거라고 생각했기에, 그들은 심장이 두 개의 방으로 들어오고 나가는 혈액에 '생명의 기운'을 불어넣어준다고 가정했다. 그들은 혈액이 어떻게 심장으로 들어가 우심방에서 좌심방으로 이동하는지, 또 심장을 떠난 혈액은 어디로 가는지를 정확히 알지 못했다.

2세기 중반, 그리스의 의사였던 갈레노스는 혁명적인 발견을 했다. 그는 심장의 우심방이 그리로 들어오는 큰 정맥에서 혈액을 받아들이고, 우심실에서 분출된 혈액은 폐동맥을 거쳐 폐로 들어간다는 사실을 관찰했다. 나아가 그는 폐가 이 혈액을 좌심방으로 보내며, 좌심실은 그곳에서 나가는 중요한 혈관인 대동맥으로 혈액을 펌프질해 보낸다는 사실을 관찰했다.

갈레노스는 심혈관계에 대해 지극히 중요한 두 가지를 발견했다.

심장은 근육의 덩어리로 이루어져 있으며, 수축함으로써 폐로 내보낸 혈액이 폐를 거쳐 심장의 좌측으로 오면 다시 수축하는 근육의 덩어리가 혈액을 대동맥으로 내보낸다는 사실을 그는 알았다. 요컨대 심장이 무엇인지를 알아낸 것이다. 바로 펌프라는 것을.

그의 두 번째 위대한 발견은 그보다 앞선 그리스 로마 의학자들과는 반대로 동맥이 공기가 아닌 혈액을 운반한다는 사실을 알아낸 것이다.

갈레노스가 아무리 위대한 의학자라고 해도 죽은 사람이나 죽은 동물의 장기를 관찰하는 것만으로는 혈액이 우심실에서 폐를 거쳐 좌심실로 이동한다는 사실이나 동맥에 혈액이 들어 있다는 사실을 알아낼 수 없었을 것이다. 그는 살아 있는 사람이나 동물에게서 이러한 과정을 관찰했을 것이다. 고대 페르가몬에서 활동하던 검투사들의 수석 주치의였던 그는 상처를 입었거나 죽어가는 검투사들에게서 이러한 현상을 관찰할 기회를 얻었을 것이다. 훈련이나 싸움 도중 칼이나 단검에 의해 머리나 팔다리의 동맥이 잘렸을 때, 그 잘린 혈관에서 뿜어져 나오는 것은 공기가 아닌 선혈이라는 사실을 얼마나 자주 관찰했겠는가. 상대방의 칼날에 가슴을 맞아 죽어가는 검투사의 노출된 심장이 여전히 뛰고 있는 것도 숱하게 관찰했을 것이다. 이 수축하는 심장과 인접한 폐를 보면서 대정맥이 자주색의 혈액을 우심실로 들여보내고, 우심실은 이 짙은 빛깔의 혈액을 수축된 폐로 펌프질해 보내며, 폐는 다시 더욱 밝고 붉은 혈액을 좌심실로 보내는 것을 어떻게 관찰하지 않을 수 있었겠는가? 그는 분명히 좌심실이 거기서 나가는 큰 동맥인 대동맥으로 혈액을 내보내는 것을 관찰했을 것이다.

갈레노스는 박동하는 심장과 칼에 상한 동맥을 직접 관찰한 덕분에 위대한 발견을 할 수 있었다는 사실을 절대 밝히지 않았다. 그는 자신의 저술에 그토록 생생하게 묘사된 심폐순환이나 동맥에 관한 내용이 살아 있는 동물을 해부함으로써 알게 된 사실임을 암시했다. 갈레노스가 동물이 아닌 죽어가는 인간을 관찰해 이처럼 정확한 지식을 얻게 되었다는 것을 밝히지 않은 까닭에 불행히도 의사들은 그가 사람이 아닌 동물의 심폐 기능을 서술했다고 1000년이 넘게 믿어왔다. 당연히 갈레노스가 방대한 저술에서 기술한 수백 가지 의학적 현상에 대한 지극히 중요한 관찰들도 사람의 심장이나 혈관에 적용 가능한 것으로 받아들여지지 않았다. 더구나 갈레노스는 그보다 앞선 그리스 의학자들과 마찬가지로 간이 혈액을 만들 뿐만 아니라 몸의 다른 부분으로 혈액을 펌프질해 보낸다고 믿었다.

그런 까닭에 갈레노스 사후 1400년 동안 유럽의 의사들이 그의 다른 모든 관찰과 개념을 정확하게 받아들였음에도 불구하고 심장, 동맥, 정맥의 구조와 기능은 이전과 마찬가지로 여전히 환상의 영역에 있었다. 갈레노스의 관찰은 소실되지 않았다. 그것은 세상에 알려지지 않은 채로 그의 저작에 안전하게 감추어져 있었다.

그것은 16세기 중반 스페인 의사 미카엘 세르베투스에 의해 재발견되었다. 그는 파리의과대학 시절에도 갈레노스의 저작에 관한 한 누구에게도 뒤지지 않는 지식을 보유했다고 인정받았다. 또한 의과대학생일 때부터 이미 뛰어난 인체 해부 전문가로 명성이 높았다.

세르베투스는 혈액이 우심실-폐-좌심실로 이동한다(폐순환, 혹은 소순환이라고도 한다)는 갈레노스의 발견을 받아들였다. 나아가 우심실에서 폐로 혈액을 운반하는 폐동맥이 단순히 폐에만 영양을 공급하기에는 지나치게 크다는 사실을 지적하여 폐순환의 존재를 입증했다. 그 크기는 폐가 혈액 자체를 변화시키도록 폐동맥이 몸에 있는 모든 혈액을 폐로 운반한다는 사실을 말해준다. 세르베투스는 두 번째로 폐의 동맥들이 곧장 정맥들로 연결되고, 그것은 다시 좌심실로 통한다는 사실을 관찰했다.

세르베투스는 오랜 믿음과는 반대로 우심실과 좌심실을 가르는 벽에 구멍이 없다고 단언했다. 그러면서 우심실에 있는 혈액이 좌심실로 갈 수 있는 유일한 통로는 폐동맥과 폐를 통하는 길이라고 주장했다.

그는 1546년에 쓴 문서에 이러한 소견을 남겼다. 불행히도 이 귀중한 해부학적·생리학적 발견은 주로 삼위일체의 본성과 세례 행위의 중요성에 대한 세르베투스의 이단적 견해를 서술한 원고의 몇 단락을 차지했을 뿐이다.

1546년 세르베투스는 자랑스럽게 원고 사본을 개신교의 선구자장 칼뱅에게 보냈다. 칼뱅은 원고에 실린 해부학적 내용이 아니라 이단적인 종교적 주제 때문에 깜짝 놀랐다. 그는 편지를 보내 세르베투스를 심하게 질책했고 원고를 돌려주지 않았다.

세르베투스는 칼뱅의 심한 비난에 조금도 위축되지 않았을 뿐 아니라, 원고의 출판을 막으려는 칼뱅의 집요한 시도에 좌절하지도 않았다. 그는 1553년 자비로 이 원고를 출판했다.[1]

세르베투스의 종교적 견해는 개신교도인 칼뱅에게만 이단적이었던 게 아니라 가톨릭교회가 보기에도 마찬가지로 이단적이었다. 원고를 출판하고 몇 달이 지나지 않아 그는 프랑스 성직자들에게 체포되었다. 재판이 진행되는 동안 탈출한 그는 넉 달 동안 프랑스 전역을 이리저리 떠돌아다녔다. 그리고 결코 알 수 없는 이유로 가장 매서운 적이었던 장 칼뱅의 고향 제네바로 향했다. 제네바에 도착한 지 며칠이 되지 않아 일부 성직자들이 알아보는 바람에 그는 즉시 투옥되었다. 칼뱅은 조금도 사정을 봐주지 않았다. 여러 달 계속된 재판이 끝난 후 1553년 10월 27일, 그는 화형당했다. 그의 원고가 출판되고 9개월이 지난 후의 일이었다.

여러 세대에 걸쳐 영국의 의학사가들은 혈액순환의 원리를 발견한 모든 공로를 자국인인 윌리엄 하비에게 돌리려고 애썼다. 이해할 만한 일이다. 그러나 그들은 최초로 혈액의 폐순환을 발견한 갈레노스의 공헌을 무시했을 뿐만 아니라 1553년 세르베투스가 화형당하며 이 현상을 서술한 그의 책도 모두 함께 불태워졌기 때문에 그가 폐순환을 재발견한 사실도 알려지지 않은 채로 남아 있었다고 주장했다. 그러나 불살라진 것은 이 책들의 일부뿐이었다. 세르베투스는 잡히기 9개월 전 1000부를 인쇄했다. 그 절반은 리옹의 서적상에게 보냈고, 나머지 절반은 프랑크푸르트의 서적상에게 보냈다. 따라서 그가 처형당하기 전 여러 달 동안, 그리고 처형당하고 난 후 여러 해 동안에도 이 책과 거기에 실린 발견은 의학계에서 소실되지 않았다.

더구나 영국의 하비 옹호자들은 폐순환 발견의 공로를 하비에게 돌리기 위해 너무나 열심이었던 나머지 세르베투스가 프랑스, 독일, 이탈리아에 있는 동료들과 끊임없이 서신을 교환한 사실을 잊었거나 간과했다. 세르베투스는 폐순환을 재발견한 시점부터 죽기 전까지 12년 동안 동료들에게 자신이 발견한 사실을 틀림없이 알렸을 것이다.

마지막으로 세르베투스의 책이 모두 불살라졌다는 영국의 하비 옹호자들의 말이 옳다면, 바로 그 책이 어째서 나중에 프랑스와 독일에서 다시 출판될 수 있었는지를 설명할 수 있어야 한다.

파도바의 유명한 해부학자이자 세르베투스와 같은 시대에 살았던 레알두스 콜롬부스는 자신의 관찰을 담은 유작이 1559년[2] 출판되기 이미 오래전부터 세르베투스의 발견을 알고 있었다. 세르베투스의 책은 그의 책보다 6년 앞서 출판되었다. (하비를 가장 열렬히 지지하는 연대기 작가 중 한 명인 궤네스 휘터리지조차도 콜롬부스가 아마 세르베투스의 해부학적 발견을 알고 있었을 것이라고 인정한다.)

콜롬부스는 혈액의 폐순환을 확인하는 것 이상의 일을 했다. 그는 세 가지 중요한 점을 관찰했는데, 살아 있는 동물을 해부하지 않았다면 그중 어느 것도 알 수 없었을 것이다. 이 방법은 갈레노스가 죽어가는 검투사에게서 관찰한 것을 동물의 생체 해부로 확인한 이래 사용된 적이 없었다. 첫 번째로 그는 좌심실과 우심실로 들어가고 나가는 네 개의 혈관에 판막이 있다는 사실을 발견했으며, 또한 이 판막이 혈액의 흐름을 한 방향으로만—다시 말해 우심실에서 폐로, 다시 폐에서 좌심실로, 그리고 좌심실에서 대동맥으로 유지시켜준다는 사실을 발견했다.

두 번째로 그는 심실의 수축기와 이완기를 정확하게 묘사했다. 콜롬부스가 심장의 주기를 명확하게 구별하기 전까지 수 세기 동안 심장이 정확히 언제 수축하고 언제 이완하는지에 대한 문제는 완전히 혼돈 상태에 있었다.

마지막으로, 아마도 가장 중요한 발견은 의학계의 오랜 관념과 달리 폐에서 좌심실로 들어가는 폐정맥에는 공기가 하나도 포함되어 있지 않고 오직 혈액만이 있다는 사실을 밝힌 것이다.

1559년에 출판된 콜롬부스의 책『해부학론』은 전 유럽에 배포되었다. 피사의 식물학자이자 해부학자인 안드레아 체살피노가 1571년 책을 출판하기 이미 오래전에 심혈관계에 관해 많은 사실을 알고 있었다는 점에는 의심의 여지가 없다. 그는 이 책에서 폐순환에 대해 서술했다.[3] 콜롬부스가 폐순환에 대해 세르베투스의 공적을 인정하지 않은 것과 마찬가지로 체살피노도 세르베투스와 콜롬부스 중 어느 쪽도 언급하지 않았다. 르네상스 시대 이후의 과학자들이 자신의 것이라고 여기는 발견에 대해 우선권을 주장하는 것은 오늘날 노벨상 수상자들과 마찬가지다.

체살피노는 새로운 두 가지 사실을 발견했으나 하나의 큰 실수를 저질렀다. 그의 첫 번째 발견은 팔이나 다리의 정맥을 일시적으로 폐쇄하면 막힌 부위 아래쪽의 정맥이 부풀어 오른다는 것이었다. 나중에 윌리엄 하비도 발견한 이런 특이한 사실은 그가 몸 전체의 순환을 밝히는 데 중요한 역할을 했다. 그렇지만 이 지극히 중요한 관찰은 체살피노의 주목을 받지 못했다. 그의 두 번째 새로운 발견은 우측 심이心耳로 가는 대정맥의 직경이 간에서 나오는 정맥의 직경보다 더 넓다는 것이었다. 그는 이 차이가 대정맥이 심장으로 혈액을 운반하는 것이 아니라 심장으로부터 혈액을 운반하는 증거라는 잘못된 결론을 내렸다.

그처럼 총명한 이탈리아인이 왜 사지 정맥에 있는 혈액이 심장으로 흐른다는 사실을 관찰하고도 이런 실수를 저질렀는지 이해하기란 거의 불가능하다. 이 점잖은 식물학자가 의학상 위대한 발견을 할 기회를 놓친 이유는 박동하는 심장을 보기 위해 산 채로 고통스러워하는 동물의 가슴을 여는 섬뜩한 일을 차마 할 수 없었기 때문이라고 생각한다. 만약 그에게 생체 해부를 시행한 갈레노스나 콜롬부스와 같이(혹은 그보다 반세기 뒤인 하비와 같이) 과학적 실험에 대한 냉혹함이 있었다면, 혈액순환의 비밀을 밝힌 진정한 발견자로 체살피노를 칭송한 이탈리아 의학사가들의 말이 옳았을 것이다. 체살피노가 생체 해부를 피한 까닭에 자국인에 대한 이 역사가들의 칭송은 국수주의적 과장에 불과하게 됐다.

콜롬부스의 파도바대학 후계자였던 히에로니무스 파브리치우스는 처음으로 인간 정맥의 판막을 서술한 책을 출판하기 오래전에[4] 이미 그 사실을 관찰하고 자기가 가르치는 의과대학생들에게 알려주었다. 이제 갓 21세가 된 젊은 영국인 윌리엄 하비는 그가 총애한 학생 중 한 명이었다. 이 판막은 그 존재를 처음으로 알아낸 파브리치우스를 매혹시켰고, 틀림없이 하비도 매혹시켰을 것이다. 그러나 그도, 그의 학생이었던 하비도 당시까지는 판막의 기능을 알지 못했다. 그리고 수십 년이 지난 후 마침내 하비가 이것을 알아냈다. 판막의 기능을 알아낸 순간 하비는 인체의 모든 부분에서 혈액 흐름의 비밀을 밝혀내기 시작했다.

이상이 하비 이전의 선구자들과 그들이 발견한 내용이다. 이제는 하비의 생애와 성격에 대해 알아볼 시간이다. 우리가 아는 한 16세기 초 사람의 혈액순환을 발견한 하비 이전까지 중요한 의학적 발견을 한 잉글랜드인은 없었다. 그는 자신의 관찰을 이전에 알려진 사실에 덧붙였고 그 결과 영원히 지속될 개념을 탄생시켰다.

불행히도 하비의 개인 소유물은 파괴되었다. 첫 번째로는 1642년 올리버 크롬웰의 군사에 의해 파괴되었고, 왕립의사협회의 도서관(하비의 거의 모든 개인적, 과학적 문서와 책이 보관되어 있었다)을 태워버린 1666년 런던 대화재로 인해 다시 소실되었다. 남은 것은 그의 편지 몇 부와 동시대인 세 명이 기억하는 그의 활동과 말에 대한 단편적이고 간단한 언급이 전부다. 그 세 명은 근대과학의 정초자인 로버트 보일과 소문을 기록하는 수준의 역사가로 그다지 신뢰할 수 없는 존 오브리, 그리고 하비의 충성스런 제자 조지 엔트 경이다. 하비가 저술한 불후의 명작 『심장의 운동에 관하여De motu cordis』 이외에 그가 출판한 두 권의 책이 남아 있다. 1616년 왕립의사협회 의사들을 위해 한 럼리 해부학 강의 노트가 1666년의 대화재에서 기적적으로 살아남아 지금 대영박물관에 안전하게 보관되어 있다. 윌리엄 하비와 그의 활동은 이렇게 살아남은 기록과 다른 자료들을 통해 기술할 수 있다.

하비는 1578년 도버에서 몇 마일 떨어진 작고 오래된 포크스톤이라는 마을에서 태어났다. 일곱 형제의 맏이로 그는 어려서부터 총명함을 보였다. 그는 케임브리지대학의 카이우스칼리지에서 장학금을 받아 거기서 학부 과정을 마쳤다. 카이우스칼리지에는 교수형당한 사형수 두 명의 시체가 해부를 위해 매년 주어졌지만, 하비는 의학을 배우기 위해 거기에 남지 않았다. 대신 베살리우스와 콜롬부스가 차례로 해부학 교수로 있었던 파도바로 갔다. 하비는 그들의 발견에 대해 잘 알고 있었다. 그는 1600년 파브리치우스의 조수가 되었다. 파브리치우스는 하비의 졸업장에 서명한 네 명의 교수 중 한 사람이었다. 하비는 졸업장에 자신이 태어난 해를 '1578년'이라고 직접 써넣었는데 이것이 그의 생년에 대한 유일한 근거다.

스물네 살에 그는 런던으로 돌아왔다. 그는 키가 상당히 작았고 눈은 짙은 암갈색에 머리는 짙은 검은색이었으며 그다지 명랑한 성격은 아니었다. 존 오브리는 쉽게 흥분하며 항상 지니고 다니는 단검을 언제라도 빼어 들 준비가 되어 있는 사람으로 하비를 묘사했다. 의학 사가들은 그를 항상 지극히 찬양하지만 제프리 케인스는 그를 냉담한 사람으로 묘사했다.

하비는 장가를 잘 갔다. 신부인 엘리자베스 브라운의 아버지는 엘리자베스 여왕의 주치의였다. 이처럼 유명한 장인을 둔 덕분에 하비는 즉시 왕립의사협회 회원으로 받아들여졌다. 그는 곧 세인트바르톨로메오병원 의사로 일하다가 엘리자베스 여왕이 죽은 다음에는 제임스 1세의 주치의 중 한 사람이 되었다. 제임스 1세가 1625년에 죽고는(하비는 그의 부검에 참여했다), 찰스 1세의 주치의 중 한 사람이 되었다.

브라운의 딸과 결혼하지 않았더라도 하비는 아마 이러한 지위를 얻었을 것이다. 의사로서 활동을 개시했을 때 이미 그는 학문적 지식으로 인해 깊은 존경을 받고 있었다. 이것은 그가 1616년부터 매년 왕립의사협회 럼리 강좌의 강연자로 초대받은 사실을 통해서도 알 수 있다.

아내인 엘리자베스에 대해서는 알려진 바가 거의 없다. 다만 그녀는 기르던 앵무새를 지극히 아꼈는데 하비는 자신의 발생학 책에서 이 애완동물에 대해 매우 상세하게 기록하고 있다. 앵무새가 갑자기 죽자 하비는 그 새를 해부했다. 놀랍게도 하비는 자신이 항상 수컷이라고 생각했던(노래하고 재잘댔기 때문에) 그 새가 수란관에서 알이 부패해 죽었다는 사실을 발견하게 되었다. 이 발견을 통해 하비는 그 새가 애정 결핍으로 죽은 것이라고 믿었다. 하비는 봄, 그리고 봄이 모든 사람 안의 비너스를 깨우는 내용을 담은 베르길리우스의 시 여섯 행을 인용했다.

하비 부인과 애완동물의 초상화는 1907년의 화재로 소실되었다. 그러지 않았다면 아마도 사랑스러웠을 하비의 동반자의 얼굴을 볼 수도 있었을 것이다. 이 결혼은 그다지 행복한 결혼이 아니었을 가능성이 크다. 자식이 없었던 그녀에게는 애완동물과 그녀의 곁을 몇 년 동안이나 떠나 해부에 몰두하는 남편만이 있었을 뿐이다. 하비는 뱀, 달팽이, 거위, 거북이, 물고기, 쥐 등을 포함해 벼룩에서 사슴에 이르는 100여 종의 서로 다른 동물을 끊임없이 해부했다. 또한 존 오브리에게 유럽인은 여자를 "명령하거나 다스리는 방법을 모르며" 터키인만이 "여자를 현명하게 이용할 줄 아는" 민족이라고 자주 말하던 남자와의 결혼 생활이 그다지 행복하지는 않았을 것이다. 하비는 결코 열렬한 페미니스트는 아니었다!

아주 호감이 가는 인물도 아니었을 것이다. 그는 200년 이후의 클로드 베르나르와 마찬가지로 냉혹한 사람이 되어야 했다. 그러지 않았다면 마취도 하지 않고 무자비하게 해부한 개와 다른 동물들의 울부짖는 소리와 비명과 신음을 어떻게 참아낼 수 있었겠는가? 아마도 하비의 부인은 베르나르의 아내와 딸이 그랬듯 그처럼 잔인한 남편을 혐오했을 것이다.

왕립의사협회 동료들은 하비의 학문적 업적을 지극히 찬양했고 그가 살아 있을 때도 그에 대해 말할 때 '신성한'이나 '불멸의'와 같은 형용사를 동원했다. 그럼에도 불구하고 그가 너무 늙어(73세) 회장직을 받아들이기 어렵다고 느낄 무렵이 돼서야 회원들이 그에게 회장직을 제안했다는 사실은 흥미롭다.

하비가 얼마나 솜씨 있는 의사였는지는 분명하지 않다. 오브리는 그가 과학자로는 칭송받았지만 치료자로서 높은 평가를 받지는 못했다고 기록했다. 하비도 분명 중세의 의학적 신념으로부터 자유롭지는 못했을 것이다. 그래서 그는 시체의 차가운 손으로 어루만지자 유방의 종양이 사라졌다는 보고를 하기도 했다. 그러나 혈액 공급을 중단시켜 다른 종양을 없앴다고 말했을 때는 현대 의학적 개념의 선구자였다.

하비도 마녀의 존재를 믿었다. 찰스 1세의 요청에 따라 그는 마녀로 의심받는 여자를 기꺼이 검사했다. 동시대인과 마찬가지로 마녀에게 있다고 여겨진 두 개의 흔적 중 하나를 그 여자의 몸에서 찾았다. 그것은 피부의 일부가 통증에 무감각하게 경화되어 있거나 가슴 이외의 부위에 젖꼭지가 있는 것이었다. 하비는 그가 "비밀스러운 부위"(마녀의 생식기)라고 묘사한 곳 근처에서 그러한 젖꼭지를 발견했다고 믿었다. 그러나 자세히 관찰한 결과 그 젖꼭지는 치질이 생긴 부위의 피부가 일부 쪼그라져 퇴화한 것이었다.

어쨌든 하비는 과학자의 특성을 지닌 사람이었다. 그는 방대한 자연의 보고로부터 자신이 얻어낼 수 있는 사실을 가능한 많이 끌어내는 데 완전히 몰입했다. 그는 친구들이 (혹은 왕이) 무엇을 하며 사는지에는 전혀 관심이 없었다. 일례로 1635년 찰스 1세가 에지힐에서 왕국과 자신의 목숨을 걸고 전투를 치르는 동안 하비는 총탄이 주위에 떨어져 하는 수 없이 뒤로 물러날 때까지 울타리 아래 조용히 앉아 책을 읽고 있었다.

말년에 그는 존 오브리에게 자신의 과거를 이야기했다. 그의 기억에서 사라지지 않고 남아 있었던 것은 엘리자베스와의 결혼 생활이나 그녀의 죽음으로 인한 슬픔이 아니라 집필을 거의 끝낸 곤충에 대한 원고가 1542년에 소실된 일이었다. 오브리는 하비가 생애를 통틀어 "가장 고통스런 일"로 바로 이 원고의 소실을 꼽았다고 전한다. 그것은 자연계의 사물과 현상을 가능한 한 많이 발견하고 이해하기 위해 계속해서 노력하는 데서 삶의 진정한 즐거움을 느꼈던 진정한 과학자의 탄식이다. 하비는 새우건 두꺼비건 아니면 백쉰다섯 살 먹은 토머스 파이건 가리지 않고 얻을 수 있는 거의 모든 동물을 해부하거나 산 채로 해부했다.

하비는 79년 생애의 마지막 7년을 유일한 형제이자 부자였던 엘라이어브의 집에서 보냈다. 존 오브리에 따르면 형은 하비에게 남자 하인과 "예쁘고 젊은 하녀를 붙여주었는데 아마 다윗 왕이 그랬듯이 잠자리를 따뜻하게 하기 위해서인 듯하다".

하비의 열렬한 찬미자였던 젊은 의사 조지 엔트는 1649년 은퇴한 하비를 방문했다 하비가 정리되지 않은 방대한 발생학 연구 자료들을 소장한 것을 알게 되었다. 엔트는 즉시 이 경험적·실험적 관찰의 중요성을 알아차리고 하비에게 자신의 책임하에 발생학의 다양한 측면을 서술한 이 책을 편집하고 출판하는 데 동의해달라고 요청했다. 책은 1651년 출판되었다.[5] 하비는 여기에서도 완전히 새로운 개념을 제시했다. 모든 생명은 알이나 난자에서 생겨난다는 것이다. 혈액 순환과는 달리 이 발생학적 개념은 1827년 카를 에른스트 폰 베어가 사람의 난소에서 난자를 발견하고서야 입증될 수 있었다.

하비는 뇌졸중으로 1657년에 죽었다. 에식스에 있는 햄스테드 교회 부속 건물로 엘라이어브가 세운 예배당 아래 궁륭寫隆이 있는 방에 묻혔다. 세월이 흐르면서 그 방의 창문이 떨어져 나가 납관에 담긴 하비의 시신은 비바람에 노출되었고 동네 개구쟁이들이 와서 관을 흔들며 장난을 치기도 했다. 이렇게 관리가 소홀해진 바람에 납관에 금이 가기 시작했다. 이 사실을 알게 된 왕립의학협회 회원들은 손상된 납관을 빼내 웨스트민스터 수도원에 이장하려고 공을 들였다. 그러나 결국 이장은 실패하여, 엄숙한 행렬을 이룬 가운데 바로 위에 있는 예배당으로 관을 옮겼다. 그들은 정교하게 장식한 대리석 관에 하비의 시신을 누였다. 그곳에서 하비는 영원한 안식을 취할 것이었다.

『심장의 운동에 관하여』는 하비의 기념비적 업적이었다. 17세기의 첫 17년 동안 영어로 저술된 가장 위대한 책 세 권이 출판되었다. 그것은 킹제임스 성경KJV(1611)과 퍼스트 폴리오 셰익스피어 전집(1623), 그리고 수 세기 동안 『심장의 운동에 관하여』로 알려진 윌리엄 하비의 동물의 심장과 혈액운동에 대한 해부학적 고찰Exercitatio anatomica de motu cordis et sanguinis in animalibus(1628)이다. 킹제임스 성경이 영국교회에 대해, 퍼스트 폴리오가 영문학에 대해 가지는 관계를 『심장의 운동에 관하여』는 전 세계 의학에 대해 가진다.

72페이지, 17장으로 이루어진 이 조악한 인쇄 상태의 책이 출판되기 전까지(초판에는 126개의 오류가 있었다) 영국 학자가 출판한 중요한 의학서는 없었다. 아마도 200부가 인쇄되었고 (제프리 케인스에 따르면) 그중 53부만이 남아 있다. 현존하는 책 중에는 하비가 찰스 1세에게 아침에 가까운 존경을 표한 첫 페이지가 찢겨나간 책이 여러 권 있다. 우리는 그것이 가톨릭에 경도된 찰스 1세에 대한 헌사를 참을 수 없었던 스코틀랜드의 독실한 개신교도들의 손에 들어간 책의 운명이라고 생각한다.

하비가 정확히 언제 『심장의 운동에 관하여』를 출판하고자 결심했는지는 분명하지 않다. 그러나 왕립의사협회의 동료들에게 심장과 동맥, 그리고 정맥에 관한 강의를 12년 동안 한 것과 맞물려 그가 의도적으로 출판을 추진한 것은 사실이다. 강의 도중 하비는 생체 해부를 시행했는데, 살아서 비명을 지르는 돼지의 우심실에서 솟구친 피가 폐와 좌심실로 흘러 들어가고 이어서 대동맥과 동맥 분지들로 배출되어 나가는 것을 그의 동료들은 관찰할 수 있었다.

『심장의 운동에 관하여』의 헌사에서 하비는 강의와 실험을 통해 동료와 왕립의사협회 회장 아전트 박사 앞에서 이러한 실험을 여러 차례 시연했다고 말했다.

저는 해부학 강의에서 학식 있는 동료인 여러분께 심장의 운동과 기능에 대한 새로운 견해를 이미 여러 차례 제시한 바 있습니다. 9년 동안 여러분이 참석한 가운데 숱한 시연을 통해 이러한 견해를 확인했고, 논증을 통해 이를 증명했으며, 학식 있고 숙련된 해부학자들의 반론을 물리쳤습니다. 마침내 많은 사람의 요청에 응하여 그들이 참고할 수 있도록 제 견해를 담은 이 책을 상재上梓합 니다.

하비는 일개 영국인 의사가 갈레노스의 오래된 이론에 반하는 주장을 내세우는 데 따르는 위험을 잘 알고 있었다. 적어도 그러한 의학적 이단 행위는 왕립의사협회에서의 추방을 초래할 수도 있었다. 그는 매우 조심스럽게, 대단한 인내심을 갖고 지극히 노련하게, 왕립 학회의 모든 회원에게 자신의 개념이 정당함을 확신시키는 데 성공 했다. 덕분에 그는 출판된 자신의 견해에 대해 외국에서 어떤 비판이 쏟아지더라도 왕립의학협회에 속한 영국 최고의 의학자들이 자신과 자신의 혁명적인 개념을 충실하게 옹호해줄 것이라고 확신했다.

한 걸음 더 나아가 그는 매우 조심스럽게 책을 썼다. 그는 한 번 도 갈레노스의 이러저러한 견해나 개념을 직접적으로 비판하지 않았 다. 갈레노스뿐만 아니라 세르베투스, 콜롬부스, 체살피노가 폐순환 에 대해 기술한 사실도 잘 알고 있었지만 하비는 오직 갈레노스에게 만 이 발견의 공을 돌렸다. 이와 비슷하게 그는 콜롬부스가 동맥에 는 공기가 없고 혈액만이 흐른다는 사실을 발견했음을 잘 알고 있었 으나 이 발견의 공 또한 그에 앞서 이미 고대에 생체 해부를 시행했던 갈레노스에게로 돌렸다. 『심장의 운동에 관하여』를 정독하고 그 내 용에 대해 깊이 생각했을 때만 하비가 갈레노스를 찬양하면서도 자 신의 관찰 결과를 단호하게 제시하고 있다는 사실을 알아차릴 수 있 었다. 그는 죽어가는 뱀의 심장으로부터 노출 상태에서 여전히 박동을 계속하고 있는 휴 몽고메리 자작의 심장에 이르기까지, 직접 관찰한 바를 집요하게 보여주었다. 이런 과정을 통해 하비는 심장의 구조와 견해에 대한 갈레노스의 개념 대부분을 거의 완전하게 타파할 수 있었다.

하비는 자신의 독자적 개념이 타당함을 왕립의사협회 동료들에게 설명하고 입증하는 데 여러 해를 보냈다. 그리고 갈레노스의 개념을 깨뜨렸음에도 불구하고 그의 위대함을 칭송하는 용의주도함을 보였다. 또한 하비는 『심장의 운동에 관하여』의 첫 일곱 장에서 자신의 독창적이고 위대한 발견을 제시할 토대가 마련될 때까지 애써 자신의 발견을 제시하는 것을 유보했다. 이 장들에서 그는 심장의 심이(心耳, 심실, 동맥, 정맥, 판막의 구조와 작용에 대해 서술했다. 의학이 과학으로 나아가기 시작하게 만든 발견을 선포한 8장으로 들어가기 전에 앞의 일곱 장을 간단히 살펴보자.

도입부의 첫 일곱 장에서 하비는 매우 부드럽게(가차 없이 솔직한 사람이라면 '부드럽게'라는 말 대신에 '교활하게'라는 말을 써도 된다) 심이와 심실, 심장 혈관의 해부학을 서술한다. 그는 심방으로 들어가고 나오는 혈관에 있는 판막들에 대해서도 서술했다. 이어서 그는 폐동맥의 반월판에 대해 서술하며, 반월판이 열리고 닫히는 모습은 폐동맥이 우심실로부터 폐로 혈액을 운반하고 있음이 틀림없다는 사실을 보여준다고 썼다. 그는 콜롬부스가 일찍이 심장에 대해 관찰했다는 사실을 잘 알고 있었지만, 콜롬부스가 69년 전 반월판[심장과 폐동맥 사이에 있는 반달 모양의 판막—옮긴이]의 구조와 기능에 대해 서술했다는 사실은 언급하지 않았다. 아마도 콜롬부스가 반월판을 서술한 공을 세르베투스에게 돌리지 않았다는 사실에서 자신이 콜롬부스의 발견을 도용하는 것을 정당화했는지도 모른다. 하비는 이 첫 일곱 장에서 심장의 기능은 오로지 피를 펌프질하는 것이라고 강조했으며, 심이가 심실보다 먼저 수축한다는 사실을 알아냄으로써 심이의 수축과 심실의 수축을 구별했다. 이것은 진정으로 새로운 발견이었다. 하비의 연구 이전에는 심이가 심실보다 먼저 수축하는지 나중에 수축하는지를 누구도 알지 못했다. 생체 해부한 동물의 심장이 너무도 빨리 뛰어 수축의 연쇄적 단계를 구별할 수 없었기 때문이다.

하비는 두 가지 방법으로 이 어려움을 해결했다. 먼저 그는 물고기와 같이 심장이 천천히 뛰는 변온동물을 해부하고 관찰했다. 두 번째로 생체 해부한 항온동물이 죽을 때까지 인내심을 갖고 기다렸다. 동물이 죽어가는 동안 심장은 점점 느리게 뛰었다. 이처럼 죽어가는 동물을 통해 하비는 심이가 먼저 수축하여 그 피를 인접한 심실로 내보내고, 그런 다음 심실이 수축한다는 사실을 관찰했다.

심장의 구조와 기능과 더불어 동맥의 박동을 서술한 하비는 6장과 7장에서 피가 우심으로부터 폐를 거쳐 좌심으로 가는 과정인 폐순환에 대해 서술했다. 하비의 문장은 놀라울 정도로 교묘했다. 그는 첫 다섯 장에서 심장의 해부학과 동역학에 대한 증명을 지극히 엄밀하게 짜놓았으며, 폐순환에 대해 설명한 6장과 7장을 읽으면 (그는 세르베투스, 콜롬부스, 체살피노가 관찰한 동일한 내용을 전혀 언급하지 않았다) 그것이 마치 전적으로 하비의 고유한 발견이라고 믿게끔 독자들의 눈을 흐려놓았다. 폐순환에 대한 갈레노스의 발견을 지극히 기술적으로 서술하여 마치 갈레노스가 하비의 발견을 확인해주는 듯이 보이게 만들었다. (하비의 교묘한 글쓰기도 유명한 해부학자 윌리엄 헌터의 눈을 속이지는 못했다. 1783년 헌터는 처음으로 폐순환을 발견한 이는 하비가 아닌 콜롬부스와 체살피노라는 점을 지적했다.)

8장에서 하비는 다음에 할 이야기가 "너무도 새롭고 아직 들어본 적이 없는 성격의 것이어서 나를 시기하는 몇 사람으로 인해 상처를 입을까 두려울 뿐 아니라 세상 모든 사람을 적으로 만들지 않을까 두렵다"고 경계했다. 그리고 다음과 같이 선언했다.

나는 순환운동이 존재하는 것은 아닌지 생각하기 시작했다. 후에 이것이 진실임을 알게 되었다. 나는 마침내 좌심실의 작용에 의해 동맥으로 밀려 나간 혈액이 몸 전체로 퍼져 나간다는 사실을 알게 되었다. (…) 그 혈액은 다시 정맥과 대정맥을 거쳐 몸을 한 바퀴 돈 다음 앞서 언급한 대로 **좌심실로 들어온다**. 이러한 운동을 **순환운동**이라고 불러도 무방할 것이다.

이 놀라운 개념을 순간적인 직관으로 제시한 하비는 뒤이은 아홉 개의 장에서 언제고 그 강력한 타당성을 잃지 않을 결과를 놀라운 방식으로 제시했다. 하비 이전의 어떤 과학자도 자신의 실험 결과를 그토록 명료하고 우아한 언어로 제시하지 못했으며 그 이후에도 그렇게 한 사람은 드물다.

순환의 개념으로 이어지는 하비의 첫 번째 실험은 개의 좌심실에 있는 혈액의 양을 측정하는 것이었다. 하비는 이 측정량과 분당 심장 박동수를 곱하여 좌심실이 단 30분간 1.36킬로그램의 피를 내보낸 다는 결과를 얻었다. 이 양은 개의 몸에 있는 전체 혈액의 양과 같았다. 이어서 하비는 좌심실에서 나오는 모든 혈액이 어디에서 오는가를 물었다. 섭취한 음식이나 음료수에서 온 것일 수는 없었다. 대동맥과 거기서 분지된 동맥들이 받아들인 대부분의 혈액을 제거하지 않고 어떻게 그토록 많은 양의 피를 받아들일 수 있을까? 심장이 대동맥과 동맥으로 내보내는 혈액은 정맥을 거쳐 심장으로 돌아온다는 것이 유일하게 가능한 논리적 해답이다. 이렇게 해서 하비의 '순환'은 완성되었다.

하비는 살아 있는 뱀의 심장이 뛰는 것을 관찰하면서 심장으로 들어가는 정맥을 일시적으로 막고 같은 식으로 측정과 계산을 계속했다. 심장이 창백해지고 쪼그라들며 더 이상 대동맥으로 혈액을 내보내지 못하는 것이 관찰됐다. 막은 것을 풀어주자 심장은 즉시 원래의 붉은색을 회복했고 다시 혈액을 대동맥으로 내보냈다. 다음으로 대동맥을 결찰缺札하자 바로 인접한 부위뿐 아니라 심장도 대동맥 폐색으로 쌓인 혈액 때문에 부풀어 올랐다. 이러한 관찰은 심장이 정맥계로부터 혈액을 받은 다음 동맥계로 내보낸다는 사실을 다시금 입증했다.

이어서 이루어진 말초 동맥과 정맥에서의 혈액 흐름에 대한 탐구는 혈액순환의 개념을 입증하는 또 다른 증거를 제시했다. 하비는

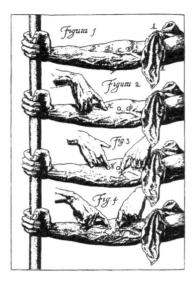

그림 3·지혈대에 의해 팔의 정맥과 판막이 부풀어 오르는 것을 보여주는 이 그림은 윌리엄 하비의 책 『심장의 운동에 관하여』에 실린 유일한 그림이다. 막힌 정맥의 아래쪽이 부풀어 오르고 위쪽이 찌부러지는 것을 관찰한 그는 정맥의 모든 혈액이 심장으로 흘러가는 것은 아닌지 의심했다.

정맥을 결찰하면 결찰 부위 아래가 항상 부풀어 오르며 결찰 부위 위쪽은 찌부러진다는 사실을 지적했다. 더욱 분명한 사실은 그가 동맥을 결찰하자 이 동맥에 연결된 정맥이 항상 찌부러지고, 결찰을 풀자마자 혈액으로 다시 채워진다는 점이었다.(그림 3)

　13장에서 하비는 이 간단한 실험을 설명했다. 여러 해가 지난 후에 하비는 영국의 가장 유명한 화학자인 로버트 보일에게 이 실험이 혈액은 동맥에서 정맥으로, 그리고 그 반대의 방향으로 계속해서 흐른다는 아이디어를 주었다고 말했다.

　이 결정적인 실험을 13장에서 서술하기 전에 하비는 몸에 있는 모든 정맥의 판막이 혈액을 한 방향으로만 보내도록 만들어졌다는 사실을 지적했다. 그는 정맥에서 탐침을 한 방향으로만, 다시 말해 판막이 열리는 쪽으로만 통과시킬 수 있다는 사실을 통해 이를 증명했다.

그러나 이 판막들은 혈액을 어느 방향으로 흐르게 만드는 것일까? 하비의 간단하지만 중요한 실험이 이에 대한 해답을 제공했다.

그는 먼저 지혈대를 사용해 사람의 팔 위쪽을 맥박이 사라질 정도로 단단히 묶었다. 팔은 창백해지고 차가워졌으며 점차 통증을 느끼게 되었다. 하비는 팔의 정맥이 찌부러진다는 더욱 중요한 사실을 관찰했다. 결찰을 약간 느슨하게 하자 동맥으로 피가 조금 흐르기 시작했으며 팔과 결찰 부위 아래가 따뜻해지자 원래의 색깔을 회복하기 시작했다. 부분적으로만 느슨해진 결찰에 의해 혈액은 여전히 빠져나갈 수 없었고 정맥은 혈액으로 부풀어 오르기 시작했다.

하비는 이 실험을 통해 동맥의 혈액이 팔로 들어가 영양을 공급한 후 정맥으로 흘러 들어간다는 사실을 명백하게 보여주었다고 생각했다. 하지만 그렇다면 팔 정맥에서 어느 방향으로 흐르는가? 하비는 실험 자원자의 팔 위쪽을 지혈대로 가볍게 묶는 실험을 통해 이 중요한 질문에 대한 해답을 발견했다. 그는 팔 정맥이 부풀어 올라 판막의 위치를 보여주기를 기다렸다. 왼쪽 검지로 정맥의 판막이 있는 부분을 눌렀다. 그리고 오른쪽 검지로는 폐색된 판막과 그 위쪽 판막까지 혈액을 밀어내어 두 판막 사이의 정맥 마디에 혈액이 없도록 만들었다. 오른쪽 검지를 떼어내자 두 판막 사이의 정맥이 찌부러진 채 그대로 있었다. 즉 찌부러진 정맥으로 혈액이 거꾸로 흘러 들어가지 못하도록 위쪽 판막이 막은 것이다. 그런데 아래쪽 판막을 누르고 있던 왼쪽 검지를 떼자 그 판막 위쪽에 있던 찌부러진 정맥에 혈액이 즉시 차올랐다. 이제 정맥의 혈액이 항상 심장으로 돌아간다는 사실을 알게 된 것이다.

이 간단한 실험은 이전에 그가 많은 생체 해부를 통해 발견한 사실을 확증해주었다. 몸에 있는 모든 정맥 판막은 오직 심장으로 향하는 한 방향으로의 흐름만 가능하게 한다. 이 사실이 동맥혈 또한 오직 심장에서 나가는 한 방향으로만 흐른다는 사실과 결합하자 혈액은 순환한다는 단 하나의 동역학적 설명만이 가능하게 되었다.

하비의 책 14장은 단 두 문장으로 구성되어 있는데 그중 두 번째 문장은 그의 최종적 결론을 다음과 같이 선언한다.

논증되고 육안으로 증명된 것은 모두 혈액이 (심이와) 심실의 작용에 의해 폐와 심장을 통과하고 몸의 모든 부분으로 간다는 사실을 보여준다. 혈액은 온몸에서 정맥과 살에 있는 구멍을 통과한 다음 정맥을 통해 외곽의 각 부위로부터 중앙으로 흐른다. 더 작은 정맥으로부터 좀더 큰 정맥으로, 그리고 마침내는 대정맥을 통해 우심방으로 들어간다. 심장 저편의 동맥을 통과하는 혈액과 동일한 양으로 흐르는 혈액이 이쪽에서는 정맥을 통과한다. 이 양은 섭취한 것에 의해서는 충족될 수 없으며 실제로 몸이 필요로 하는 영양보다도 훨씬 더 많은 양이다. 따라서 혈액은 끊임없는 운동 상태에 있다는 결론을 내리는 것이 절대적으로 필요하다. 이 운동은 심장이 수행하는 활동이자 작용이다. 그리고 심장이 운동하고 수축하는 유일한 목표다.

이 요약된 문장은 지금까지 출판된 모든 의학적 선언 가운데 가장 중요한 것이다. 베살리우스는 인간의 몸에 대한 놀라운 표상을 의학에 제공했다. 그러나 그가 제시한 상은 죽음에 의해 기능적으로 변질되어 움직임을 잃은 근육과 뼈의 덩어리들이 서로 이질적인 장기와 조직을 감싸고 있는 몸을 묘사한 것이었다. 그들이 가진 다양한 기능은 하비가 바로 이 불멸의 문장을 통해 몸의 가장 중요한 두 요소인 심장과 혈액에 생명과 운동을 불어넣을 때까지 이후 85년간 전혀 알려지지 않은 채로 남아 있었다.

앞서 하비가 왕립의학협회의 동료들이 폐순환뿐 아니라 전신순환에 관한 그의 견해를 지지해주도록 애썼다는 사실을 언급했다. 같은 시대를 살았던 영국인들이 그의 책을 심하게 헐뜯는 대륙의 사람들로부터 그를 적극적으로 옹호하지는 않았지만, 그러한 노력 덕분에 그는 영국인들로부터는 날카로운 비판을 받지 않았다.

대륙의 비판자들은 폐순환에 대한 그의 견해를 공격하지는 않았다. 그들은 갈레노스, 세르베투스, 콜롬부스, 체살피노가 혈액이 폐를 거쳐 우측 심장에서 좌측 심장으로 이동한다는 사실을 이미 증명했음을 알고 있었다. 그들이 악의적으로 비난한 것은 모든 혈액은 전신의 동맥으로부터 정맥으로 흘러가며, 다시 심장을 거쳐 동맥으로 흘러간다는 전신 순환에 대한 하비의 설명이었다. 그들은 여전히 전신 순환을 위해 간이 혈액을 내보낸다고 믿었다. (그렇지만 다음과 같은 사실은 지적해두는 것이 옳다. 하비 자신은 간과 간에서 처리되는 혈액, 그리고 장에서 흡수되는 음식물에서 유래되는 우윳빛 액체인 유미乳糜에 대해 완전히 알지 못했다. 유미는 임파관을 통해 장을 떠난다. 임파관은 1627년 가스파레 아셀리가 처음 관찰하고 기록했다.) 1616년 하비는 그의 동시대인들과 마찬가지로 간이 장에 혈액을 공급하고 장으로부터 유미를 받으며 이 두 액체는 문맥에서 서로 반대 방향으로 흘러간다고 생각했다. 1620년에서 1628년 사이에 하비는 생각을 바꾸었다. 그때부터 그는 문맥이 장에서부터 간으로 혈액을 운반한다고 주장했다. 그는 여전히 유미 또한 문맥에서 간으로 운반된다고 여전히 믿으면서, 장의 임파관과 그것이 유미를 가슴관으로 운반한다는 아셀리의 발견을 받아들이지 않았다.

하비는 정맥으로부터 동맥으로 이동하는 혈액의 순환운동을 증명하는 데 너무나 집중한 나머지 책에서 동맥혈과 정맥혈의 색깔 차이를 언급하는 것을 잊어버렸을 가능성이 크다. 그에 앞선 해부학자들은 이 색깔의 차이를 분명히 인식하고 있었다. 그와 동시대를 살았던 셰익스피어조차도 정맥혈이 검붉은 색을 띠고 있다는 사실을 알았다. 『줄리어스 시저Julius Caesar』에서 그는 브루투스로 하여금 포르티아에게 다음과 같이 속삭이게 만든다. "당신은 상심한 내 심장으로 흘러드는 검붉은 핏방울처럼 내게 소중한 존재입니다."

아니면 하비가 정맥혈과 동맥혈의 색깔 차이를 언급하지 못한 것은 폐를 통과하면서 혈액이 폐에서 산소를 공급받는다는 사실을 전혀 몰랐기 때문일 수도 있다. 그로부터 41년 후 리처드 로어는 정맥혈은 폐를 통과하면서 공기에 노출되기 때문에 그 검붉은색이 선홍색으로 변한다는 사실을 보여주었다.[6] 나중에 그는 이것을 아주 간단한 방법으로 증명했다. 그는 입구가 열린 플라스크에 정맥혈을 모아뒀다가 그것을 흔들었다. 그러자 검붉은색이 즉시 선홍색으로 변했다.

하비는 또한 동맥이 정맥과 연결된다고 가정해야 했다. 그러나 당대에는 현미경이 아직 발명되지 않았으므로 그는 이 연결을 관찰할 수 없었다. 이탈리아의 해부학자 마르첼로 말피기는 1661년 현미경을 갖고 있었다. 그는 현미경으로 가느다란 모세혈관을 통해 동맥의 혈액이 정맥으로 흘러 들어가는 것을 관찰했다.[7] 이 발견으로 하비의 순환 회로는 완성되었다.

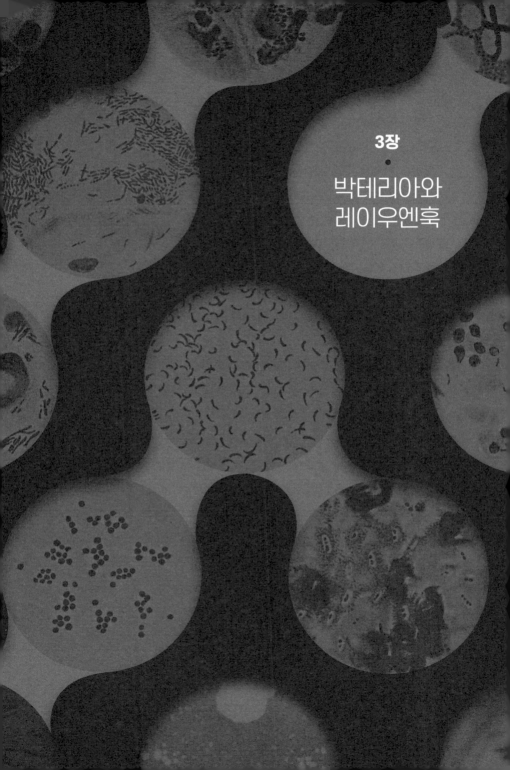

3장
·
박테리아와
레이우엔훅

레이니르 더 흐라프는 32년밖에 살지 못했다. 그러나 이 네덜란드 의사이자 해부학자는 짧은 생애 동안 난소에서 난자가 있는 부분을 발견했을 뿐만 아니라 의학계가 미생물에 관심을 가지도록 하는 데 적지 않은 공헌을 했다. 1673년 죽기 불과 몇 달 전 그는 런던 왕립학회의 총무로 있던 헨리 올든버그에게 편지를 보내 그가 아는 네덜란드인이 훌륭한 현미경을 만들었고 그것을 통해 놀랄 정도로 작은 대상을 관찰할 수 있었다는 내용을 알렸다. 흐라프가 올든버그에게 안톤 판 레이우엔훅이 교수나 의사가 아닌 포목점 주인으로 교육을 받지 못했으며 모국어인 네덜란드어 외에는 외국어를 전혀 모르는 사람이라는 사실을 알렸는지는 분명하지 않다.

　흐라프의 명성으로 인해 올든버그는 레이우엔훅에게 왕립학회에서 발간하는 회보에 실을 수 있게 현미경을 통해 관찰한 것의 일부를 보고하는 편지를 제출해달라고 요청했다.

레이우엔훅은 의심의 여지 없이 올든버그의 초청에 기뻐했다. 그러나 그는 1673년 첫 논문을 제출하면서 의사를 효과적으로 표현할 능력에 대한 확신이 없었고 반박당하고 싶지도 않았기 때문에 자신의 발견을 출판할 생각을 이전에는 하지 않았다고 말했다. 다행히도 이 특이한 네덜란드인의 첫 보고서에는 비판받을 것이 별로 없었다. 그는 현미경을 통해 흔하게 보는 곰팡이와 벌의 눈, 침, 입 등을 그렸다. 사실 레이우엔훅의 이 첫 번째 관찰은 그보다 먼저 왕립학회 회원이었던 로버트 훅이 1664년에 출판한 것[1]보다 극적이지 않았다.

안톤 판 레이우엔훅(1632~1723)의 과학적 성취에 대해 계속해서 설명하기 이전에 그의 생애에 대해 좀더 자세히 살펴보겠다. 그는 1632년에 태어나서 1723년에 죽었으니 91년을 살았다.(그림 4) 그러한 장수가 유일한 것은 아닐지라도 그때나 지금이나 아무나 그렇게 오래 살 수 있는 것은 아니다. 그는 첫 번째 부인 바르바라와 22세에 결혼했다. 12년 후 그녀가 죽자 몇 년 후 재혼했다. 첫 부인이 낳은 다섯 명의 자식 가운데 오직 마리아만이 살아남았다. 두 번째 부인이 죽은 다음에는 마리아가 아버지와 함께 살았으며 (그녀는 평생 결혼하지 않았다) 나머지 생애 동안 그를 돌봤다.

비록 많은 교육을 받지는 않았으나 레이우엔훅은 성실한 사람으로 델프트 시민들에게 존경받았다. 그는 특히 델프트를 다스리는 시의회 의원들에게 잘 알려져 있었다. 1676년 그들은 오늘날에도 인정받는 화가 얀 페르메이르의 미망인의 파산한 부동산 관재인으로 그

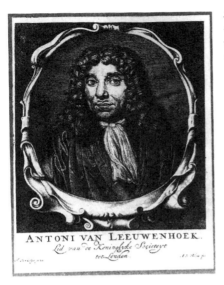

ANTONI VAN LEEUWENHOEK.
Lid van de Koninglyke Societeyt
tot Londen.

를 임명했다.

레이우엔훅은 델프트의 다른 시민들과 마찬가지로 즐거운 삶을 살았다. 그는 아침 식사와 함께 뜨거운 커피를 마셨으며 늦은 오후에는 차를 마셨다. 콜레스테롤이 많이 든 음식을 피하지도 않았고 불포화지방산만을 섭취하지도 않았다. 다만 오늘날 너무도 많은 사람에게 결핍된 것, 즉 무조건적인 사랑과 애정을 받으며 살았다. 딸 마리아는 아버지를 존경했다. 그 밖에도 그에게는 털이 긴 충실한 개와 말하는 앵무새, 그리고 온순한 말이 있었다. 양품장사 일은 여유가 있어 그는 61년 동안 12만 시간을 현미경 만들기에 할애할 수 있었다. 그는 고래의 수정체, 자신의 정자, 자기 말의 똥과 같은 이질적인 물질들을 현미경을 통해 엿보곤 했다. 그의 가게에는 수백 개의 오목렌즈를 갈아대며 왕립학회의 『왕립학회보Philosophical Transactions』에 보낼 긴 편지를 쓰는 그를 방해할 전화도, 끊임없이 딸깍 소리를 내는 금전 계산기도, 어떤 종류의 공문서나 보험 서류도 없었다.

아마 레이우엔훅의 가게는 번성한 가게는 아니었을 것이다. 우리는 그가 몇 벌의 옷과 몇 개의 모자를 팔았는가에는 관심이 없다. 마리아가 델프트의 아우더케르크 마당에 있는 부친의 흰 대리석 묘비에 새겨 넣은 것은 그런 내용이 아니었다. 대신 그녀는 커다란 오벨리스크에 붙어 있는 석판에 부친이 현미경을 사용하여 놀랄 만큼 중요하고 새로운 자연의 비밀을 발견했다는 내용을 새겨 넣었다. 교육을 받지 못한 이 소박한 딸은 묘비명을 통해 우리가 오늘날 인정하는 것을 예견했다. 그녀의 아버지는 과거에도, 그리고 지금도 수많은 사람의 질병과 죽음의 원인이 되어온 생물들의 세계를 처음으로 알아차렸다.

레이우엔훅은 이제는 유명해진 과학적 내용이 담긴 편지를 50년 동안 왕립학회에 보냈다. 네덜란드어로 쓴 이 편지들은 『왕립학회보』에 발표되기 위해 영어나 라틴어로 번역되었다. 그는 91세에 죽어가면서도 주치의에게 왕립학회에 보낼 네덜란드어 편지 몇 부를 라틴어로 번역해달라고 요청했다.

죽기 몇 년 전 레이우엔훅은 나무로 멋진 장을 짰다. 거기에 여러 개의 선반을 달아 그가 만든 각기 다른 26개의 현미경을 보관할 수 있도록 했다. 각 현미경은 쉽게 관찰할 수 있도록 돼지의 혀 조각,

벼룩의 눈, 고래 눈의 유리체를 결정화시킨 조각 등 관찰 대상을 영구적으로 고정해두었다. 마리아는 아버지의 유언을 충실히 따라 이 귀중한 장을 아버지가 죽은 후 몇 주 안에 런던으로 보냈다. 이 장은 왕립학회에 한 세기 이상 보관되었으나 어느 날 홀연히 사라져버리고 말았다. 왕립학회에 기증한 현미경들 외에도 레이우엔훅은 죽을 무렵 247개의 다른 현미경과 금, 은, 동으로 테두리를 두른 172개의 렌즈를 남겼다. 마리아는 이 현미경과 렌즈를 1745년 경매에 부쳐 61파운드를 받았다.

레이우엔훅은 동향인 페르메이르와는 달리 가난에 쪼들리는 힘든 삶을 살지는 않았다. 그는 자신의 발견이 기념비적 가치를 지닌 것이며 조만간 그 가치를 인정받을 것이라는 사실을 알았다. 그의 생전에도 황제와 영국 여왕 메리 2세가 이 특별한 포목점을 방문했다. 다른 왕족이나 귀족 들도 그가 베일을 벗긴 보이지 않는 세계를 보기 위해 방문했다. 겸임 과학자로서 그는 오늘날 대부분의 노벨상 수상자보다 훨씬 더 온화하고 평온하고 영혼이 충만한 삶을 살았음이 거의 틀림없다.

집 근처에 무리를 지은 굶주린 까마귀들을 위해 눈 위에 빵 부스러기를 던지는 일을 절대 잊지 않는 양품장이이자 연구자였던 이 사람의 인생에 대해서는 이 정도면 충분하다. 이제 이 소박한 인간에게 불멸의 가치를 부여한 그의 18번 편지를 살펴보자.

레이우엔훅이 네덜란드어로 쓴 2절지 크기의 이 편지는 1676년 10월 왕립학회의 헨리 올든버그에게 보낸 것이다. 그는 이 편지를 절반으로 축약해 영어로 번역했다.[2] 이 축약된 번역본은 1677년 3월 『왕립학회보』에 실렸다. 18번 편지는 아주 단순하게 시작된다. "1675년 9월 중순 (…) 나는 빗물이 담긴 새 물통의 물이 며칠 지나자 푸른색으로 변하는 것을 보았다." 레이우엔훅은 이 현상을 더 탐구하기로 결심했다. 왜냐하면 "이 작은 생물들이 물에서 살아 움직이는 것을 육안으로 볼 수 있는 물벼룩보다 1만 배는 더 작아 보였기 때문이다."

그는 빗물을 떠서 현미경으로 관찰했을 뿐 아니라 계속해서 우물물과 바닷물도 떠서 관찰했다. 현미경으로 관찰하기 이전에는 관찰 대상들을 공기 중에 상당 기간 노출시켰다. 그는 특히 '작은 동물들'에 매료되었다. 그들은 가느다란 '다리' 혹은 '꼬리'를 휘저으며 물방울 안, 자기들의 세상을 여기저기 돌아다녔다. 그는 어떤 원생동물이 미세한 부스러기에 갇혀서 빠져나오지 못하는 것을 안타깝게 바라보기도 했다.

18번 편지의 주요 부분은 다양한 관찰을 기록한 1675년 9월에서 1676년 9월 사이의 일기로 구성되어 있다. 그는 또한 빗물 속에서 현미경적 크기의 동물을 관찰하고 기록했는데 이는 의심의 여지 없이 세균이었다. 이 생물들은 거의 움직이지 않거나 아주 조금씩만 움직여서 과연 살아 있는 생물인가 하는 의문을 품게 했다. 레이우엔훅이 머리와 꼬리도 있고 재빨리 움직이는 작은 동물들을 이들보다 더 좋아했다는 데는 의심의 여지가 없다. 그 특별한 편지에서 그는 이 작은 생물들의 사촌이 인간에게 가장 치명적인 적들이 아닌가를 의심한다.

어린 시절부터 현미경적 크기의 친구들(이스트, 곰팡이, 세균 등)이나 적들(파상풍균, 디프테리아 간균, 매독균 등)과 친숙한 오늘날 우리로서는 18번 편지가 왕립학회 회원들을 얼마나 놀라게 했을지 상상하기가 무척 어렵다. "고등교육을 받지 못한 네덜란드의 어떤 포목상이 보낸 편지가 여기 있습니다. 그는 빗물 방울에서 수많은 생물을 발견했다고 주장하고 있습니다. 우리가 신뢰할 수 있는 다른 사람들이 이러한 발견을 확인했다는 검증을 받아보아야 합니다." 왕립학회 회원들은 레이우엔훅을 시켜 좀더 저명한 동향인들에게 이 작은 동물들의 존재를 확인받도록 했다. 그렇게 하면 그들도 그가 현미경을 통해 발견한 사실을 왕립학회에서 인정할 수 있다고 했다.

레이우엔훅은 정확히 그들이 요청한 대로 했다. 그는 다니던 교회의 목사를 비롯하여 델프트에서 가장 존경받는 시민들을 집으로 초대했다. 이 위원회가 레이우엔훅의 관찰을 지지해줬을 뿐 아니라 왕립학회의 현미경 전문가였던 로버트 훅도 1678년 그의 발견을 확인해주었다.

훅이 이 유명한 18번 편지에 서술된 세기의 관찰을 인정하고 2년 뒤 레이우엔훅은 왕립학회 회원으로 추대되었다. 모든 과학학회 가운데서도 가장 저명한 이 학회에 양품장사가 정회원으로 추대된 것은 전무후무한 일이었다. 레이우엔훅이 학회의 인정을 받고 얼마나 자랑스러웠겠는가! 그는 회원으로 있었던 50년 동안 300년 넘는 학회 역사상 그 어떤 회원보다도 열심히 기고함으로써 감사하는 마음을 표현했다.

레이우엔훅의 많은 글은 그의 18번 편지만큼이나 중요하다. 예를 들어 1683년에 왕립학회에 제출한 39번 편지는 침과 그의 앞니에 붙어 있던 이똥을 떼어내 현미경으로 관찰한 내용을 기록한 것이다. 비록 침에서는 작은 생물을 발견하지 못했지만 이똥에서는 수없이 많은 작은 동물을 확인할 수 있었다. 하지만 후에 그가 다시 이똥을 관찰했을 때는 더 이상 어떤 생물도 관찰할 수 없었다.

"이전에 관찰한 이똥에서 보았던 작은 동물들은 어떻게 되었을까?" 그는 되풀이해 자문했다. 그리고 어느 날 아침 그 해답을 발견했다고 믿게 되었다. 처음 관찰을 하고 며칠이 지나 그는 다시 아침마다 뜨거운 커피를 마시기 시작했다. '아마 커피의 열이 그 작은 동물들을 죽였을 거야.' 그는 생각했다. 만약 그것이 그가 나중에 앞니에서 긁어낸 이똥에서 작은 생물들을 관찰하지 못한 이유라면 뜨거운 커피에 직접 노출되지 않는 구강 안쪽의 이똥에서는 그 생물들이 여전히 살아 있을지도 모른다. 그가 어금니 뒤쪽에서 긁어낸 이똥에서 수많은 미생물을 발견하고 얼마나 기뻐했겠는가!

그리고 그는 이 작은 생물들이 단순히 부패한 뼈나 살에 모여 살고 있을 뿐만 아니라 부패 자체에 대해 일차적인 책임이 있을 것이라고 생각하게 되었다. 그가 질병을 일으키는 세균의 개념에 얼마나 가까이 다가갔는지는 아프고 열이 났을 때 혀를 덮고 있던 설태에서 관찰한 미생물에 대한 보고에서 나타난다. 또 충치로 상한 치아를 뽑아 뿌리를 관찰했을 때에도 수없이 증식한 작은 생물을 다시 확인할 수 있었다.

레이우엔훅은 그가 왕립학회에 속해 있던 50년 동안 살아 있는 생물들의 현미경적 세계를 발견하는 성취만을 이룬 것이 아니었다. 그는 자신의 배설물뿐 아니라 소와 말, 비둘기의 배설물도 관찰했다. 소와 말의 배설물만 미생물을 갖고 있는 게 아니었다. 그는 자신의 피를 관찰하고 혈액이 대부분 지금 우리가 적혈구로 알고 있는 것들로 이루어져 있다는 사실을 알고 놀랐다. 또 이 세포들이 현미경 아래서는 붉은색을 잃는다는 사실도 발견했다.

그는 자신의 정액을 관찰하고 매우 놀랐다. 거기에는 작은 생물들이 바글거리고 있었다. 그런데 빗물이나 바닷물, 우물물에서 관찰한 것과는 달리 정액에 있는 작은 생물들은 모두 같은 모양을 하고 있었다. 그가 관찰한 이 생물들은 모두 똑같은 꼬리와 대부분 머리로만 이루어진 몸체를 갖고 있었다. 그리고 모두 정액 안에서 이리저리 움직이고 있었다. 대학에 있는 학자들이 레이우엔훅이 발견한 이 쉼 없이 움직이는 정자의 존재를 받아들이는 데에는 수십 년이 걸렸다. 물론 이것을 믿지 않았던 학자들 가운데 누구도 자신의 정액을 현미경으로 들여다보는 수고를 한 사람은 없었다.

아마도 독자들은 왜 이미 50년 전부터 현미경을 사용할 수 있었던 다른 과학자들이 사람의 눈에 보이지 않는 생물들의 존재를 발견하지 못했는지를 의아하게 여길 것이다. 물론 레이우엔훅이 만든 단안 현미경보다 더 정교한 현미경도 있었다. 대답은 지극히 간단하다. 그들은 누에의 알이나 이의 눈과 같이 아무리 작더라도 그들이 육안으로 관찰할 수 있는 대상만 현미경으로 관찰했다. 그들은 레이우엔훅처럼 물이나 혈액, 정맥에 육안으로는 보이지 않는 어떤 대상들이 존재할 것이라고는 상상하지 못했다.

레이우엔훅의 전기를 쓴 클리퍼드 도벨과 가장 훌륭한 세균학의 역사[3]를 쓴 윌리엄 벌록이 이 소박한 네덜란드인을 세균학과 원충학의 정초자로 명명한 것은 지극히 타당했다고 생각한다. 그러나 1723년 레이우엔훅이 죽자 그는 곧 왕립학회뿐 아니라 다른 학계에서도, 그의 나라와 도시에서도 이내 잊혔다. 다만 헌신적인 그의 딸이 1745년 델프트의 무덤에 세운 묘비석만이 참으로 위대했던 이 인물이 믿을 수 없을 만큼 생산적이었던 91년의 생애에서 이제까지 알려지지 않은 생물들의 세계를 발견했다는 사실을 상기시켜준다.

레이우엔훅이 죽고 39년이 지난 후, 오스트리아인 마르쿠스 폰 플렌시츠는 전염성 질환이 레이우엔훅이 말한 작은 동물들에 의해 일어난다고 단언했다. 이탈리아 로디의 아고스티노 바시는 플렌시츠의 이 글과 아마도 『왕립학회보』에 실린 레이우엔훅의 글을 보았던 듯하다. 기초적인 연구에서 바시는 1835년 누에병이 세균에 의해 일어난다는 사실을 보여주었다. 그는 추론을 통해 다른 질병들도 아마 세균에 의해 일어날 것이라고 가정했다. 마침내 112년이 지난 후, 레이우엔훅이 발견한 작은 생물들은 감염의 원인으로 확인되었다.

당대 유럽의 일급 해부학자였던 프리드리히 헨레는 이 발견을 아주 높이 평가했다. 헨레가 바시의 작업이 가지는 놀랄 만한 함의를 통해 그의 가장 총명한 학생이었던 로베르트 코흐에게 깊은 인상을 준 것은 의심의 여지가 없는 사실이다. 코흐는 1676년 레이우엔훅이 처음 불을 밝힌 횃불을 받아 들었다. 그리고 코흐가 자기 발견의 이정표를 마련하자 안톤 판 레이우엔훅의 영혼은 비로소 편히 잠들 수 있었다. 왜냐하면 코흐의 업적은 레이우엔훅의 성취를 영원히 기억될 것으로 만들어줄 것이었기 때문이다.

루이 파스퇴르(1822~1895)는 진정한 프랑스인이었다. 그는 성질이 급하고, 자기중심적이고, 강박적으로 열심이었으며, 지극히 애국적이었다. 그래서 그는 1870년에 발발한 프랑스와 프러시아의 전쟁 이후로 자신이 쓰는 모든 과학 논문의 첫머리에 "프러시아인들에게 증오를"이라는 말을 적겠노라고 맹세했다. 비록 성급한 결정을 내리고 분방한 공상을 하는 버릇이 있었지만, 그는 증오해 마지않던 프러시아인들과 마찬가지로 조직적이고 인내심이 많았다. 그리고 특히 우연한 발견에서 성과를 끌어내는 데 탁월했다.

파스퇴르는 1822년에 돌이라는 작은 마을에서 무두장이의 아들로 태어났다. 초등학교 중학교 시절 그는 과학에 아무런 재능도 보이지 않았다. 그렇지만 그림에 소질이 있었다. 자못 세련된 예술적 재능을 가졌지만, 그의 목표는 화학자가 되기 위해 언젠가 고등사범학교에 입학하는 것이었다. 그는 고등사범학교에 들어가기 위해 예비학교에 등록했으나 처음 몇 달 동안 깊은 향수를 느껴 돌로 귀향했다. 고향에서는 가장 그리워했던 것, 아버지가 무두질할 때 나던 강한 냄새를 다시 맡을 수 있었다.

몇 달 후 그는 다시 같은 예비학교로 복학했고 성적은 점차 향상되었다. 1843년 그는 고등사범학교에 합격했으나 화학시험에서는 좋은 성적을 얻지 못했다. 학위논문을 작성하던 마지막 해에 행운의 여신은 그에게 첫 번째 선물을 주었다. 그 일은 다음과 같이 일어났다.

몇 년 전부터 주석산의 원자 구성은 동일한 두 가지 형태로 존재한다는 사실이 알려졌다. 그중 한 형태는 편광면을 오른쪽으로 회절시킬 수 있지만, 다른 형태는 절대 그렇게 할 수 없었다. 이러한 차이는 화학자들을 의아하게 했다. 구성하는 원자의 수와 성질이 완전히 동일한 주석산의 두 형태가 편광에 대해서는 그토록 다른 반응을 보이는 이유를 그들은 이해하지 못했다.

파스퇴르는 어떤 직감을 갖고 편광의 방향을 바꾸지 못하는 주석산의 결정을 조사해보기로 마음먹었다. 이것은 행운의 선물이었다. 그러나 건조시킨 주석산의 결정이 두 종류의 다른 결정으로 이루어져 있음을 알아차린 것은 그의 예리한 정신이었다. 차이는 미미했지만 그의 예리한 눈에는 분명했다. 그는 작은 핀셋을 사용해 각각의 형태를 증류수가 담긴 별도의 튜브에 분리해 모았다. 그가 첫 번째 튜브를 편광에 통과시키자 빛은 오른쪽으로 회절했다. 두 번째 튜브에 담긴 결정은 편광을 왼쪽으로 회절시켰다.

이렇게 그는 두 가지 중요한 발견을 했다. 먼저 그때까지 알려지지 않았던 주석산, 즉 편광을 왼쪽으로 회절시키는 주석산을 분리했다. 두 번째로 더욱 중요한 것은 두 종류의 주석산 중 하나가 어째서 편광을 전혀 회절시키지 못하는가를 밝혔다는 것이다. 편광을 서로 반대 방향으로 회절시켜 서로를 광학적으로 중화하는 두 종류의 결정으로 이루어져 있다는 사실을 발견한 것이었다.

25세 된 화학자가 학위논문에서 서술한 이 어마어마하게 중대한 발견은 파스퇴르에게 학계의 인정과 명성을 가져다주었다.[4] 그의 발견은 입체화학을 탄생시켰다. 이 발견을 한 직후 그는 디종에서 화학 교수로 임명되었다. 스트라스부르에서 교수로 임명된 1849년 그는 평생을 같이할 반려자를 아내로 맞았다.

1857년에 이르러서야 파스퇴르는 생명이 없는 화학적 물질과 그 반응의 세계를 떠나 보이지 않는 작은 식물과 동물의 살아 있는 세계에 발을 들였다. 그것은 레이우엔훅의 세계였다. 이 이국적인 현미경적 세계의 두 측면은 동시에 그의 관심을 끌었다.

첫 번째는 첨예한 논쟁이 있었으나 여전히 모호한 자연 발생의 문제였다. 생명체가 생명이 없는 물질로부터 생겨난다는 생각은 레이우엔훅에게 지극히 불합리한 것으로 보였다. 그래서 그는 1702년 왕립학회에 다음과 같은 내용의 편지를 보냈다. "이 작은 동물들이 창조되어 살고 그들의 종을 지속할 수 있도록 한 자연의 놀라운 섭리를 볼 때 살아 있는 생명체가 부패로부터 생겨난다는 고대의 믿음에 여전히 집착하는 사람들이 있을 수 있는지를 자문해봐야 할 것입니다."

자연 발생이 이미 폐기된 주제여야 한다는 18세기 초의 주장에도 불구하고, 이 주제는 레이우엔훅 사후 한 세기 동안 계속해서 논의되었다. 일반적으로 유기체의 증식은 고기 국물에서 쉽게 일어나지만, 고기 국물을 끓인 다음 공기가 들어가지 않게 밀봉하면 일어나지 않는다. 라차로 스팔란차니는 1765년 수행한 뛰어난 연구에서, 또

테오도어 슈반은 1839년에 한 연구에서 이러한 사실을 보여주었으나 자연 발생 연구자들의 주장을 잠재우지는 못했다. 그들은 부패하는 죽은 동물이나 식물의 조직으로부터 새롭게 생겨나는 유기체들로 인해 부숙腐熟이 일어난다고 주장했다.

파스퇴르가 레이우엔훅에 대해 들어본 적이 있을 것 같지는 않다. 더구나 그가 1702년 『왕립학회보』에 실린 글을 읽었을 리는 만무하다. 그러나 그는 1839년에 슈반이 한 실험은 알고 있었다. (파스퇴르는 슈반의 초기 실험을 어떤 논문에서도 언급하고 있지 않다. 그러나 개인적 서신에서는 슈반의 진정으로 중요한 선구적 발견을 인정하고 있다.) 파스퇴르는 또한 스팔란차니와 슈반의 실험을 비판한 사람들의 반론도 알고 있었다. 그들은 이 두 사람이 고기 국물을 끓인 다음 밀봉함으로써 공기의 진입을 막았다고 주장했다. 생명이 없는 원소들로부터 살아 있는 유기체가 생겨나는 데 필요한 기체 형태의 무기 요소가 공기 중에 있다는 것이 그들의 신념이었다.

따라서 파스퇴르는 고기 국물을 담고 있는 유리관의 열린 끝부분을 끌어당겨 그 직경을 좁혔다. 좁아진 튜브의 끝은 아래를 향하도록 해서 공기가 들어갈 수 있도록 했지만, 공기에 떠다니는 무거운 입자들은 들어가지 못하도록 했다. 고기 국물은 모든 세균이 죽도록 끓인 다음 배양했다. 그러자 모든 관에서 부패가 일어나지 않았고, 어떤 종류의 세균도 자라지 않았다.

파스퇴르의 간단한 실험은 생명체가 무생물로부터 생겨난다는 관념을 파괴했어야 했다. 그러나 여전히 일부 연구자는 1876~1877년에 걸쳐 영국의 물리학자인 존 틴들이 공기 중에 떠다니는 입자들에 세균이 있다는 사실을 분명하게 밝힌 결정적 연구를 할 때까지 자연 발생의 개념을 갖고 있었다.

파스퇴르는 프랑스의 맥주 양조업자와 포도주 업자 들의 부탁으로 양조 과정을 망치는 원인을 밝히는 작업을 하는 도중에도 여전히 자연 발생과 관련된 연구에 몰두했다. 이것은 맥주와 포도주 산업이 중요한 비중을 차지하는 프랑스에서는 중대한 문제였다. 이 연구를 통하여 파스퇴르는 다양한 효모가 맥주와 포도주의 생산을 가능케 하는 발효 과정을 일으킨다는 사실을 밝혀냈다. 테오도르 슈반은 몇십 년 전에 살아서 증식하는 효모의 존재를 입증했고, 또한 이 효모가 보리로부터 알코올을 만들어낸다는 사실을 확신했다. 또 슈반의 발견보다 반세기 앞서 레이우엔훅은 효모와 거기에서 나오는 작은 소구체를 묘사했다.

그렇지만 파스퇴르는 맥주와 포도주의 발효 과정에서 효모의 역할을 알아내는 것 이상의 일을 해냈다. 그는 공기 중에 떠다니는 효모 입자들이 떨어져 자라면서 맥주와 포도주 산업에 막대한 손해를 입히는 것을 막는 방법을 찾아냈다. 그의 연구로부터 오염의 원인인 효모나 세균을 죽이기 위해 술을 약하게 가열하는 아이디어가 나왔고. 이것은 오늘날 저온살균이라 불리며 다양한 식품을 보존하는 데 이용되고 있다.

프랑스의 양조업을 구한 파스퇴르는 다시 자신의 실험실로 돌아가 화학물질과 그 반응을 연구하고자 했다. 그러나 그러지 못했다.

옛 스승이 프랑스의 중요한 농산업 중 하나인 양잠업에 막대한 손실을 끼치는 누에를 죽이는 질병을 연구해달라고 부탁했기 때문이다. 1863년 이래 모든 부패 과정은 미생물이 일으키며 작은 누에를 죽이는 것도 단순한 부패 과정이라고 주장해오지 않았다면, 그는 전혀 낯선 영역의 연구로 자신을 밀어 넣은 압력에서 벗어날 수 있었을지도 모른다.

5년간 그는 누에를 죽이는 질병을 연구했지만 병을 일으킨다고 확신할 세균을 발견하는 데는 실패했다. 그는 누에의 질병을 조기에 알아내는 방법을 고안할 수 있었으며, 세심한 분리와 위생적인 방법을 통해 질병의 확산을 막고 결국은 이 전염병을 물리칠 수 있었다.

맥주, 포도주, 양잠업의 구원자로서 파스퇴르는 1870년대에 프랑스에서, 아니 세계에서 가장 존경받는 과학자가 되었다. 1870년에 양잠업을 구한 이후 그가 어떤 일에 관심을 가졌는지는 분명하지 않다. 그러나 그의 관심이 화학에서 레이우엔훅의 작은 생물들로 이동했다는 데에는 의심의 여지가 없다.

파스퇴르는 비록 의사는 아니었으나 이따금 시체 보관소를 방문하곤 했는데, 특히 분만이나 산욕열로 죽은 여자에게 관심을 가졌다. 그는 분명 산욕열이 감염에 의한 것임을 증명한 이그나즈 제멜바이스나 올리버 웬들 홈스의 연구를 알고 있었다. 두 의사와 달리 파스퇴르는 산욕열로 막 사망한 여성의 시체로부터 자궁의 피와 분비물을 채취했다. 다양한 가검물을 현미경으로 관찰하고 배양하자 예외 없이 작은 구슬의 연쇄로 이루어진 듯한 미생물을 발견할 수 있었다(지금은 연쇄상구균으로 알려져 있다).

파스퇴르는 이러한 발견을 묘사하는 글을 한 줄도 남기지 않았다. 이어질 사건에서 그가 흥분해서 화를 내지 않았다면 이 발견은 우리에게 알려지지 않았을 것이다. 1879년 3월 어느 날 저녁 파스퇴르는 파리의학아카데미에서 어떤 산과의사의 산욕열 강의를 듣고 있었다. 강연자가 조소하는 투로 미생물이 질병을 일으킨다는 생각을 거부하자 파스퇴르는 중간에 끼어들어 소리쳤다. "이 병의 원인은 환자로부터 건강한 사람에게 병원균을 옮기는 의사들입니다." 그러자 강연자는 그런 미생물은 결코 발견되지 않을 것이라고 반박했다. 파스퇴르는 자리를 박차고 일어나 칠판을 향해 걸어가며 말했다. "제가 그 미생물을 보여드리죠." 그리고 그는 칠판에 작은 구슬의 연쇄 구조를 그렸다. 결코 공개적으로 출판되지 않은 이 이야기를 레이우엔훅이 들었다면 얼마나 자랑스러워했을 것인가!

1878년 파스퇴르는 닭 콜레라를 일으키는 미생물에 관심을 가졌는데, 행운의 여신이 다시 한번 그에게 귀중한 선물을 했다. 배양한 콜레라균을 접종하자 닭들은 24시간 안에 죽었다. 그런데 하루는 여러 주가 지나 신선하지 않은 배양액을 두 마리의 닭에게 주사했다. 이 닭들은 즉시 앓기 시작했지만 이내 회복되었다. 파스퇴르는 조수에게 그것을 다시 건강한 닭에게 줘보라고 지시했다.

실험실의 전체 연구원은 그때 다가오는 휴가에 들떠 있었다. 휴가가 끝나자 그들은 신선한 콜레라 배양액을 닭에게 주사하는 일을 재개했다. 일찍이 오래된 배양액을 접종받은 후 살아남은 두 마리 닭도 다른 닭과 함께 치명적인 신선한 배양액을 주사 맞았다. 이전에 살아남았던 두 마리 닭만 제외하고 나머지 닭은 이튿날 모두 죽었다. 이미 죽어 시체가 된 다른 닭과는 달리 이들은 생기가 넘쳤고 건강했다.

마당에서 뛰놀며 재빠르게 모이를 쪼아 먹는 두 마리 닭을 보면서 파스퇴르는 행운의 여신이 그에게 부여한 두 번째 기회를 활용할 준비를 했다. 사실 파스퇴르는 살아남은 두 마리의 닭이 아직 태어나지 않은 병아리들과 수많은 닭을 구원할 새로운 길을 열었다는 생각에 압도되어 있었다. 그는 생애 최고의 위대한 발견을 했다는 사실을 즉시 알아차리고는 경탄했다. 나아가 오래되었거나 약해진 콜레라균의 접종이 후에 콜레라 감염으로부터 동물을 보호해줄 뿐만 아니라 다른 모든 질병으로부터도 그래줄 것이라는 환상을 가지게 되었다.

이후 몇 달 동안 열에 들뜨고 흥분한 상태에서 한 실험들은 다른 질병에 대해서는 실망스러운 결과를 보여주었다. 현실은 다음과 같이 나타났다. 오래된 콜레라균 배양액을 접종한 동물은 콜레라에 대한 면역력을 보여주었다. 그러나 콜레라의 경우에만 그랬다. 발견의 특수한 한계점에 직면한 파스퇴르는 약화시킨 콜레라균의 접종이 다른 질병을 막아주지 못한다고 해서, 약화시킨 다른 원인균의 접종이 그 원인균으로 인한 발병을 막는 데 전혀 무가치한 것은 아니라는 사실을 즉시 알아차렸다. 이 통찰을 통해 세균 백신이 탄생하게 되었다.

파스퇴르는 이 중요한 시기에 탄저균이 탄저병을 일으킨다는 2년 전 코흐의 뛰어난 발견을 읽었음에 틀림없다. 따라서 파스퇴르는 두 가지 사실을 알았다. 먼저 탄저병은 세균이 일으키며, 두 번째로 적어도 콜레라에 있어서는 약화된 콜레라균 배양액을 접종한 닭은 콜레라에 대해 영구적으로 안전함을 보장받는다는 사실이었다. 그는 탄저병에서도 약화시킨 탄저균을 접종받은 동물은 동일한 보호 효과를 얻지 않을까 추론했다.

그의 예상은 옳았다. 많은 시행착오 끝에 그는 오래 방치해 약화시킨 탄저균은 일반적으로 다음에 주사하는 치명적인 탄저균의 독성으로부터 동물을 보호해준다는 사실을 발견했다. 탄저균을 약화시킬 수 있는 확실한 방법을 찾기 위해서는 장기간의 세심한 연구가 필요했다. 이 탄저균은 접종 대상을 죽이거나 심하게 앓게 하지 않을 정도로 충분히 약하지만, 나중에 치명적인 탄저균을 주입했을 때 면역력을 획득할 정도의 강력함은 가지고 있어야 했다.

예방에는 인내와 시간이 필요하다. 그런데 파스퇴르는 인내심이 있는 사람이 아니었다. 그는 대체로 접종을 통해 치명적인 탄저균을 주입했을 때도 동물을 보호해줄 수 있었지만 항상 그런 것은 아니었다. 때로는 약화시켰다고 생각한 균의 접종이 동물을 죽음으로 이끌기도 했다.

흔하지는 않지만 분명히 일어나는 이러한 실패에도 불구하고 파스퇴르는 1880년 후반에 양을 비롯한 가축을 탄저병으로부터 보호하는 백신을 발견했다고 성급하게 발표했다. 1881년 그가 만든 탄저백신의 효과를 입증하는 공개 실험을 하라는 위원회의 도전을 파스퇴르는 즉시 받아들였다. 공개 실험은 5월 31일에서 6월 2일에 걸쳐 푸알리르포르에서 이루어질 예정이었다. 이러한 도전을 맞이하는 파스퇴르가 얼마나 염려했는지는 결코 알려지지 않을 것이다. 그러나 그가 기술적인 준비를 하는 데 상당한 신경을 썼으리라고는 생각해 볼 수 있다.

1881년 5월 5일, 파스퇴르와 그의 조수들은 양 48마리 중에서 24마리, 소 6마리 가운데 3마리, 염소 2마리 중 1마리에게 약화시킨 탄저균주를 접종했다. 결정적인 실험은 6월 2일에 열렸다. 이때 저명한 의사들과 신문기자들, 그리고 관심을 가진 많은 참관인이 5월 31일에 한 접종의 결과를 관찰하기 위해 모여들었다.

6월 1일 파스퇴르는 전날 치명적인 균주를 접종한 양들 가운데 일부가 이미 병들었다는 소식을 전해 들었다. 긴장된 감정에 사로잡힌 파스퇴르는 충실한 동료였던 피에르 루에게 화살을 돌렸다. 파스퇴르는 루가 허술하고 부주의하게 예비적 접종을 했다며 격하고 심한 말로 그를 비난했다. "양에게 잘못된 접종을 한 자네 때문에 내가 내일 망신을 당하러 갈 수는 없네. 이 엄청난 실수를 저지른 것은 자네이니, 내일은 자네 혼자 야유하는 군중을 만나러 가시게." 파스퇴르는 루에게 미친 듯이 소리쳤다고 한다. 다행히 그의 아내가 그 자리에 있어 파스퇴르를 진정시켰다. 그런데 그날 저녁이 되기 전 접종을 받은 양들이 모두 건강하다는 사실을 알리는 전보가 전해지고 파스퇴르는 푸알리르포르행 기차를 타기로 결심한다.

도착과 함께 그들을 맞이하는 군중의 환호에서 파스퇴르와 루는 실험이 성공적이었음을 알았다. 공개 실험이 일어난 장소에서 그들은 백신을 맞지 않은 22마리의 양이 죽어 있는 것을 발견했다. 나머지 2마리의 양도 죽어가고 있었다. 예방접종을 받은 24마리의 양은 완전히 정상으로 보였으며 주위에 상관하지 않고 풀을 뜯어 먹고 있었다. 백신을 접종받지 않은 소와 염소도 바닥에 죽어 있거나 죽어가고 있었다. 그러나 백신을 맞은 소와 염소는 완전히 건강했다.

실험은 파스퇴르의 완전한 승리였다. 다시 한번 그는 국가적 영웅이 되었으며, 아울러 국제적인 영웅이 되었다. 며칠이 지나지 않아 파스퇴르는 이 마법의 탄저백신을 구하려는 수천 명의 목축업자로 둘러싸였으며, 그의 실험실에서는 수백 개의 시험관에 담긴 백신이 발송됐다. 파스퇴르와 그의 조수들은 국제적으로 밀려오는 주문에 몹시 당황했다. 파스퇴르는 무독성을 보장해줄 뿐 아니라 접종받은 동물에게 면역력을 주는 백신 제조 시스템을 완성하지 못했다. 백신을 주사하자 곧 양과 소가 죽는 사례가 생겨났으며, 어떤 경우에는 예방접종 이후에도 탄저병에 걸리는 일도 생겨났다.

잇단 불운으로 인해, 그리고 파스퇴르가 자신의 탄저병 연구를 전혀 언급하지 않은 것에 속이 상한 코흐는 파스퇴르의 콜레라와 탄저병 연구를 공개적으로 비판하고 나섰다. 푸알리르포르에서 성공적인 탄저병 예방 백신 실험이 있은 지 몇 달 만에 가해진 이러한 비판에 기분이 상한 파스퇴르는 1882년 스위스에서 열린 제4차 국제보건인구대회에서 코흐를 심하게 공격했다.

파스퇴르가 논박을 마치자 대회장은 코흐로 하여금 이에 응답하도록 했다. 코흐는 모욕적인 언사로 자신은 세균의 독성을 약화시키는 방법에 대한 새로운 것을 배우러 왔으나 아무것도 배우지 못했다고 말했다. 그는 이 학회장이 그러한 논쟁에 적합한 자리라고 생각하지 않는다는 이유를 들어 파스퇴르의 공격에 대해 답변하기를 거절했다(코흐가 불어를 잘 말하지 못했고, 파스퇴르는 독일어를 한마디도 하지 못했기 때문이기도 했다). 그는 적절한 의학 잡지에서 파스퇴르의 비판에 답하고 연구의 오류를 지적하겠다고 약속했다(적어도 한 종 이상의 잡지에서 그렇게 하려고 했다). 파스퇴르는 코흐가 불어를 이해했다면 학회에서 많은 것을 배웠을 것이라며 신랄하게 대꾸했다.

이어 출판된 논문에서 코흐는 파스퇴르의 탄저백신이 탄저균으로부터 보호해야 할 동물을 죽이기도 했으며 특히 양에서는 예방접종이 탄저병 발병을 예방하지 못한 경우가 많았다는 점을 지적했다. 이처럼 일관되지 못한 결과들의 위험성을 알아차린 코흐는 독성을 약화시키고 순수배양했다고 주장하는 파스퇴르의 탄저균을 검사해 보았다. 그는 적지 않은 시료에서 배양액이 탄저균 이외의 세균에 오염되어 있으며, 탄저균의 독성이 충분히 약화되지 않아 치명적인 경우도 상당하다는 사실을 발견했다. 이러한 발견은 백신이 조악하고 성급하게 만들어졌음을 말해주고 있었다.

두 거물 사이에 영원한 적대감을 만들어낸 것은 탄저백신을 알리고 그 효과를 증명하는 파스퇴르의 방법과 수단에 대한 코흐의 논문이었다. 논문의 마지막은 다음과 같았다. "이러한 행동은 장사꾼의 선전에는 적합할 것이다. 그러나 과학은 그러한 것들을 단호히 거부해야 한다." 그렇지만 우리가 보게 될 것처럼 코흐는 1890년 자신이 만든 투베르쿨린을 동일한 방식으로 선전했다.

코흐의 신랄한 비판에도 불구하고 파스퇴르는 1882년 푸알리르 포르에서 백신의 효과를 입증한 실험을 독일에서도 되풀이했다. 이러한 성공과 함께 초창기 입체화학 연구에서 성취를 얻고 프랑스의 포도주, 맥주, 비단 제조업을 구원한 혁혁한 공을 세운 파스퇴르는 이제 60세가 되었다. 그는 뇌졸중 후유증으로 왼쪽 다리를 절게 되었다. 그는 승리의 월계관을 쓰고 휴식을 취할 수도 있었으며, 또 현대의 연구자들이 그 나이에 도달했을 때 그러듯이 관리자가 될 수도 있었다.

하지만 그러는 대신 1882년 당시 치명적인 병이었던 광견병을 연구하기 시작했다. 그는 미친개에게 물린 소년의 상처를 벌겋게 달군 쇠로 지지는 광경을 목격한 어린 시절의 경험 때문에 광견병을 연구하기로 했다고 한다. 이 질병을 선택한 동기가 무엇이었든 그와 조수들은 엄청난 위험에 노출되었다. 그들의 실험동물은 미친개였다. 그리고 광견병을 연구하는 유일한 방법은 미친개와 정상인 개를 같은 우리에 두고 미친개가 정상인 개를 반복적으로 물어 광견병을 옮기도록 하는 것이었다.

파스퇴르는 반복적인 현미경 관찰에도 불구하고 원인균을 찾지 못했지만 자신이 아주 작은 병균이 일으키는 질병을 연구하고 있다고 추측했다. 비록 현미경에 새로 발명된 아베 집광기와 오일이머전oil immersion 렌즈를 부착했으나 지금 우리가 바이러스로 알고 있는 이 감염균은 그때나 지금이나 광학현미경으로는 관찰할 수 없다.

사람이나 동물이 미친개에게 물린 시점과 증상이 나타나는 시기 사이에 상당한 간격이 있는 것을 관찰하고, 또 이러한 증상이 주로 뇌 및 척수와 관련되어 있는 것을 본 파스퇴르는 현명하게도 이 감염균이 말초신경을 통해 결국 뇌와 척수에 가서 축적된다고 결론 내렸다. 이 가정은 후에 대단한 중요성을 가지는 것으로 판명되었다.

파스퇴르와 그의 조수들은 여러 해 동안 이 악성 질병에 대해 연구했고, 행운의 여신은 다시 한번 파스퇴르를 도왔다. 이번 선물은 한 마리의 개였다. 그 개는 광견병에 걸린 다른 개에게 물려 광견병이 걸렸음에도 불구하고, 광견병에 걸린 다른 개에서는 나타나지 않은 모습, 즉 광견병으로부터 완전히 회복하는 모습을 보였다. 더구나 광견병에 걸린 개에게서 얻어 틀림없이 광견병을 일으키는 것으로 판명된 신선한 뇌 조직을 주사했음에도 불구하고 전혀 병에 걸리지 않았다.

파스퇴르는 이 놀라운 행운의 기회를 놓치지 않았다. 그는 광견병에 걸린 토끼의 척수에서 얻은 조직을 개에게 주사하기 시작했다. 다만 이번에는 이 척수 추출물을 주사하기 전 며칠 동안 방치해 독성을 약화시킨 뒤 주사했다. 이러한 시도는 효과가 있었다! 그는 광견병에 걸린 토끼의 척수 추출물을 개에게 매일 주사했다. 처음에는 건조시키고 14일 동안 방치한 추출물, 이튿날부터는 방치한 날을 하루씩 줄인 추출물을 계속해서 주사했다. 여러 차례 시도를 한 연후 14일째에 그는 처음에 주었다면 틀림없이 광견병을 일으켰을 신선한 척수 추출물을 개들에게 주사해도 광견병의 증상이 전혀 나타나지 않는다는 것을 발견했다.

이전에 조바심을 내 성급하게 탄저백신을 만들었던 것과 달리 파스퇴르는 매우 주의 깊게 이 실험을 수행했다. 광견병에 대한 연구를 시작한 지 3년이 지난 1885년경, 그는 여러 주에 걸쳐 점차 독성이 강한 척수 추출물을 주사하는 방법으로 광견병을 완전히 예방할 수 있다는 확신을 갖게 되었다.

1885년 어느 날, 한 여성이 자기 아들을 제발 좀 살려달라며 파스퇴르를 찾아왔다. 그 아이는 이틀 전 미친개에게 팔과 다리를 열네 차례나 심하게 물렸다. 파스퇴르는 의사가 아니었다. 또한 그는 개에게 면역력을 주었던 예방적 처치가 아홉 살 먹은 조 마이스터에게도 동일한 효과를 나타낼지 확신할 수가 없었다. 그는 소년을 자신의 실험을 알고 있는 두 명의 의사 친구에게 보냈다. 이 의사들은 물린 상처가 곪아가는 것을 보고 백신을 아이에게 주사하라고 파스퇴르를 종용했다. 파스퇴르는 13일 동안 매일 독성을 점차 증가시켜가며 척수 추출물을 아이에게 투여하는 데 동의했다. 이러한 치료법은 파스퇴르 입장에서는 상당한 용기를 필요로 하는 것이었다. 마지막 13일째 투여하는 추출물은 첫째 날 투여했다면 틀림없이 치명적이었을 만큼 유독했기 때문이다. 그러나 아이는 목숨을 건졌고, 위대한 승리의 소식은 즉시 전 세계로 퍼져나갔다. (파스퇴르연구소가 설립되고 조 마이스터는 평생 연구소의 수위로 있었다).

몇 주 후에는 미친 늑대에게 물린 지 2주 된 19명의 러시아 농부가 치료를 받기 위해 파스퇴르를 찾았다. 파스퇴르는 매일 두 차례씩, 7일에 걸쳐 그들에게 추출물을 투여했다. 모든 파리 시민이 광견병이 초래할 죽음에 맞선 이 극적인 싸움에 주목하고 있었다. 이 중 16명이 목숨을 건지자 러시아의 황제는 감사의 뜻으로 파스퇴르연구소를 설립할 10만 프랑과 함께 성녀 안나의 다이아몬드 십자가를 보내 왔다.

몇 년 지나지 않아 여러 나라의 실험실에서 추출물을 만들게 되었다. 광견병으로 인한 죽음은 거의 사라졌다. 1885년 코흐는 이 예방법에 대해 콧방귀를 뀌었으나 1년이 지나지 않아 그도 추출물을 만드는 파스퇴르의 방법을 사용하기 시작했다.

이 경이로운 의학적 승리는 파스퇴르의 마지막 업적이 되었다. 1892년 파스퇴르는 70번째 생일에 지극히 저명한 청중들 앞에서 특별 메달을 받았다. 심하게 다리를 절던 그를 프랑스 공화국의 대통령이 부축했다. 몸이 너무 약해져 연설을 할 수조차 없었던 그를 대신해 아들이 연설을 했다. 파스퇴르는 1895년 한 손에는 십자가를 쥐고, 다른 한 손으로는 아내의 손을 잡은 채 세상을 떠났다.

오늘날 고등학교 졸업자들 가운데 이 책에 설명된 과학자들을 아는 사람은 많지 않을 것이다. 그러나 누구든 파스퇴르만은 가장 위대한 과학자로 알고 인정할 것이다. 이 가운데 그가 입체화학의 토대를 놓은 일이나 탄저병 백신을 발견한 일에 대해 아는 사람은 극소수이겠지만, 그의 이름을 딴 저온살균법을 모르는 사람은 없을 것이다. 그리고 아마 그들 중 많은 사람은 광견병 백신의 개발자로 그를 알고 있을 것이다.

의문의 여지 없이 루이 파스퇴르는 프랑스의 가장 뛰어난 과학자였다. 지독하게 자기중심적이고, 선배나 동시대인을 인정하기를 꺼렸으며, 때로는 약간 부정직하기도 했고, 낯 두꺼운 흥행사이기도 했으며, 역설적으로 의사들의 적대자이기도 했지만 그럼에도 불구하고 프랑스는 아마도 그처럼 비할 데 없이 품위 있는 과학자를 다시 배출하기는 어려울 것이다.

물론 레이우엔훅은 그를 칭송했을 것이고, 때로는 파스퇴르가 극적으로 연출한 선구적 발견에 자극을 받을 수도 있었을 것이다. 그는 또한 파스퇴르가 자신의 발견뿐 아니라 앞선 모든 연구자의 발견을 완전히 빼놓은 것에 대해 속상해하거나 화를 낼 수도 있었을 것이다. 그럼에도 불구하고 지금까지 알려지지 않았던, 눈에 보이지 않는 작은 생물을 관찰한 레이우엔훅은 깊은 감동을 받았을 것이다. 200년 후 브로츠와프의 원형극장에 앉아 독일의 가장 저명한 교수들에게 둘러싸여 프러시아의 시골 마을에서 올라온 작은 키에 검은 턱수염이 난 둥근 얼굴의 33세 시골 의사의 강연을 들었다면 그는 무척 감동받았을 것이다. 이 사람은 의학 역사상 처음으로 레이우엔훅이 발견한 작은 동물들 중의 하나인 탄저균이 동물뿐 아니라 사람도 공격하는 질병의 원인이 된다는 사실을 증명하고 있었다.

하지만 이 작은 생물이 사람에게 질병을 일으킨다는 사실을 처음으로 증명한 것은 파스퇴르가 아니었다. 이름도 없고 그다지 호감 가는 외모도 아니었던 개업의인 로베르트 코흐(1843~1910)는 3년 동안 오직 현미경과 손으로 만든 몇 가지 간단한 기구만 가지고 커튼으로 진료실의 한쪽을 막아 만든 실험실에서 의학을 전혀 모르는 아내를 조수 삼아 병든 동물로부터 탄저균을 분리해내고, 그것을 배양했으며, 그것이 최악의 환경에서도 살아남을 수 있는 포자로 바뀌는 과정을 관찰했다. 마지막으로 그는 배양한 막대 모양의 세균을 기니피그와 양, 소와 같은 다른 동물에 주사했으며, 또 이 동물들이 즉사한 다음에는 그 사체가 사람과 동물에게 치명적인 무서운 적들로 가득 찬다는 것을 관찰했다.

브로츠와프에서 황급히 소집된 특별 모임에서 학계에 전혀 알려지지 않은 시골 의사가 3일 동안 이 사실을 증명하는 것을 지켜본 독일의 저명한 교수인 페르디난트 콘과 율리우스 콘하임은 엄청난 충격을 받았다. 두 학자는 너무도 깊은 인상을 받은 나머지 이 무명의 의사를 시골 볼슈틴에서 끌어내기로 결심했다. 그러나 먼저 그들은 작은 세균이 사람에게 질병을 일으킨다는 놀라운 사실을 세상에 공표해야 했다. 6월에 브로츠와프에서 증명을 하고 6개월이 지난 후, 콘은 탄저균에 대한 코흐의 연구를 자신이 편집하던 의학 잡지에 실었다.[5] 콘과 콘하임은 1880년까지 코흐가 베를린에 있는 제국보건연구소에 자리를 얻도록 힘썼다. 거기에서 처음으로 그는 버젓한 실험실과 두 명의 숙련된 조수를 갖게 됐으며 환자를 보는 부담으로부터도 완전히 해방되었다. 강의할 의무도 없었다.

코흐는 처음 탄저균을 발견한 시기부터 베를린으로 옮겨갈 때까지 4년간 볼슈틴에서 연구 활동을 계속했다. 그가 이 시기 동안 세계에서 가장 위대한 세균학적 발견을 준비하고 있었다는 사실(새로운 기술과 도구를 발견하고 만든 것)을 의식하고 있었는지는 단언하기 어렵다. 베를린 이전 4년간의 시기에 관해 분명하게 알려진 것은 그가 광학기기 전문가인 에른스트 아베, 카를 차이스와 함께 일했으며, 자신의 현미경에 집광기와 오일이머전 렌즈를 장착한 최초의 과학자였다는 사실이다. 두 장치를 현미경에 장착한 덕분에 코흐는 너무 작아 이전에는 볼 수 없던 세균을 볼 수 있게 되었다. 또한 레이우엔훅의 작은 생물들을 형태학적으로 좀더 세밀하고 정확하게 관찰할 수 있었다. 코흐는 다양한 종류의 새로운 아닐린 염료도 활용했다. 어떤 염료에는 염색이 되지만 다른 염료에는 염색되지 않는 세균이 있었고, 세균의 종을 구별하는 데 이 성질을 사용한 것이다.

하루는 코흐가 공기 중에 수일 동안 방치된 감자의 단면을 우연히 보게 되었다. 그것은 그의 호기심을 자극했다. 감자의 단면에는 다른 색깔을 가진 점들이 자라고 있었다. 흥분한 코흐는 이 점들을 관찰한 결과 각 점이 미생물로 이루어져 있다는 사실을 알아냈다. 더구나 어떤 한 점의 미생물은 모두 동일한 종류였으며, 다른 색깔의 다른 점에서는 다른 종류가 발견되었다. 보통 사람에게는 이러한 관찰이 별로 흥미롭지 않았을 것이다. 그러나 서로 다른 종류의 세균을 순수배양할 방법을 열심히 찾고 있던 코흐는 이 관찰의 중요성을 즉시 알아차렸다. 만약 다양한 세균이 섞여 있는 액체 한 방울을 액체배지에 넣는 대신(이것은 당시 세균을 배양하는 유일한 방법이었다), 고체배지에 도포하면 그 방울 안에 들어 있는 다양한 종류의 세균은 아마 고체배지 면에서 분리된 군집을 형성할 것이고 따라서 다른 세균으로부터 분리해낼 수 있을 것이었다.

일반적으로 세균을 배양하는 데 사용되는 액체배지에 젤라틴을 첨가하면 고체배지가 만들어진다는 사실을 코흐가 알아내는 데는 오랜 시간이 걸리지 않았다. 그는 다양한 종류의 세균이 자라고 있는 액체배지에 가는 철사 고리를 담갔다가 그것으로 고체배지의 표면을 가볍게 긁은 후 고체배지를 배양기 안에 두었고, 이튿날 분리되어 때로는 색깔이 있는 군집들이 자라고 있는 것을 발견했다. 그는 고체배지 표면에서 자라는 특정한 군집에 있는 세균은 모두 같은 종류이지만, 표면 위에 있는 다른 군집의 세균과는 다른 종류임을 관찰했다. 코흐는 틀림없이 커다란 성과를 얻었다고 느꼈을 것이다. 왜냐하면 상대적으로 간단한 이 방법을 통해 원하면 어떤 종류의 세균이라도 분리해서 배양할 수 있게 되었기 때문이다. 이제껏 누구도 성취하지 못한 성과였다. 그 중요성은 후에 코흐가 베를린에서 연구할 때 자명하게 드러난다.

코흐는 베를린 연구소에 온 지 겨우 13개월이 지난 후, 의학계에 탁월한 공헌을 한 결핵균 발견을 위한 연구에 극비리에 착수했다. 그는 왜 1881년 8월 자신이 결핵을 일으키는 원인균을 발견하기 위해 노력하고 있다는 사실을 아무에게도 말하지 않았을까? 아마도 주된 이유는 탄저균에 대한 논문에서 세균이 동물뿐 아니라 사람을 공격하는 질병의 원인이 된다는 사실을 의문의 여지 없이 증명한 지 겨우 5년밖에 지나지 않아서였을 것이다. 탄저균 연구 이전까지 레이우엔훅이 발견한 이 작은 생명체들이 사람에게 질병을, 특히 결핵을 일으키리라고 믿는 사람은 거의 없었다. 탄저균을 발견한 후에도 루돌프 피르호나 테오도르 빌로트와 같은 저명한 의학자들은 현미경적 크기의 작은 생물들이 질병을 일으킬 가능성은 없다고 생각했다. 젊은 코흐로부터 오일이머전 렌즈를 현미경에 장착하면 이전에는 볼 수 없었던 세균까지 볼 수 있다는 이야기를 들은 피르호는 자신이 지금 가지고 있는 현미경으로 보이지 않는 것은 볼 가치가 없다고 응답했다.

거기다 코흐 자신도 결핵이 세균에 의해 일어난다는 사실을 확신하지 못했다. 비록 어떤 세균이 결핵을 일으킨다고 하더라도 그것이 보이지 않을 정도로 너무 작지는 않을까? 염색은 될까?

또한 그 세균을 순수배양하여 동물에 주사한다면 이 세균들이 자연 상태에서와 동일한 질병을 일으킬 수 있을까? 코흐는 탄저균을 동물에 주사하면 그 동물이 탄저병에 걸린다는 사실을 1876년에 발견함으로써 자신의 뛰어난 의학적 발견을 학계에 인식시켰다는 사실을 누구보다도 잘 알고 있었다.

코흐는 극복하기 어려운 난관에 직면했지만, 어떤 세균이 탄저병을 일으킨다면 결핵을 일으키는 다른 세균도 발견할 수 있을 것이라는 직감만은 갖고 있었다.

마침내 그는 연구소의 다른 사람들도 모르게 비밀리에 연구를 진행했다. 어떤 세균이 결핵을 일으킨다는 사실을 확인하고 증명할 거라면 오직 자신만 그 영광을 차지하고 싶었기 때문이었다. 그는 파스퇴르만큼이나 명성을 얻고 싶어하는 욕구가 강했다. 결핵에 대한 연구를 시작하기 전부터 코흐는 파스퇴르를 능가하는 세계적 명성을 얻을 계획을 세우고 있었다. 한편 파스퇴르는 프랑스와 프러시아의 전쟁 이후 자신이 얼마나 프러시아인을 증오하는지를 공공연히 드러냈다. 전형적인 프러시아인이었던 코흐는 이 시골 출신의 프랑스인에 대해 일말의 관용도 베풀지 않았다.

이전에 수행한 탄저균 실험에서와 마찬가지 방법으로 코흐는 결핵에 걸린 환자의 결절에서 취한 조직에서 결핵균을 찾기 시작했다. 그는 결핵에 걸린 환자의 폐에 나타나는 특징적인 병변인 결절을 다양한 종류의 아닐린으로 염색했다. 그리고 레이우엔훅이 만든 수백 개의 현미경 중 최고인 현미경보다 다섯 배나 더 강력한 현미경으로 그 세균을 찾기 시작했다.

한 달이 채 지나지 않아 코흐는 메틸렌블루로 염색한 모든 결절의 단면에서 탄저균보다 훨씬 더 작은 가느다란 막대 모양의 세균을 발견할 수 있었다. 그는 그것을 결핵균이라고 불렀다. 현미경에 오일 이머전 렌즈와 집광기가 달려 있지 않았다면 그는 결코 결핵균을 발견하지 못했을 것이다.

코흐는 환자의 결절에서 결핵균을 검출한 것이 이 무서운 질병의 원인을 찾아가는 도정의 첫 단계임을 알았다. 그는 자신이 관찰한 세균이 다른 균에 의해 이전에 손상된 조직에서 자라난 이차적 세균이라고 추론했다. 그 세균을 분리하고 순수배양한 다음, 그것을 동물에 주사했을 때 결핵이 생겨나는지를 보아야 했다.

탄저균으로 연구할 때 배운 것처럼 코흐는 이튿날 뚜렷한 세균 군집이 형성되기를 바라면서 병변 조직을 한천배지 표면에 문질렀다. 그러나 이번에는 그런 행운이 일어나지 않았다! 이 몹쓸 세균들이 자라는 데는 무엇이 필요할까? 코흐는 결핵균의 순수배양에 거듭 실패할 때마다 이 질문을 수없이 되풀이했을 것이다. 그런 다음 비할 데 없는 상상력을 발휘하여 그는 인체나 동물의 몸처럼 느낄 수 있을 법한 배지를 이 까다로운 세균에게 제공하기로 결심했다. 그는 한천에 혈청을 더한 후 혈청이 풍부한 한천배지의 표면을 감염된 조직으로 가볍게 문질렀다.

그러나 배지를 배양한 지 24시간, 48시간, 72시간이 지나도 세균의 군집은 관찰되지 않았다. 이전의 모든 세균이 24시간 안에 대량으로 자라났기 때문에 코흐는 이 혈청-한천배지를 집어던질 수도 있었다. 그러나 그렇게 하지 않았다. 그는 결핵이 다른 질병과는 달리 몇 주나 몇 달 안에 치명적인 것으로 판명 나는 경우는 매우 드물다는 사실을 기억해냈다. 따라서 이 세균들이 천천히 자란다고 상정하지 않을 이유가 무엇이겠는가? 코흐는 자문했다. 그는 매일 혈청-한천배지의 표면을 살펴보며 여러 주에 걸쳐 배양을 계속했다.

여러 주가 지난 후 그의 인내심은 마침내 보상을 받았다. 회백색의 작은 군집이 나타난 것이다. 그는 즉시 백금 고리로 이 군집의 일부를 따서 유리 슬라이드 위에 도포하고 염색을 한 다음 오일이머전 렌즈가 달린 자신의 현미경으로 관찰했다. 만족스럽게도 그는 결핵균을, 오직 결핵균만을 관찰할 수 있었다. 처음으로 오직 한 가지 종류의 세균을 배양하는 데 성공했던 것이다.

순수배양에 성공한 코흐는 중요한 다음 단계로 넘어갔다. 그는 결핵균으로 추정되는 순수배양 세균을 건강한 동물에게 주사했다. 그렇게 주사한 동물은 거의 예외 없이 약 일주일 후면 병에 걸렸고, 희생된 동물을 관찰하면 전형적인 결핵의 병변이 나타났다. 코흐는 병변 조직의 일부를 취해 염색하고 현미경으로 관찰했다. 그는 무수한 가는 막대 모양의 세균이 득실거리는 것을 보았다. 사람의 결절 조직에서 항상 검출되는 것과 정확히 동일한 막대 모양의 세균이었다.

"이제 이 미생물을 결핵균이라고 부를 수 있다. 왜냐하면 이 세균을, 오직 이 세균만을 사람의 결절에서 관찰하기 때문이다. 나는 이 세균을 순수배양했고, 순수배양한 세균을 동물에 주사했다. 그리고 동물들은 항상 결핵에 걸렸다. 마침내 나는 동일한 세균을 병든 동물의 조직에서 발견했다." 타고나길 결코 감정적인 사람이 아니었던 코흐도 감정에 복받쳐 말했다.

코흐는 처음 사람의 결절 조직에서 얻어 순수배양한 세균을 동물에 주사했다. 이 동물들이 병에 걸려 죽는 것을 보자 그는 자신의 발견이 의학의 역사상 이루어진 가장 뛰어난 발견 중의 하나라는 사실을 알았다. 그는 또한 이제 막 38세 생일을 지났을 뿐이지만 이 기념비적인 사실을 공표한다면 자신이 세계에서 가장 유명한 과학자 중 한 사람이 될 것이라는 사실도 알았다. 그러나 먼저 그는 조심했다. 그는 이 발견을 약 7개월 후에야 공표했다.

코흐는 이 발견을 1882년 3월 24일, 베를린생리학회에서 발표했다. 작은 방은 베를린의 유명한 의사들로 가득 찼다. 지난 몇 주 동안 코흐가 중요한 발견을 공표할 것이라는 소문이 떠돌아다닌 까닭이다. 코흐가 결핵균이라고 부른 세균이 사람에게서 결핵을 일으킨다는 사실을 증명하기 위해 취한 여러 단계에 대한 자세한 설명을 마치자, 거기 모인 모든 의사는 놀라움을 금치 못했다. 사람들의 놀라움은 얼마간 코흐가 발명한 혁신적인 방법에 기인했다. 그것은 아닐린 염료의 사용, 염료에 칼륨염을 첨가한 것, 고체배지의 이용, 그리고 마침내 결핵균을 시험관에서 배양하여 얻게 한 인내심 등이었다. 그러나 의사들은 단순히 놀란 것만이 아니었다. 그들은 이 예기치 않은 발견이 인간의 질병을 일으키는 수많은 원인에 대한 개념을 영원히 바꿔놓을 것이라는 사실에 감정적으로, 지적으로 경이감을 느꼈다. 과연 이날 저녁 사람들은 세균학의 탄생을 목격했던 것이다. 나중에 매독 치료제를 발견한 파울 에를리히도 이 자리에 있었다. 그는 여러 해 뒤에 다음과 같이 회상했다. "그날 저녁은 내게 가장 큰 과학적 경험으로 남아 있다."

이 발견은 코흐가 학회에서 발표하고 3주가 지나지 않아 출판되었다.[6] 그가 예상한 대로 발표는 라이벌인 프랑스의 파스퇴르에 필적하는, 아니 어쩌면 그보다 더 큰 명성을 그에게 가져다주었다. 즉시 세계적으로 유명해진 코흐의 주위에는 그의 방법을 배워 다른 질병을 일으키는 원인균을 발견하려는 열의에 찬 젊은 과학자들이 모여들었다. 얼마 지나지 않아 코흐의 제자들은 파상풍과 디프테리아 원인균을 분리해냈고, 이 두 질병으로부터 인체를 보호할 항독소를 개발했다.

1882년 발견 이후의 나날은 학문적인 면에서 로베르트 코흐에게 신나고 만족스런 시간이었다. 그러나 아내 에미와의 관계는 둘 모두에게 참기 힘든 것이 되었다. 아직 젊은 편이었던 두 사람의 관계를 악화시켰던 것이 무엇인지는 결코 알 수 없을 것이다. 아마도 코흐가 연구에 너무 매혹되어 열중한 나머지 아내에게 무관심했기 때문일 가능성이 크다. 또한 모든 문명 세계에서 찬사와 존경을 받는 과학자가 밤에 집에 돌아가서는 집 안의 일상적인 잡일을 하도록 요구받는 보통의 남편으로 취급받는 것을 참기 어려워했을 수도 있다. 자존심 강한 독일 여성이 15년 동안 이상형과는 거리가 먼 남편에 대해 비난하지 않고 좋은 말만 하기도 어려웠을 것이다. 대부분의 과학자는 집 안에서 듣는 잔소리를 잘 받아들이지 못한다. 코흐는 분명 가정에서의 이러한 일들을 잘 참아내거나 편하게 지내는 것과는 거리가 먼 사람이었다.

어쨌든 유일한 자식이었던 딸이 1888년 결혼해서 집을 떠나자 코흐와 에미는 더 이상 같이 살지 않았다. 코흐는 별거에 화가 났을까, 아니면 오히려 안도했을까? 이후의 일들을 볼 때 코흐는 안도했을 것으로 보인다. 에미가 코흐의 스물여덟 번째 생일 선물로 코흐에게 현미경을 준 이래, 그는 과학이 자연의 비밀 일부를 발견하는 말할 수 없는 기쁨을 주는 매력적인 정부와 같은 존재이자 명성을 지속시켜주는 매력적인 선물임을 알았다. 그래서 그는 실험실에서 더욱 열심히, 더욱 늦게까지 남아 실험에 열중했으며, 그 결과 1890년까지 몇 가지 작은 발견을 더 했다. 그 이후 코흐는 실수를, 그것도 어마어마한 실수를 범했다.

그것은 독일에서 유치한 대단히 권위 있는 제10회 국제의학학술대회에서 시작되었다. 전체 모임은 8000명이 앉을 수 있는 베를린의 큰 강당에서 열렸다. 세계적으로 유명한 과학자들이 포함된 많은 청중 앞에서 코흐는 자신이 통렬하게 비판을 가한 파스퇴르의 실수—

즉 성급하게 제조된 백신으로 수많은 동물을 질병으로부터 보호하는 것이 아니라 죽여버리고 만 실수를 되풀이하게 된다. 1890년 학술대회에서 코흐가 발표할 이 내용은 많은 수의 인명을 앗아갈 것이었다.

　독일 정부는 8년 전 결핵의 원인균을 발표함으로써 세상을 놀라게 했던 것과 마찬가지로 코흐가 거기에 모인 유명한 학자들을 매혹시킬 무언가를 발표하기를 간절하게 바라고 있었다. 자기파괴적이고 부정직한 연설을 하기 이전부터 코흐는 이 사실을 잘 알고 있었다. 독일 정부의 공무원으로서 그는 청중들 앞에서 결핵의 치료법을 발견했다고 선언하게 된다. 어쨌든 정부가 바로 다음 해에 코흐의 이름을 딴, 오직 감염질환만을 연구하는 연구소를 세워줄 것이라고 이미 알려온 터였다. 만약 코흐가 결핵과 맞서 싸울 것으로 기대되는 물질을 몇 마리의 기니피그 실험에서 발견했다고 아주 조심스럽고 완곡하게 말했더라면 어땠을까? 젊은 시절의 코흐, 세심하고 지극히 성실했던 코흐였다면 결코 다음과 같이 완전히 거짓된 말로 연설을 마치지 않았을 것이다. "과거의 실패에도 불구하고 나는 연구를 계속했으며 마침내 시험관에서만이 아니라 동물의 몸에서도 결핵균의 성장을 억제하는 물질을 발견했다."

　이런 발표를 하면서도 그는 자신의 데이터가 주장을 입증하기에는 턱없이 부족하다는 사실을 잘 알고 있었다. 따라서 바로 다음 문장에서 그는 다음과 같이 말했다. "내가 원래 하던 방식에서 벗어나 아직 완전하지 않은 연구 결과를 보고하는 유일한 이유는 이 분야에서 다른 추가적인 연구를 유발하기 위해서다." 다른 이들이 이 질병에 대한 치료법을 찾도록 촉구한다는 말은 이전에 코흐가 보였던 태도와는 완전히 다른 것이었다. 사실 이 두 번째 말은 첫마디 못지않게 정직하지 못한 말이었다. 왜냐하면 과학자들은 사실 오직 한 가지 목표, 즉 발견의 우위만을 추구하기 때문이다. 자신이 아닌 다른 과학자들이 최초가 되는 데서 오는 희열을 위해 노력을 기울여 그들에게 영감을 제공해주는 고상하고 관대한 과학자는 없다. 코흐가 과학자로서 비할 데 없는 자질들을 갖고는 있었다 할지라도 고상함은 그 자질에 들어 있지 않았다.

앞서 인용한 첫 번째 문장은 변형되어 며칠이 지나지 않아 저명한 독일 과학자 로베르트 코흐가 결핵의 치료법을 발견했다는 기사로 전 세계 신문에 실렸다. 몇 년 전 파스퇴르가 탄저백신을 얻고자 하는 목축업자들에게 둘러싸였던 것처럼 이제 코흐도 자신이 투베르쿨린이라고 명명한, 결핵균에서 추출한 단백질을 얻고자 하는 결핵 환자와 그들을 치료하는 의사들에게 둘러싸였다. 수개월 안에 수많은 결핵 환자가 결핵의 진행을 저지시킬 것이라는 희망에 차서 코흐의 투베르쿨린을 접종받았다. 진행성 질병인 결핵은 때로 증상이 사라지는 경우가 있는데, 이런 일이 우연히 코흐의 투베르쿨린 접종을 받은 사람에게 일어났을 때는 투베르쿨린 덕분에 급성 증상이 가라앉은 것으로 여겨졌다.

여러 실험실에서 적절히 통제된 실험이 진행되었지만 코흐가 만든 마법의 약이 지닌 치료 효과를 입증하는 데는 실패했다. 게다가 투베르쿨린 주사가 많은 환자에게서 결핵을 악화시킨다는 사실이 곧 명백해졌다. 코흐는 성급하게 탄저백신을 나눠주었던 파스퇴르와 같은 실수를 되풀이했고, 그렇게 함으로써 수백 명의 결핵 환자를 죽음에 이르게 했다. 또 다른 결핵 치료법을 제안한 제자 아돌프 폰 베링과 공개적으로 날카로운 논쟁을 벌인 것도 별로 도움이 되지 못했다.

명성이 손상되었으나 여전히 유명했던 코흐를 위해 독일 정부는 코흐전염병연구소를 지어주었다. 1893년 연구소에 걸어둘 자신의 초상화를 그리기 위해 가만히 앉아 있는 동안 코흐는 우연히 매우 아름답고 젊은 여인을 그린 작은 초상화를 보게 되었다. 코흐는 이 매혹적인 얼굴에서 눈을 뗄 수가 없었다. 헤어진 에미는 아름다움과는 거리가 멀었으며 40대 후반인 그녀에게 코흐는 더 이상 매력을 느끼지 못했다. 그는 50세인 자신보다 30년은 젊은 이 사랑스런 이를 만나야 했다. 아마도 코흐의 명성에 눈이 부셔 그녀가 커다란 나이 차이를 잊어버리게 될지도 모를 일이었다. 코흐는 모든 노력을 기울여 그녀를 찾아 쟁취하기로 결심했다.

코흐의 초상화를 그리던 화가는 그녀의 이름이 헤트비히 프라이부르크이며, 미술을 공부하면서 극장에서 배우로 활동하고 있고, 미혼이라는 사실을 가르쳐주었다. 코흐는 속히 열정적으로 그녀를 찾았고 이내 성공했다. 그는 같은 해인 1893년 그녀와 결혼했다. 에미와 이혼하고 몇 달이 지난 후였다.

의학사가들은 21세의 헤트비히와 결혼한 이후 사회적으로 배척당한 일이 코흐에게 커다란 불편함과 슬픔을 안겼으리라고 상정하는 경향이 있다. 그러나 이 아름다운 여인을 발견한 코흐가 공식적인 만

찬에서 유행에 뒤진 학자들과 관료들의 부인 옆에 앉아 식사하던 틀에 박힌 따분한 사교 생활을 조금이라도 그리워했을 것이라고는 생각되지 않는다.

베를린의 사교 생활은 그를 따분하게 했지만, 연구는 여전히 그를 매혹했다. 그리고 먼 이국을 방문하고자 하는 그의 평생에 걸친 욕망은 새로운 결혼 이후에 더욱 강화되었다. 1893년 이후 세상을 떠난 1910년까지 코흐는 수면병, 콜레라, 말라리아와 가축들을 죽이는 난치병들을 근절할 방법을 찾아 계속해서 아프리카와 인도 곳곳을 여행했다. 이 여행에서 그는 거의 항상 젊은 아내와 동행했다. 생애 마지막 몇 년 동안에는 미국과 일본을 여행했다. 알려지지 않은 병을 연구하기 위해서가 아니라 이 큰 나라들에서 갈채와 칭송의 세례를 받기 위해서. 그리고 그는 실망하지 않았다.

그러나 그의 자존심은 크게 손상되었다. 왜냐하면, 첫 번째 노벨생리의학상이 예전에 제자였다가 후에 철천지원수가 된 아돌프 폰 베링에게 수여되었기 때문이었다. 하지만 투베르쿨린에 치료적 효과가 있다고 잘못 발표한 비극적인 오류 하나로 무시당하기에는 세균학에서 그가 이룩한 선구적 업적이 너무도 뛰어났다. 1905년 로베르트 코흐도 노벨상을 받았다.

코흐는 관상동맥질환의 증상을 느끼기 시작했고 1910년에는 심근경색증을 앓았다. 심근경색이 초래한 발작을 회복하기 위해 아내와 함께 바덴바덴으로 갔으나 도착한 직후 죽음을 맞이했다.

아내 헤트비히 외에 오직 열 명만이 그의 장례식에 참석했다. 유언에 따라 성직자가 장례식을 주재하지 않았다. 어느 정도 명망이 있던 게오르크 가프키가 그의 장례에 참석한 유일한 과학자였다. 그가 몇 분 동안 추도사를 읊은 다음 장송곡이 이어졌다. 장례식은 6분 만에 끝났다.

로베르트 코흐는 고상한 사람도, 특별히 호감이 가는 사람도 아니었다. 세균학의 진정한 아버지였던 그가 의학계에서 발군의 영웅이 되지 못한 이유는 아마 그에게 이 두 가지가 없었다는 사실에 의해 부분적으로 설명될 수 있을 것이다. 실험실에서 이룩한 업적이 아무리 눈부신 것일지라도 그의 생애를 그리는 영화나 연극은 만들어지지 않을 것이다. 코흐는 기본적으로 재미가 없는 사람이었기 때문이다. 그러나 이 재미없는 사람은 한 가지 목표, 즉 레이우엔훅의 작은 동물 가운데 어느 것이 질병을 일으키는가 하는 문제에 사로잡혀 있었다. 탄저병과 결핵, 콜레라를 일으키는 작은 생물들을 발견함으로써 코흐는 세균학의 기초를 세웠다. 그는 아마도 레이우엔훅이 가장 칭찬했을 과학자일 것이다. 한 가지 사실만은 분명하다. 우리가 델프트의 양품장수와 별난 프랑스인에게 빚진 것만큼이나 볼슈틴의 개업의에게 빚지고 있다는 사실 말이다.

4장

종두법과
제너

공부에 별로 관심이 없는 영문학도라 하더라도 메리 워틀리 몬터규 부인과 알렉산더 포프의 관계는 알고 있다. 이들의 관계는 처음에는 유쾌했지만 후에는 지극히 불쾌한 관계로 변했다. 아마 영문학도들은 그녀가 뛰어난 미모를 갖고 있었다는 사실도 알 것이다. 그러나 몬터규 부인이 천연두에 맞선 첫 반격을 하게 된 사연을 알고 있는 영문학도는 거의 없을 것이다. 메리의 반격은 그녀가 죽고 많은 시간이 흐른 다음 에드워드 제너(1749~1823)가 이 질병을 지구상에서 추방하는 방법을 발견할 수 있게 했다. 몬터규 부인의 행동과 그런 행동을 한 이유를 검토하기 전에 천연두 자체에 대해 먼저 설명해보자.

천연두는 무서운 질병이다. 건강한 사람도 이 병에 걸리면 즉시 회복 불가능할 정도로 앓아누우며 고열, 두통, 요통, 구토, 섬망 등에 시달린다. 사나흘 째에는 붉은 반점이 피부에 나타나 수일 안에 고름으로 가득 찬 농포로 바뀐다. 이 끔찍한 병변은 대부분 얼굴에(눈에도) 생겨나지만 팔뚝이나 손, 다리, 발에도 생긴다. 환자가 살아남으면 딱지가 형성되었다가 몇 주 안에 떨어지면서 흉터를 남기게 된다.

천연두에 걸린 사람의 20~40퍼센트가 사망하며 살아남은 사람도 외모가 흉하게 변하거나 눈이 멀기도 한다. 17~18세기에는 런던 전체 인구의 3분의 1이 끔찍한 천연두 흉터를 갖고 있었으며 눈이 먼 사람의 3분의 2가 천연두로 인해 시력을 잃었다.

그렇지만 1980년 이 질병은 지구상에서 영원히 사라졌다. 에드워드 제너가 서양의학의 10대 발견 중 하나인 종두법을 도입한 이래 지난 두 세기 동안 천연두에 감염된 사람의 수는 점차 감소했다.[1]

의사들은 오랫동안 치료법을 찾아왔다. 고대 중국과 인도의 치료자들은 한번 천연두에 걸리면 '평생' 면역이 지속되는 것을 발견했다. (면역이 어떤 경우에는 여러 해 지속되지만 반드시 평생 지속되지는 않는다는 사실을 이제 우리는 안다.) 그들은 천연두를 약하게 앓게 하면 나중에 심하게 앓는 것을 예방할 수 있다는 생각을 하게 되었다. 그래서 천연두에서 살아남은 사람의 딱지를 취해 가루로 만든 다음 은으로 만든 관을 사용해서 한쪽 콧구멍 안으로 불어 넣었다. 가루는 남자이면 왼쪽 콧구멍으로, 여자이면 오른쪽 콧구멍으로 불어 넣었다. 가루가 6개월이 넘은 것이라 하더라도 이렇게 흡입한 사람은 반드시는 아니지만 대개 약한 천연두를 앓았다. 이러한 예방적 조치를 목격한 영국인 무역상 조지프 리스터는 한 왕립학회 회원에게 편지를 써서 같은 방법을 영국에서도 실행해볼 것을 권고했지만 이 회원은 그

방법에 별로 깊은 인상을 받지 않았다.[2]

그러는 사이에 아랍인들은 다른 방법을 개발했다. 그들은 건강한 사람의 팔에 칼로 작은 상처를 내고 천연두 농포에서 얻은 물질을 절개 부위 안으로 밀어 넣었다. 콘스탄티노플에 살던 유명한 터키 의사 엠마누엘 티모니는 이 방법에 큰 매력을 느끼고 영어로 이를 자세히 설명한 책을 썼다. 그는 1715년 이 책을 영국에 배포했으나 영국 의사들에게서 아무런 반향도 불러일으키지 못했다. 티모니는 후의 논의에 다시 등장할 것이다. 이제 몬터규 부인과 천연두를 없애는 일에서 그녀가 한 역할로 돌아가보자.

메리 워틀리 몬터규 부인은 1717년까지만 해도 세 가지 점에서 축복받은 사람이었다. 그녀는 고귀한 가문 출신으로 부친이 킹스턴의 공작이었다. 너무나 아름다워서 당시 잉글랜드의 저명한 화가인 고드프리 넬러 경(그는 찰스 2세, 루이 14세, 표트르 대제를 포함해 14명의 군주를 그렸다)이 그녀를 그리기 위해 애를 썼고 마침내 그녀의 아름다움을 캔버스에 옮기는 데 성공했다.(**그림** 5) 알렉산더 포프는 이 그림을 처음 보고 크게 감동하여 시를 썼다. 그 첫 줄은 다음과 같다.

> 위엄과 진실의 행복한 분위기,
> 천상의 마음씨의 차분한 빛,
> 모든 자비와 미덕이 결합했다네

귀족 가문 출신에다 아름다운 외모까지 갖춘 그녀의 세 번째 축

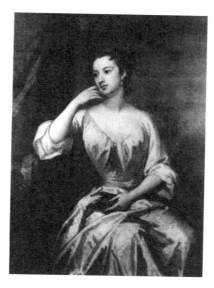

그림 5·잉글랜드의 저명한 화가 고드프리 넬러가 그린 메리 워틀리 몬터규 부인의 초상.

복은 뛰어난 지성까지 겸비했다는 점이었다. 이 세 가지 축복은 터키 주재 영국 대사로 근무하던 남편과 함께 콘스탄티노플에 살다 천연두에 걸린 1717년까지 그녀의 것이었다. 천연두에서 살아남았으나 그녀의 얼굴은 흉하게 변형되어 어떤 화장으로도 보기 흉한 흉터 자국을 감출 수 없었다. 거울을 즐겨 들여다보던 그녀는 이제 거울을 피하게 되었다.

　같은 해인 1717년 그녀는 딸을 낳았다. 영국인 의사 메이틀란드는 티모니를 불러 자신을 돕게 했는데, 이것은 아직 태어나지 않은 미래의 인류를 위해 지극히 다행한 일이었다. 몬터규 부인의 얼굴이 심하게 얽은 것을 즉시 알아차린 티모니는 그녀의 첫 아이가 천연두에 대한 면역을 얻을 수 있게 해달라고 설득했다. 몬터규 부인은 동의했고 몬터규 가족과 영국으로 돌아온 후 메이틀란드는 자신과 티모니가 받은 대로 어린 딸에게도 접종했다.

천연두는 라틴어로 'variola'였기 때문에 이 새로운 방법은 인두법人痘法, variolation으로 알려졌다. 몬터규 부인은 이 방법을 널리 알리길 원했고, 그녀는 런던의 왕립의사협회 회원 세 명을 초대해 메이틀란드가 접종한 자신의 딸을 보도록 했다. 이들은 이어서 왕립의사협회 회장이던 한스 슬론 경에게 인두법을 지지해줄 것을 강하게 요구했다. 그는 마지못해서이긴 했지만 그렇게 하는 데 동의했다. 홍보에 대한 감각도 있었던 몬터규 부인은 영국에서 이루어진 첫 번째 인두법 시술에 신문기자들을 불렀고 그 결과 이 사실은 널리 알려지게 되었다.

왕립의사협회의 인정이 있었고, 신문의 극적인 이야기들이 대중으로 하여금 인두법을 받아들이도록 설득하겠지만 몬터규 부인은 그 다음 단계가 필요하다는 사실을 알았다. 사람들이 자기 자식에게 인두를 접종하기 위해서는 어떤 확신이 필요했다. 이에 그녀는 자기도 두 자녀에게 인두접종을 시켰다면서 웨일스의 캐럴라인 공주에게 접근했다. 공주는 이 방법이 과연 안전한지에 대해 더 확실한 증거가 필요하다고 응답했다. 메이틀란드는 당시에 흔히 행해지던 방법을 썼다. 그는 여섯 명의 죄수와 한 명의 어린 고아에게 실험하고 이들을 풀어주었다. 일곱 명에게서 모두 성공적인 결과를 얻자 공주도 만족해 이 방법이 안전하며 자식들에게 사용할 수 있겠다고 생각했다.

1735년 영국에서 850명이 인두접종을 받았다. 그 숫자가 적었던 까닭은 일부 외과의사가 아무런 근거도 없는 준비 기간을 도입했기 때문이다. 인두접종 실시 6주 전에 그들은 환자에게 사혈을 했고, 열량이 낮은 음식을 주었으며 설사를 심하게 하게 했다. 당연하게도 6주가 지나자 모든 환자가 마르고 쇠약해졌다. 외과의사들은 30년이 지나서야 이 야만적인 예식을 포기했다. 그러는 사이에 왕립의사협회 회원들은 새로운 기술인 인두법을 이견 없이 지지하기로 결정했다.[3]

결과는 초기의 보고들이 보여준 것과 달리 긍정적이지만은 않았다. 지금 추산해보면 접종을 받은 사람 중 약 12퍼센트가 죽었는데 오늘날이었다면 결코 용납될 수 없는 극히 높은 사망률이었다. 그렇지만 천연두의 유행 중 사망률인 20~40퍼센트에 비한다면 인두법은 그나마 차악次惡이었다. 그저 상대적인 성공이었기 때문에 인두법은 식민지 미국에서 널리 퍼지지 못했고 일부 주에서는 법으로 금지되기까지 했다.

더욱 안전한 천연두 예방법이 시급히 필요하다는 사실이 명백해졌다. 이 방법을 개발할 운명을 타고난 에드워드 제너는 1749년 5월 17일 브리스틀 근처 글로스터셔의 버클리에서 출생했다. 그의 아버지 스티븐은 영국교회의 사제가 되었다. 그는 버클리의 교구 목사였던 헨리 헤드의 딸 세라 헤드와 결혼했고, 장인이 죽은 후에는 그 자신이 버클리의 교구 목사가 되었다.[4]

스티븐과 세라는 아홉 명의 자녀를 뒀는데 그중 둘은 일찍 죽었다. 여덟 번째 아이인 에드워드는 다섯 살에 고아가 되었다. 그의 어머니는 아홉 번째 아이를 낳은 후 46세의 나이로 세상을 떠났고, 아버지는 두 달 후에 52세의 나이로 죽었다.

두 형 스티븐과 헨리가 옥스퍼드에서 공부하고 있었기 때문에 세 누나 메리, 세라, 앤이 그를 돌보았다. 그렇지만 나중에 성직자가 된 형 스티븐이 어린 시절 그를 인도했기에 그는 형에 대해 깊은 애착과 고마움을 느꼈다. 에드워드는 음악을 사랑했고 바이올린과 플루트를 능숙하게 연주했다. 이웃에 있던 토머스 베도스는 후에 우두법의 역사에서 상당히 중요한 역할을 한다.

에드워드가 8세가 되자 형과 누나들은 그를 무료 기숙학교에 보내기로 결정했다. 거기에서 어린 그에게 지울 수 없는 인상을 남긴 사건, 즉 무서운 천연두의 유행이 일어났다. 제너를 포함하여 인두접종을 받지 않은 학교의 모든 어린이가 접종을 받아야 했다. 이 이상한 환경에서 어린 고아 제너는 사혈과 단식, 그리고 하제 복용과 같은 불필요하고 잠재적으로 위험하기까지 한 준비 예식을 받아들여야 했다. 6주 후 지극히 허약하고, 마르고, 겁에 질리고, 비참해진 상태에서 그는 접종을 받았고 천연두에 걸려 심하게 앓고 있는 다른 아이들과 함께 수용되었다.

이 끔찍한 경험은 에드워드에게 심각한 심리적 결과를 초래했다. 그는 심한 불안감과 불면증, 환청에 시달렸다. 그가 어려움을 겪고 있다는 사실을 안 형과 누나들은 그를 아주 작은 사립학교에 보냈다. 그는 거기서 사귄 몇 명의 친구와 지속적인 우정을 유지했다. 가장 친한 친구 케일럽 패리는 나중에 제너의 의학적 관심을 함께 나누게 된다.[5] 그렇지만 교과과정(희랍어, 라틴어, 종교)은 그의 기질이나 타고난 능력과는 전혀 맞지 않았다. 그는 희랍어와 라틴어를 잘하지 못했기 때문에 지루해했고 관심이 없었다. 다행히도 그는 다른 두 가지의 관심거리를 찾아냈는데, 그것은 쥐를 키우고 화석을 모으는 일이었다. 스티븐과 헨리는 에드워드가 그들처럼 옥스퍼드로 오기를 희망했지만 입학 조건이 까다로웠다. 수준 높은 희랍어와 라틴어, 종교 지식이 요구되었다. 스티븐은 에드워드의 관심이 생물학적 현상에 있다는 것을 알아차리고 의학이 그에게 더욱 적합한 직업이 될 것이라고 제안했다.

에드워드는 당시 영국에서 가장 좋은 의과대학, 즉 옥스퍼드나 에든버러 의과대학에 갈 실력이 되지 못했다. 비록 영국의 의료 제도에 변화가 일어나기 시작하고 있기는 했지만 내과의사와 외과의사 사이의 구분은 여전히 존재했다. 내과의사에 비해 교육을 한참 덜 받은 외과의사는 대학에서의 학문 연구를 통해서가 아니라 현장 실습을 통해 의학 지식을 습득했다. 내과의사협회는 왕립학회였지만 외과의사협회는 그렇지 않았다. 그리고 의사들은 '닥터'라고 불렸지만 외과의사는 '미스터'라고 불렸다.

에드워드는 성적이 좋지 않았지만 외과의사 수련은 거뜬히 받을 수 있었다. 18세기 모든 계층의 영국 어린이는 지금보다 훨씬 어린 나이에 어른들이 져야 할 책임을 지곤 했다. 예를 들어 외과의사는 아주 어린 견습생을 뒀다. 제너는 13세에 시골의 외과의사 존 러들로의 견습생이 되었다. 그는 거기서 6년간 수련받았다. 러들로와 일하면서 시골 사람들이 외과의사에게 하는 이야기를 듣기 좋아했다. 1768년 수련을 마칠 무렵 그는 한 가지 이야기를 들었는데 그것은 손에 우두가 걸린 착유공들이 나중에 결코 천연두에 걸리지 않는다는 이야기였다. 우두는 영국과 서유럽의 소만 걸리며, 젖통과 젖꼭지에만 약간 영향을 주는 무해한 질병이었다. 이 이야기를 들은 제너는 사람에게 우두를 주면 나중에 천연두에 걸리는 것을 막을 수도 있겠다는 생각이 들었다.[6]

이러한 생각을 더 탐구하기 전 그는 런던으로 옮겨 세인트조지 병원에 학생으로 등록했다. 이 병원의 외과 과장은 존 헌터였다. 그는 당시 알려져 있지도 않았고, 명성도 없었지만 곧 영국에서 가장 뛰어난 외과의사로서 명성을 얻게 될 터였다. 헌터는 학생들을 자신의 집에 하숙시켰는데 제너는 그의 첫 하숙생이었다.

제너는 헌터의 가장 절친한 친구가 되었지만 그들의 성격은 판이했다. 헌터는 아주 거친 스코틀랜드 사람이었다. 그는 참을성이 없고 불손했으며, 교만하고 권력을 휘두르기 좋아하는 데다 매사에 비판적이었다. 젊은 제너는 친절하고 상냥하며 사려가 깊고 정중하고 지극히 정직한 사람이었다. 헌터는 제너의 나긋한 태도가 마음을 가라앉히는 것을 발견했고, 제너는 헌터를 자주 "아주 가까운 사람"이라고 불렀다. 누구든 헌터를 비판하거나 그와 의견을 달리하는 사람은 헌터의 성질을 돋울 수 있다는 사실을 알았던 제너는 헌터를 보호하기 위해 가능한 노력을 다 기울였다. 그리고 제너는 헌터가 당시로서는 미지의 질병이었고 환자를 결국 죽음으로 인도하는 협심증을 앓기 시작했다는 사실도 알고 있었다.

제너가 세인트조지병원에서 2년 동안 받은 것과 같은 교육을 제공하는 의과대학은 영국 어디에도 없었다. 제너는 최신 수술 기법에 대한 상당한 경험을 얻을 수 있었다. 더욱 중요한 것으로서, 그는 추론이 아닌 잘 고안된 실험을 통해 가설을 증명하거나 부정하는 방법을 헌터로부터 배웠다. 이러한 개념은 오늘날 당연하게 여겨지지만 18세기에는 상대적으로 새로운 생각이었다. 또한, 생리학으로 알려진 새로운 과학이 등장했다. 헌터는 항상 해부학을 중요하게 여겼지만, 생리학도 해부학만큼 중요하다는 사실을 인식하기 시작했다.

시간이 흐르면서 헌터는 1만3000개의 해부, 병리, 생물학 표본을 모았다(이것이 나중에 헌터 박물관의 토대를 이루었다). 제너가 이 컬렉션에서 보여준 지식과 표본을 분류하는 뛰어난 능력을 본 헌터는 1771년 인데버 호를 타고 영국으로 돌아온 제임스 쿡 선장에게 그를 추천했다. 제너는 쿡 선장의 수석 식물학자인 조지프 뱅크스 경이 가져온 수천 종의 식물을 분류하는 일을 맡게 되었다. 제너가 이 일을 너무도 훌륭하게 수행했기 때문에 뱅크스 경은 쿡의 두 번째 세계 일주에 동행하기를 청했지만 제너는 거절했다. 헌터조차도 제너를 설득할 수 없었다. 런던에서 2년을 보낸 후 제너는 평화롭고 조용한 잉글랜드의 시골 생활을 원했다. 그는 사실 한 번도 진정한 가정생활을 누려보지 못했다. 그는 진심으로 버클리로 돌아가 그토록 좋아하던 형 스티븐의 곁에 있고 싶었다.

런던에 머물기 오래전부터, 의학 견습을 시작한 이래 제너의 마음속에 있었던 것은 사실 우두였고 그것이 어떻게 천연두에 대한 면역을 가져오는가 하는 문제였다. 제너는 손에 생기는 전형적인 우두의 모양을 그림으로 그려가면서 자신의 생각을 헌터와 함께 여러 차례 이야기했다. 헌터는 여기에 깊은 인상을 받아 강의에서 항상 우두에 대한 면역과 천연두에 대한 면역 간의 관계를 언급했다. 학생들 가운데 한 명이 이 이론을 조지프 애덤스라는 의사에게 설명했다. 애덤스는 양자의 관계를 자신의 유명한 책 『만성과 급성 독물에 대한 고찰Observations on Morbid Poisons Chronic and Acute』[7]에서 언급했다.

에드워드 제너는 버클리로 돌아간 직후부터 조만간 다시 런던으로 돌아오라는 매력적인 일자리 제의를 많이 받았다. 런던에 있는 동안 상당한 명성을 쌓았기 때문이다. 헌터는 돌아와 자신의 연구 조수가 되어달라고 부탁하면서 제너가 이 제의를 거절하지 못할 것이라고 생각했다. 에르할렌켄대학은 제너를 데려오기 위해 명예 박사학위를 수여하고자 했다. 또 다른 곳에서는 인도에서 외과의로 일해준다면 엄청난 보수를 주겠다고 약속했다. 이 모든 제의를 제너는 정중하지만 단호하게 거절했다. 그의 뿌리는 버클리에 있었고 그는 뿌리 뽑히기를 거부했다.

버클리에서는 땅으로 부가 측정된다. 그래서 부자는 자연히 지방의 유지가 된다. 이러한 기준에 따라 당시 많은 땅과 재산을 물려받은 제너는 시골의 유지가 되었다. 취미(음악, 글쓰기, 위대한 예술 작품 감상, 조류학, 화학)는 그에게 직업만큼이나 중요했다. 지역 사람들은 흔히 그를 '탐험가'라고 불렀다. 모든 사람이 그와 교류하는 것을 좋아했는데, 왜냐하면 그는 노는 것을 좋아했으며 바이올린과 플루트에 재능이 있었고, 상냥하며 상상력이 풍부하고 호기심이 많았기 때문이다. 우정은 제너에게 무척 중요했기 때문에 그는 학창 시절 친구들과 늘 연락을 하고 지냈다.

사회생활과 시골에서의 의료 활동으로 바빴지만 에드워드 제너는 런던에 있는 스승 존 헌터와 계속 연락을 주고받았다. 제너가 1780년대에 뻐꾸기에 관한 연구를 시작한 계기는 아마도 헌터의 제안이었을 것이다.

뻐꾸기는 절대로 자기 둥지를 만들지 않고, 절대로 자기 알을 자기가 부화시키지 않으며, 새로 알을 까고 나온 새끼를 먹이지도 않는다는 사실은 제너가 이 특이한 새에 관한 연구를 시작하기 오래전부터 알려져 있었다. 왜 자기 알을 흔한 바위종다리의 둥지에 두는지 그 이유는 알려지지 않았다. 더욱 신비로운 일은 뻐꾸기 새끼가 알을 깨고 나온 지 24시간 이내에 둥지 주인인 바위종다리의 새끼나 알을 전부 밖으로 내던진다는 사실이었다. 제너는 이 기괴한 현상을 설명해줄 사실을 찾아내겠다고 결심했다.

뻐꾸기의 이동 주기를 연구하면서 제너는 영국을 찾아오는 다른 새들과 달리 뻐꾸기는 4월 중순이 될 때까지 나타나지 않으며 알도 5월 이후에나 낳는다는 사실을 발견했다. 알은 부화할 때까지 적어도 2주일은 품어주어야 한다. 그리고 새끼는 처음 나는 연습을 하고 스스로 먹이를 구할 때까지 2~3주는 둥지에 머물러야 한다. 제너는 먼저 7월경에는 모든 뻐꾸기가 영국을 떠난다는 사실을 발견했다. 뻐꾸기 새끼들은 스스로 날기와 먹이 구하기를 배우기 이전에 버림을 받는 것이다.

제너는 뻐꾸기가 알을 품고 새끼를 먹이는 일을 바위종다리에게 넘기는 이유에 대한 수수께끼를 풀었다고 생각하며 만족했다. 늦은 봄 영국에 와서 이른 여름에 떠나는 뻐꾸기와 달리 바위종다리는 영국에 남아 본능적인 과업을 수행한다. 그러나 제너는 정확히 자연의 어떤 힘이 암컷 뻐꾸기로 하여금 바위종다리를 자신을 대신할 양육새로 선택하게 했는지에 대해서는 설명하려 하지 않았다. 제너는 뻐꾸기의 알이나 새끼가 들어 있는 여러 바위종다리 둥지를 인내심을 갖고 계속해서 관찰함으로써 정확히 어떻게 뻐꾸기의 알이 부화되고 하루 안에 둥지에서 원래 주인이 낳은 알이나 새끼들이 사라지는지를 알아냈다.

제너는 뻐꾸기 새끼가 알에서 깨어난 지 한 시간이 못 되어 눈도 뜨지 못하고 힘도 없는 상태로 다른 새끼들이나 알을 찾기 시작한다는 놀라운 사실을 발견했다. 그는 뻐꾸기 새끼가 날개 끝을 탐색 도구로 사용한다는 사실을 알아내고는 더욱 놀랐다. 만약 다른 새끼나 아직 부화하지 않은 알이 날개 말단에 걸려들면 뻐꾸기 새끼는 천천히 접근해 날개를 그 아래로 집어넣는다. 그리고 그것을 자기 등의 움푹한 곳으로 올려 둥지 윗부분까지 들어 올린 다음 몸을 비틀어 둥지 바깥으로 집어 던진다. 이 섬뜩한 장면을 목격한 제너는 여러 차례 밖으로 내던져진 새끼를 원래의 둥지로 돌려놓았다. 그러나 뻐꾸기는 날개 말단으로 돌아온 새끼를 다시 찾아내 재차 밖으로 내던졌다.

제너는 뻐꾸기 새끼 두 마리가 막 알에서 깨어난 둥지를 발견했다. 어떤 일이 일어났는지 그의 말로 살펴보자.

알을 깨고 나온 지 몇 시간 안에 둥지를 차지하려는 뻐꾸기들의 싸움이 시작되었다. 이 싸움은 이튿날 오후 그중 한 마리가 바깥으로 내던져질 때까지 계속되었다. (…) 싸움은 놀라웠다. 새끼들은 여러 차례 다른 새끼를 거의 둥지 꼭대기까지 들어 올렸다가 그 무게에 눌려 다시 아래로 내려왔다. 그러기를 여러 번 반복한 끝에 가장 강한 놈이 승리했고 후에 그 새끼가 바위종다리에 의해 양육되었다.

이 기이한 광경을 목격한 후 제너는 알이나 새끼를 운반하여 마침내 둥지 바깥으로 내던지게 하는 이 알 제거 행동의 본질을 알아내기 위해 뻐꾸기 새끼의 등을 조사했다. 다시 한번 제너의 말을 보자.

이 독특한 구조는 그 목적에 잘 적응되어 있다. 뻐꾸기의 등은 다른 조류의 등과 달리 견갑골 아래쪽이 매우 넓으며 중간이 안으로 상당히 들어가 있다. 이 함몰부는 뻐꾸기 유조가 바위종다리의 알이나 새끼를 좀더 확실하게 운반해 둥지 바깥으로 내보낼 수 있도록 자연적으로 형성된 것으로 보인다. 뻐꾸기 새끼가 태어난 지 12일이 되면 이 함몰부는 채워지며 다른 새들의 등과 같은 모습이 된다.

존 헌터가 다양한 동물의 배 속에서 발견되는 모구毛球〔공 모양의 털 뭉치—옮긴이〕에 관심이 많다는 것을 안 제너는 뻐꾸기 새끼 몇 마리의 배 속을 조사하여 모구를 발견했다. 그는 이것을 헌터에게 보냈고 헌터는 이것을 컬렉션에 더할 수 있게 된 것을 기뻐했다. 사실 헌터는 제너의 뻐꾸기 연구와 그 결과로 모구를 컬렉션에 더할 수 있게 된 것에 너무도 만족하여 제너에게 뻐꾸기에 관한 모든 사실을 편지로 써서 보내달라고 했다. 그는 이 편지를 1788년 『왕립학회보』에 실었다.[8] 이 논문은 대단한 화제를 불러일으켰고 제너는 그 덕분에 이후 왕립학회에 들어갈 수 있었다.

　　제너가 시골에서 환자를 보고 뻐꾸기를 관찰하는 일에만 자신의 시간을 모두 쓴 것은 아니었다. 그는 시간을 내 바이올린과 플루트를 연주했고 발라드와 노래를 작곡하기도 했다. 1800만 명에 이르는 아프리카 흑인이 1772년경에 서구로 운송되었다는 사실을 알고는 노예 무역의 규모와 그 비인간성에 충격을 받아 다음과 같이 노예제도에 반대하는 곡을 썼다.

　　내게 먹을 것이 아무것도 없을 때
　　빵 한 조각 훔친 죄로
　　당신은 흑인을 무참히 때리고
　　죽도록 채찍질한다
　　어떤 징벌이 마사에게 가해질까?
　　그는 죄에서 자유로울 수 있을까?

그가 불쌍한 흑인을 샀을 때
그 백인이 나를 훔쳤다는 사실을 누가 알까

이러한 취미 활동 외에 제너는 두 명의 프랑스인 형제가 수소로 가득 찬 기구에 사람을 태우는 데 성공했다는 말을 듣고 수소를 채운 견직으로 된 공을 직접 만들기도 했다. 비록 사람이 탄 적은 없지만, 이 시골 의사는 영국 땅에서 처음으로 사람이 타는 기구를 만든 사람이었다. 그는 기구를 만드는 각 단계를 즐겼다. 공을 만드는 과정, 수소를 만들어 부풀리는 과정, 과학적 실험을 하고 성공적인 결과를 향유하는 일 등. (얼마 후 사람이 타는 기구는 미국에서 유행했다. 벤저민 프랭클린은 처음 기구에 오른 미국인 중 한 사람이다.)

제너의 여러 조건은 당연히 많은 젊은 여성의 관심을 끌었다. 그러나 이러한 사회적인 매력에도 불구하고 그는 의미 있는 관계를 만들기 어려워했다. 헌터는 제너가 어떤 젊은 여성과 깊은 관계에 있었던 사실을 알았는데 이 관계는 10년 후 끝났다. 제너가 누구에게도 이 여성이 누구였는지 말하지 않았기 때문에 그녀의 신분은 오늘날까지도 미스터리로 남아 있다. 그 로맨스가 끝난 후, 제너는 매우 의기소침해졌다. 그렇지만 기구에 관심을 쏟은 덕분에, 또 자기 가족의 이름을 딴 작은 마을에 살고 있던 캐서린 킹스코트라는 다른 여인과 사귀면서 기분이 한결 나아졌다. 그녀와 그녀의 영향력 있는 가족의 환심을 사기 위해 제너는 킹스코트에서 두 번째 기구를 띄웠다. 이 기구는 분명히 성공적이었던 것 같다. 1788년 3월 6일 에드워드가 킹스코트에 있는 교구 교회에서 캐서린과 결혼식을 올렸기 때문이다. 그는 38세였고 신부는 27세였다. 캐서린에게 여러 해 동안 구혼을 했던 에드워드는 결혼식을 올린 후 버클리에 오두막집을 한 채 샀다.[9]

이 두 사람처럼 서로 다른 사람도 없었다. 두 사람은 상반된 것에 이끌렸다. 그녀는 내성적이고 친구도 별로 없었으며 사회적인 모임이나 파티를 싫어했다. 그녀에게는 오직 세 가지 관심사만이 있었다. 에드워드, 종교, (아이들이 태어난 후에는) 아이들. 그녀는 제너가 필요한 것을 모두 채워준 좋은 아내였으며, 제너가 요구하면 마지못해서이긴 하지만 큰 파티를 열어주기까지 했다. 그중에서도 아마 가장 중요한 것은 제너가 자유롭게 직업 활동과 취미 활동을 계속할 수 있게 놓아둔 것이라고 할 수 있다.

어쨌든 제너는 1772년 윌리엄 히버든이 처음 기술한 어려운 질환에 대한 관심을 잃지 않았다. 그는 이 질병을 협심증이라고 불렀다. 히버든은 이 질병의 증상을 기술했고 이것이 결국은 치명적이라는 사실을 알게 되었다. 그렇지만 그는 환자가 느끼는 특징적인 통증이 어떻게 해서 발생하는지 알지 못했다. 1772년 헌터는 제너가 지켜보는 가운데 히버든의 환자에 대한 부검을 실시했다. 환자는 협심증 통증을 겪는 도중 갑자기 사망한 사람이었다. 환자를 부검한 이후에도 제너나 헌터는 즉시 그 원인을 파악할 수 없었다. 제너는 헌터가 부검하는 중에 환자의 심장을 살펴보았지만, 관상동맥은 살펴보지 않았다는 사실을 떠올렸다.

1783년과 1793년 사이 언젠가 제너는 협심증 발작으로 죽은 환

자를 부검했다. 그는 친한 친구인 케일럽 패리에게 보낸 편지에서 부검에 관해 다음과 같이 썼다.[10]

심장의 중요 부위를 검사했으나 환자의 급사나 죽기 전에 느낀 통증을 설명할 수 있는 것을 찾을 수 없었다. 이번에는 심장을 바닥 근처에서 반으로 갈라보았다. 그 순간 칼이 날에 흠집이 날 정도로 단단하고 거친 무엇인가와 부딪혔다. 나는 오래되어 부서진 석회가 떨어진 줄 알고 천장을 올려다봤다. 그러나 더 상세히 조사를 해보자 진정한 원인이 나타났다. 관상동맥이 뼈처럼 단단해져 있었던 것이다.

관상동맥이 석회화한 것을 발견한 제너는 먼저 협심증과 이 병에 걸렸을 때 자주 일어나는 급사가 혈관들이 막혀 유발되는 것은 아닌가 하고 의심했다. 협심증으로 죽은 환자들을 부검했을 때 관상동맥이 예외 없이 하나 이상 심하게 막혀 있는 것을 발견하고 그의 이러한 의심은 확신으로 변했다.

제너가 이것을 발견했을 때 그의 스승이자 가까운 친구인 존 헌터는 협심증을 앓고 있었다. 제너는 하나 이상의 관상동맥이 막히는 것이 협심증의 원인이라는 사실을 헌터가 알기를 원치 않았다. 따라서 그는 이 중대한 발견을 발표하지 않기로 했다. 그때까지 의학의 역사에서 다른 사람에 대한 우정을 위해, 그리고 친구에게 슬픔을 안기지 않기 위해 이토록 중요한 발견의 발표가 철회된 적은 한 번도 없었다.

제너는 관상동맥에서 발견한 사실을 헌터에게는 알리지 않았지만, 헌터를 치료하는 의사들에게는 알렸다. 그러나 그들은 그것을 무시했다. 1793년 헌터가 죽고 난 후 그를 치료한 의사 중 한 명이 부검에서 관상동맥을 검사했고 제너가 옳았음을 알려왔다. 헌터의 관상동맥이 심하게 막혀 있었던 것이다.

제너는 뻐꾸기 새끼들의 행동이나 협심증의 원인과 같은 다양한 주제에 관심을 두고 관여하고 있으면서도 여전히 우두와 마두, 그리고 사람의 천연두의 관계에 대해 관심이 있었다. 어떤 의학 학술 모임에서 존 퓨스터를 만난 제너는 그가 1765년 런던의학회에서 우두와 우두의 천연두 예방 능력에 대해 발표했음을 알게 되었다(이 논문은 발표되지 않았다). 두 질병 사이의 가능한 관계에 대한 퓨스터의 설명은 제너를 매혹했다. 그 결과 제너와 퓨스터는 의학회 모임의 토론을 오로지 다양한 천연두에 대한 토론으로 몰고 갔고 다른 회원들은 그런 토론만을 계속한다면 학회에서 추방하겠다고 그를 협박했다. 그들은 그 주제가 의학과는 아무 관계가 없다고 주장했다.

오늘날 우리는 천연두, 우두, 돈두, 마두, 그리고 다른 동물들의 두창이 오소폭스orthopox 바이러스에 의해 일어나며 이 모든 질병이 사람에게 감염된다는 사실을 안다.(**그림** 6)

질병에 노출된 집단에서 한 사람이 면역성을 획득하면 다른 사람들도 면역성을 얻게 된다. 이 사실을 제너는 알지 못했다. 그러나 1789년 12월 역사적인 사건이 일어나면서 제너는 즉시 그것이 엄청난 중요성을 갖고 있다는 사실을 인식했다.

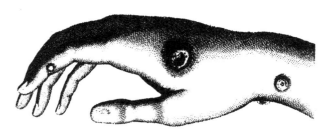

그림 6 · 우두에 걸린 착유공의 손과 손목에 난 농포를 보여주는 이 그림은 우두가 천연두 감염에 대해 가지는 보호 능력을 설명하는 에드워드 제너의 1798년 책에 나온다.

제너의 아들을 돌보던 보모가 돈두에 걸렸다. 두 명의 다른 여성도 보모와 가깝게 접촉을 하며 지냈다. 12월 17일 제너는 보모의 병변 부위에서 가검물可檢物을 채취해 그것을 세 사람(자기 아들과 다른 두 여성) 모두에게 접종했다. 접종 후 나흘째 세 사람 모두 접종 부위가 붉게 부풀어 올랐고 제너는 그들의 팔을 절개했다.

몇 주 후 제너는 세 사람 모두에게 천연두를 접종했다. 증상이나 발적發赤을 보이는 사람은 아무도 없었다. 제너가 인식하지는 못했지만 이것은 진정으로 기념비적인 순간이었다. 그는 돈두에 걸린 사람에서 얻은 가검물을 세 명의 건강한 사람에게 주입했고, 이러한 방식으로 그들을 천연두로부터 보호할 수 있었다.

1790년 7월 18일 힉스 박사는 글로스터셔의학회에서 그 지역에 돈두의 발병이 있었다고 보고했다. 제너는 그와 자신의 실험에 대해 토론했고 두 사람은 9월 학회에서 돈두에 노출된 제너의 아들과 두 여성에게 행한 실험에 대한 자세한 논문을 함께 발표했다. 청중들은 이 역사적인 논문에 대해 별다른 반응을 보이지 않았다. 참석한 사람 중 누구도 그것의 진정한 가치를 몰랐기 때문이다. 제너 자신은 조심스럽게 1790년 12월 자기 아들에게 천연두를 접종했다. 얼마 후 아들은 전형적인 천연두 증상을 보였으나 상당히 약화된 형태였다. 지금은 돈두가 천연두에 대해 일시적인 면역성만을 가져다준다는 사실이 알려져 있다. 여전히 확신을 하지 못한 상태에서 제너는 1791년 12월 세 번째로 아들에게 천연두를 접종했다. 이번에는 아무런 반응도 나타나지 않았다. 천연두가 돈두보다 더 오랜 시간 동안 천연두에 대한 면역성을 부여한 것이었다.

이후 몇 년 동안 제너는 더 이상의 실험을 하지 않았다. 그는 1795년 장티푸스에 걸렸고 서서히 회복하는 동안 유명한 온천이 있는 첼트넘에 머물렀다. 거기서 휴식을 취하며 온천에서 목욕을 하는 동안 비록 분명하게 알지는 못했지만 번뜩이는 새로운 실험을 생각했다. 자기 아들과 두 여성에 대해 실행한 것과 기본적으로 유사한 실험이었다. 새로운 실험 계획은 아주 간단했다. 한 번도 천연두에 걸린 적이 없는 사람에게 우두를 접종하고, 회복된 후에는 천연두를 접종한다는 구상이었다. 만약 천연두가 발생하지 않는다면 우두가 천연두에 대한 면역성을 부여한다는 것을 의미한다.[11]

제너는 이 계획을 비밀로 간직할 수가 없었다. 그는 틀림없이 자신의 실험 계획에 대해 많은 사람과 토론했을 것이다. 그러는 사이 우두가 천연두를 막아준다는 사실을 보여주는 임상 사례들이 나타나기 시작하면서 실험이 성공할 것이라는 확신이 더해졌다. 우두는 사라졌다가 몇 년 후 다시 갑자기 나타나는 경향이 있었으므로 제너는 자신의 실험이 사람 간 감염으로만 큰 규모에서 계속 성공할 것이라는 사실을 알아차렸다. 그는 만약 실험이 잘못되더라도 가족이 문제를 제기하지 않도록 주의 깊게 실험 대상을 선택해야 했다. 그는 제임스 핍스라는 8세 아이를 택했다. 아이의 아버지는 집 없는 노동자로 제너를 위해 일했다. 부유한 농부의 딸인 세라 넴스가 공여자가 되었다. 그녀는 손에 가시에 긁힌 상처가 있었는데, 우두에 걸린 블로섬이라는 이름의 소 젖을 짜는 동안 이 상처를 통해 우두에 감염되었다.[12] 제너는 실험에 대해 별다른 불안감을 가지지 않았다. 어쨌거나 우두는 가벼운 질병으로 거기에 걸려 죽은 사람은 없었기 때문이다.

마침내 운명의 날이 밝았다. 1796년 5월 14일 제너는 제임스의 왼팔 두 군데를 약 4센티미터 길이로 절개했다. 세모날을 세라의 우두 병변에서 얻은 액체에 담근 다음, 절개한 부위에 집어넣었다. 8일 후 우두에 걸렸을 때와 유사한 농포가 나타났다. 다음 이틀 동안 제임스는 미열이 났다. 이어서 7월 1일 제너는 천연두를 접종했다. 원래대로라면 천연두에 걸려야 했다. 그러나 제너가 예견한 대로 제임스에게는 천연두의 어떤 증상도 나타나지 않았다. 정상적인 건강한 사람을 (사람에게는 아주 가벼운 질병인) 우두에 걸리게 하면 천연두에 걸리는 것을 막을 수 있다는 사실과 우두의 사람 간 감염은 쉽게 이루어진다는 사실을 역사상 처음으로 제너는 분명하게 증명했다.

마침내 지구상에서 천연두를 추방하기 위한 안전한 방법이 마련되었다. 비록 이 목표는 두 세기가 지나 달성되었지만 말이다. 제너는 실험을 잘 고안했다. 그러나 그 타당성은 제임스가 인두를 접종받은 후에도 천연두가 나타나지 않았다는 사실에 달려 있었다. 우두접종이 천연두를 예방한다는 제너의 발견에 대한 몬터규 부인의 반응이 어떠했을지 궁금하다. 그녀는 자신이 영국에 인두접종을 도입했다는 사실을 매우 자랑스러워했을 것이다. 왜냐하면 제너의 발견 중 많은 부분은 인두접종이 원래의 천연두를 만들어내는 것을 우두접종이 방지한다는 사실에 신세를 지고 있기 때문이다.

제임스의 사례가 흥분되고 고무적인 것이긴 했지만 제너는 수많은 사람을 죽인 적인 천연두에 대한 승리를 확실하게 할 필요가 있다는 사실을 알았다. 그는 우두접종 후 제임스에게 생겨난 농포에서 고름을 얻었다. 제너는 두 번째 그룹의 환자에게 이것을 접종했다. 이 환자들에게도 우두 농포가 생겨나자 거기에서 고름을 취해 다시 세 번째 그룹의 환자에게 접종했고, 이런 식으로 여러 차례 접종을 계속했다. 그는 11개월에서 7세에 이르는 영유아 여덟 명을 대상으로 우두접종을 시행했다. 다른 한 명의 어린이에게는 우두 대신 인두를 접종했다. 그 아이가 나타낸 반응은 접종한 인두가 강력한 것이라는 사실을 말해주었다. 일곱 명의 아이는 노동자나 구빈원 재소자의 자녀들이었다.

제너가 우두접종에 대한 확신을 갖고 있었기 때문에 여덟 명 중 한 명은 자기 자식인 로버트였다. 하지만 아이러니하게도 여덟 명 중 로버트만 접종이 제대로 되지 않았다. 접종 직후 천연두가 유행했다. 제너는 그러한 상황에서 어떤 아버지라도 했을 일을 했다. 자기 아들에게 인두접종을 한 것이다.

7월과 8월에는 출판할 논문을 준비하는 데 혼신의 노력을 기울였다. 그는 『왕립학회보』에 논문을 싣기 위해 런던으로 가서 왕립학회 회장이던 조지프 뱅크스 경에게 논문을 제출했다. 제너는 논문이 실릴 수 있을 것이라고 굳게 믿었다. 조지프 경은 제너의 능력을 아주 높이 평가했으며, 제너는 그를 위해 쿡 선장의 항해에서 수집한 수천 종의 식물 목록을 작성했다. 그리고 조지프 경을 위해 식물에게는 퇴비가 혈액보다 훨씬 더 좋은 비료라는 사실을 증명하는 정교한 실험도 했다. 그러나 두 명의 심사자가 게재를 강력하게 추천했음에도 불구하고 일방적으로 제너의 논문을 거부한 사람은 바로 조지프 경이었다. 그는 제너에게 좀더 많은 사례가 필요하며 기존에 확립된 지식에 전혀 부합하지 않는 주장을 학계에 내세워 자신의 명성을 위태롭게 해서는 안 된다고 말했다.

제너는 자신의 주장을 좀더 설득력 있게 입증하기 위해서는 적어도 몇 사람에게 실험을 더 반복할 필요가 있다고 인식했다. 그러나 공교롭게도 다음 두 해 동안은 우두가 발생하지 않았다. 그렇다고 앉아서 기다릴 수는 없는 노릇이었다. 그는 새로운 논문을 작성해 가장 신뢰하는 친구 다섯 명에게 보내면서 수정이 필요한 부분이 있으면 알려달라고 요청했다. 이 사실상의 편집위원회는 1797년 3월 1일에 열렸으며 몇 가지 의견을 제시했는데 그중 하나는 제너가 이 중요한 내용을 개인적으로 출판해야 한다는 것이었다. 그해 말 제너는 다시 런던으로 가서 바로 그 일에 착수했다.

제너는 몇 사례를 성공적으로 추가한 다음 다시 런던으로 돌아갔다. 거기에서 열심히 원래의 원고를 고쳐 썼다.[13] 그는 이 75쪽 분량의 책을 평생의 지기인 케일럽 패리에게 헌정했으며 자비를 들여 출판했다. 1798년에 이 책이 처음 출판되었을 때 그 가격은 1실링에 불과했지만 지금은 2만5000달러를 호가한다(이 책은 그 정도 가치는 충분히 있는데 단순히 이 책이 상대적으로 귀해져서가 아니라 이제껏 의학에서 발견해내지 못한 감염성 질환—광견병이건 페스트건 소아마비이건, 아니면 에이즈이건—발병을 예방하는 유일한 방법을 탄생시켰기 때문이다).

제너의 얇은 책에 담긴 요지는 우두가 천연두로부터 사람을 보호한다는 것이었다. 인두와는 달리 우두접종은 안전했다. 우두접종으로 인해 죽은 사람은 아무도 없었으며 얼굴이 흉하게 얽은 사람도 없었다. 또 인두접종에 의해 유발된 천연두는 가끔 전염성이 있기도 했으나 우두접종으로 사람에게 나타난 가벼운 질환은 전혀 전염성이 없었다.

제너는 책에서 시대를 훨씬 앞서 우두가 '바이러스'에 의해 유발된다는 사실도 암시했다. 물론 그가 말하는 바이러스는 현대적인 의미의 바이러스였다기보다 일종의 감염소感染素다. 1590년 이래 독을 의미하는 말로 사용된 용어를 채용한 것이었다.

제너는 책에서 자신의 접종 방식을 자세하게 기술했다. 그 방법은 대단히 효과적이어서 그 후 200년 동안 표준적인 방법이 되었다. 그는 또한 자신의 논문이 일부는 임상 경험에, 일부는 연구에, 그리고 일부는 가설에 근거해 있다고 밝혔다. 마지막으로 그는 자신의 연구가 인류에 이익을 가져다줄 것이므로 그 연구를 계속하겠다고 약속하고 있다. 책 어디에서도 메리 워틀리 몬터규 부인의 이름은 보이지 않았다.

제너는 책이 성공을 거둠으로써 일시에 부와 명예를 누릴 기회를 얻었다. 우두접종을 하기 시작한 제너의 친구이자 토머스병원 외과 과장 헨리 클라인은 런던에서 우두접종의 대가로 매년 1만 파운드를 주겠다고 제안했으나 제너는 거절했다. 한 친구에게 보내는 편지에서 제너는 자신에게 충분한 재산이 있으며 자신의 발견을 돈을 버는 데는 결코 사용하지 않겠다고 말했다.

제너는 곧 순수한 우두백신을 얻는 것과 보관하는 것, 그리고 운반하는 것이 쉽지 않다는 사실을 알아차렸다. 세균과 감염의 관계가 발견되기 전이었지만, 그는 부패한 물질을 쓰는 것의 위험성을 경고했으며, 5일에서 8일 된 사람의 우두 병변에서 고름을 채취하는 것이 가장 좋다는 사실을 알아냈다. 그보다 일찍 채취하면 효과가 없고, 나중에 채취하면 오늘날 2차 세균 감염이라고 부르는 증상이 생길 수 있었다.

짧은 시간 안에 제너는 두 권의 소책자를 더 발간했다.[14] 그중 한 권은 또 케일럽 패리에게 헌정되었다. 그의 여러 저술은 유럽 대륙에 바로 번역 출간되었다. 1800년에 제인 오스틴은 저녁 식사에 초대를 받았는데 주인 부부가 우두에 관한 제너의 소책자를 읽고 있었다고 썼다. 제너의 업적에 관심을 가진 사람은 단순히 의사들만이 아니었던 것이다! 그러니 1800년경 영국의 왕이 제너의 업적에 대한 소문을 들은 것도 놀랄 일은 아니다. 1800년 3월 7일, 버클리 백작은 제너를 왕에게 소개했고, 왕은 다음에 나올『우두의 원인과 효력에 대한 탐구An Inquiry into the Cause and Effects of Variolae Vacciniae』의 재판을 '왕에게' 헌정할 수 있도록 허락했다.

용어적인 측면에서의 발전은 1803년에 일어났다. 우두를 의미하는 라틴어인 'vaccinia'에서 유래한 'vaccination〔종두〕'라는 단어가 'cowpox innoculation〔우두접종〕'이라는 서술적 어구를 대신했다. 많은 우두를 접종했던 잉글랜드 플리머스 지방의 외과의사 리처드 더닝이 이 용어를 만들었다.

제너의 책이 출판되고 얼마 지나지 않아 의사들은 종두를 시작했다. 종두는 처음 런던과 글로스터셔에서 시작되어 곧 영국 나머지 지역과 유럽 대륙으로, 미국으로, 그리고 마침내는 전 세계로 퍼졌다. 1800년 7월에는 하버드대학 이론 및 실험 물리학 교수 벤저민 워터하우스 박사의 다섯 살 된 아들 대니얼 워터하우스가 미국에서 처음으로 우두접종을 받았다. 워터하우스 박사는 열렬한 종두 찬성론자가 되었고 당시 대통령이던 토머스 제퍼슨을 설득해 종두를 지원하는 데 성공했다. 이후 수년 동안 런던에서만 수천 명이 접종을 받았다. 헨리 클라인이 그 일을 시작했다. 하지만 다른 두 의사인 조지 피어슨과 윌리엄 우드빌은 제너의 삶을 쉽지 않게 만들었다.

피어슨은 제너의 책『우두의 원인과 효력에 대한 탐구』의 내용을 잘 알고 있는 많은 의사와 외과의사를 대상으로 조사를 실시해 그 결과를 1798년 11월「천연두를 박멸할 목적으로 작성된 우두의 역사에 관한 탐구An Inquiry Concerning the History of Cowpox Principally with the View to Supersede or Extinguish the Smallpox」라는 제목으로 출판했다. 모든 응답이 종두를 지지하는 쪽으로 나왔고 피어슨은 제너가 종두의 발견에 공헌한 바를 기꺼이 인정했다.[15]

피어슨이 얼마 후 한 일은 제너의 즉각적인 주의를 끌었다. 그는 종두접종 연구소를 설립했다. 피어슨이 개회식에 참석하고 연구소의 평의원이 되어달라는 초청장을 보내면서 제너는 이 사실을 처음 알았다. 그는 충격을 받았다. 피어슨은 명백히 그의 명성을 이용하려는 것이었다. 제너는 자신이 연구소의 책임을 맡지 않는 한 그곳에 몸담지도, 개회식에 참석하지도 않을 것이라며 거절했다. 피어슨이 이 요구에 응하지 않자 제너는 영향력이 있는 사람들에게 로비를 해서 연구소의 설립을 막았다. 이 모든 정치적인 활동으로 인해 제너는 연구와 저술, 그리고 가족을 위한 많은 시간을 잃었다.

천연두 병원에 있던 의사 우드빌은 1799년 「우두접종에 대한 일련의 보고, 천연두에 대한 대용으로 인식된 이 질병에 대한 논의와 관찰Report on a Series of Inoculations for Variolae Vacciniae with Remarks and Observations on this Disease, Considered as a Substitute for Smallpox」이란 보고서를 출판했다. 풍부한 경험에 의거해 작성된 이 보고서에서 그는 제너의 업적을 인정했다. 그런데 출판 직후, 그가 우두를 접종했던 환자 여러 명의 온몸에 발진이 일어났다. 같은 병원에 입원한 피어슨의 환자들도 비슷한 경험을 했다. 우드빌은 이어서 「우두에 관한 고찰Observations on the Cowpox」이라는 소책자를 출판했다. 여기서 그는 종두가 종두 부위에만 발진을 일으킨다고 한 제너의 주장을 공격했다. 피어슨은 유사한 내용의 글을 1800년 학술지 『의학과 신체The Physical and Medical Journal』에 발표했다.

자신의 업적을 공격하는 이러한 보고에 화가 난 제너는 그것이 우두백신이 천연두백신에 오염되었기 때문이라고 주장했다. 그는 우드빌에게 순수한 우두백신을 보내 자신의 주장을 입증하려고까지 했다. 어느 편도 상대방이 옳다는 사실을 인정하려 들지 않았다. 이 학문적 논쟁에서 제너는 지나치리만큼 고집스럽고 단호한 성격을 드러냈다. 털끝만치도 양보하지 않으려는 그의 태도 때문에 논쟁은 필요 이상으로 길어졌고 강도도 세졌다.

벤저민 모즐리라는 의사도 제너 입장에서는 눈엣가시 같은 존재였다. 그는 1799년에 발표한 글에서 종두를 'cowmania'라고 언급했다. 그는 우두를 'lues bovita', 즉 소의 매독이라고 부르며 제너의 작업을 조롱했다. 이 유비를 확장하여 모즐리는 우두도 매독과 마찬가지로 종국에는 뇌를 침범할 것이라고 말했다.[16]

윌리엄 롤리라는 의사는 어떤 아이가 백신을 접종받고 1년 후 얼굴이 소와 같이 변형되었으며 한 소녀는 백신을 접종받고 털이 있는 동물이 걸리는 옴에 걸렸다고 주장했다. 이 논문에 실린 아이들의 모습을 그린 그림은 우두백신 접종이 사람에게 동물의 질병을 옮기거나 사람을 동물로 변화시킨다는 사실을 암시해주고 있었다. 1808년에는 리처드 리스라는 의사가 『가정의학 실용 사전Practical Dictionary of Domestic Medicine』을 출판하며 거기에 백신을 인정하지 않는 의사들의 명단을 실었다.

하지만 물론 제너의 편에 선 지지자도 있었다. 세인트토머스병원 외과의사 존 링은 굳건한 지지자 중 한 사람이었다. 그는 1800년 7월 19일자『모닝 헤럴드』지에 당시 런던에 있던 유명한 의사들의 서명을 받아 우두백신을 찬성하는 전면 광고를 실었으며, 종두에 반대하는 사람들의 주장을 논박하는 수많은 글을 발표했다.

대중은 점차 종두에 대한 부정적인 의견들도 알게 되었다. 명성이 악의적인 화살에 꿰뚫릴 것이라는 제너의 예감은 현실이 되어가고 있었다. 하지만 어쨌거나 제너는 이러한 적대적인 비판 가운데서도 침착과 확신을 유지할 수 있었다. 물론 그의 갑옷에도 자그마한 틈새는 있었다. 그러나 그는 등을 제외하고는 모든 것을 친구들에게 보여주었다고 말하곤 했다.

제너는 또한 남은 생애 동안 아내와 아이들을 위해 충분한 시간을 보내지 못할 것이란 사실을 알았고 그 때문에 걱정했다. 다섯 살에 고아가 되었던 그는 어린아이에게 가족 생활이 없다는 것이 무엇을 의미하는지를 누구보다도 잘 알았다. 런던에 머무르는 시간이 길어지고 연구와 저술, 정치 활동에 시간을 보내는 바람에 개업도 어려움을 겪기 시작했다. 1년에 여러 달을 런던에서 보낸다는 사실을 깨닫고는 몇 년 후 아예 런던에 집을 사기도 했다.

이 무렵 제너가 개업에서 벌어들이는 수입은 미미했다. 상황은 매우 심각해졌다. 그에게는 1만2000파운드 이상의 빚이 있었는데 당시로서는 아주 큰 돈이었다. 그는 클라인에게 돈이 필요 없다고 말한 것이 얼마나 큰 실수였는지를 통렬히 깨닫게 되었다. 그리고 런던에서 개업하기로 결심했다. 그러나 불행히도 그의 환자가 될 수 있었을 많은 사람은 우두접종이 간단한 기술이어서 다니던 의사도 충분히 시술할 수 있다는 사실을 잘 알고 있었다. 그래서 그는 개업에도 실패했다.

제너와 그의 후원자들은 우두접종에 대해 연구하는 동안 발생한 비용에 대한 보상을 요구하는 청원을 의회에 할 생각이었다. 그들은 이 청원이 받아들여지도록 최선을 다했고, 그동안 제너는 버클리로 돌아와 그 결과를 기다렸다. 버클리에 돌아온 그는 아내의 상태가 매우 좋지 않음을 알게 되었다. 결핵을 앓고 있던 아내는 우울증에 빠져 있었고 도움을 구하기 위해 종교에 깊이 의존하고 있었다. 사정을 잘 알고 있던 한 친구는 제너의 두 아들이 성직자가 될지도 모른다고 언질을 주었다. 이때의 결혼 생활도 평탄하지는 못했다. 캐서린은 제너가 의회에 청원한 것을 강하게 비난했다. 그녀는 자기 수입으로 살아가려던 원래의 계획을 지켜야 한다고 주장했다. 그리고 그녀는 그 수입이 그들의 생활에 충분하다고 생각했다.

의회는 청원을 받아들였고, 왕은 원칙적으로 승인했으며 의회의 위원회는 증인을 불러 한 달간 조사를 벌였다. 제너에게 질문 공세를 퍼부은 그들은 우두접종에 찬성하는 입장과 반대하는 입장의 증인을 여러 명 소환했다. 흥미롭게도 제너의 가장 강력한 지지자 중 한 사람은 브리스틀의 증기기관 연구소에 있던 토머스 베도스였다. 그는 종두법이 브리스틀의 의학계에 깊은 인상을 준 이후 종두법의 효과를 확신하게 되었다. 브리스틀 의학계에서는 제너에게 상을 주고자 했다.

예상할 수 있듯이 가장 강한 반대는 버치와 모즐리, 피어슨에게서 나왔다. 피어슨은 자신과 우드빌이 제너보다 더 많은 사람에게 시술했으므로 자신들에게 우선권이 있다고 주장했다. 피어슨은 고의로 거짓말을 했다. 제너가 아니라 자신과 우드빌이 영아에게 접종을 해도 안전하다는 사실을 발견했다고 위원회에게 말한 것이다.

결국 의회는 제너에게 돈을 주기로 했다. 논란의 초점은 얼마를 주느냐는 것이었다. 2만 파운드, 1만5000파운드(제너의 재정 문제를 해결할 수 있는 액수), 1만 파운드 등 여러 의견이 제시되었다. 많은 토론을 거친 후에 그들은 1802년 6월 2일 투표를 통해 제너에게 1만 파운드를 주기로 결정했다.

제너와 동료들은 다른 방법으로 그의 업적을 기렸다. 1802년 가이병원 의학협회는 제너를 명예회원으로 추대했다. 해군군의관협회는 나폴레옹 전쟁 기간 많은 인명을 구한 공로로 그에게 상을 수여했고, 왕립제너협회가 창설되었다. 이름이 말해주듯이 왕과 왕비가 그의 후원자였고, 왕자와 공주는 부후원자였다. 그들 외에도 영국의 실권을 잡고 있던 50여 명이 동참했다. 그들은 과학적인 연구 업적을 발표했고 가난한 사람을 위해 무료로 접종을 시행했다. 1803년에 열린 왕립제너협회의 모임에서 종두vaccination라는 말이 공식 용어로 채택되었다. 그리고 1803년 8월 11일 런던시는 그에게 런던을 자유롭게 다닐 자유freedom of the city를 부여하고 105파운드 가치의 황금 상자에 그 증서를 담아주었다. 한 달 후에는 왕립인도주의협회가 그를 명예

회원으로 추대했다.

이제 55세가 된 제너는 그 업적에 힘입어 전국적으로, 그리고 국제적으로 유명해졌으며 그의 사회적이고 정치적인 기술과 지위로 칭송을 받았으나, 여전히 아주 가난해(의회에서 돈을 받은 이후에도 그에게는 2000파운드 이상의 빚이 남아 있었다) 1803년 8월 런던의 집을 팔고 첼트넘과 버클리로 돌아왔다. 거기서 그는 2년 동안 개업을 했다.

제너와 그의 아내는 모두 가난한 사람을 매우 불쌍히 여겼다. 당시에는 전체 인구의 극히 일부를 차지하는 귀족 계급이 영국의 모든 부를 소유하고 있었고 그들만 선거할 수 있었다. 제너의 가족은 빚을 지고 있었으나 신심 깊은 아내는 그 지역의 가난한 사람을 위해 많은 봉사를 했다. 제너는 자신의 오두막집 옆에 진료소를 열었다. 그는 이 진료소를 '종두의 성전'이라고 이름 붙이고 거기에서 무료로 우두를 접종했다.

제너의 지속적인 노력과 정치적인 기술이 없었다면 이후 종두법이 의술로서 확고하게 자리 잡을 수 없었으리라는 것은 자명한 사실이다. 첼트넘에 있는 동안에도 그는 계속해서 이 점에 주의를 기울였다. 그러나 슬프게도 종두법에 반대하는 의사, 외과의사, 약사 들이 세력을 얻어가는 것을 지켜보아야 했다. 종두를 맞는 사람들은 점차 줄어들었고 인두를 맞는 사람이 늘어났다. 그 결과 1805년 8000명 이상의 인구가 런던에서 천연두로 죽었다. 제너는 종두법을 옹호하는 편지를 쓰는 데 많은 시간을 보냈다.

새로운 문제가 생겨나 제너는 다시 런던으로 갔다. 제너는 여전히 빚을 지고 있었는데 당시 영국에서 빚을 진 사람은 감옥에 갔다. 의회는 사례금 지급을 연기했고, 지급하더라도 무거운 세금을 부과했다. 수지를 맞추기 위해 제너는 가난한 사람에게 종두 접종을 그만두고 친구에게 그 일을 부탁했다. 그때 왕립제너협회에 있던 워커 박사와의 문제가 불거졌다. 그 문제를 해결해야 한다고 생각한 제너는 현명하지 못하게 거기에 말려들었다.

원래 제너는 워커를 왕립제너협회의 상주 접종자로 임명했다. 워커는 이 임무를 센트럴하우스라는 곳에서 수행했으며 가난한 사람들은 거기서 무료로 접종을 받았다. 그는 냉담하고 거만한 사람이었다. 환자가 조금만 잘못해도 화를 냈다. 만약에 엄마가 아기 옷을 그의 책상 위에 두면 그는 옷을 바닥에 집어 던졌다. 또 길을 가로막으면 옆으로 밀치고 벌 받는 어린이처럼 구석에 서 있도록 했다. 엄마가 이름을 말하는 소리가 잘 들리지 않으면 천천히 크게 그 이름을 열 번 되풀이해 말하도록 했다. 이런 일들에 놀라 그곳을 떠나고자 하면 출구를 가로막으며 온갖 신랄한 말을 쏟아댔다.

워커는 또한 일부 환자들에게 돈을 받기 시작했다. 많은 토론을 거친 후 협회에서는 특정한 경우에 한해 그가 계속해서 돈을 받도록 하는 데 동의했다. 그 후 워커는 제너가 보기에 도저히 용서받을 수 없는 죄를 저질렀다. 그는 1804년 9월 『의학과 신체』의 편집인에게 편지를 썼는데, 거기서 어떤 환자의 병변으로부터 다른 환자에게 투여할 백신을 얻는 새로운 방법을 기술했다. 제너와 그의 동료들은 즉각 이러한 방법은 종두의 효과를 손상한다고 주장했다. 이를 두고 논쟁을 벌이는 여러 의사와 워커의 편지가 잇달아 잡지에 실렸다. 제너는 완고하게 남아 있었으며 조금도 타협하려 하지 않았다. 그의 완고함이 이후에 일어난 불행한 사건의 근본적인 원인이 되었다고 많은 사람이 생각한다. 제너는 워커를 해고하라고 협회에 요청했다. 신랄한 논쟁이 뒤따랐으며 회원들은 워커를 지지하는 입장과 반대하는 입장으로 양분되었다. 워커는 마침내 1806년 8월 8일 사임했다.

워커는 복수하기로 결심했다. 처음에 그는 센트럴하우스를 떠나기를 거부했다. 그럼에도 결국 떠나게 되자 모든 환자의 기록을 가져가버렸다. 그는 바로 옆에 집을 얻어 센트럴하우스로 가던 환자들을 자신의 진료소로 오게 할 수 있었다. 마침내 1806년 8월 21일 센트럴하우스와 직접 경쟁하기 위해 그는 런던 시장을 협회장으로 하는 런던백신협회를 열었다.

왕립제너협회는 1806년 10월 2일 워커 대신 제임스 셰리던 놀스라는 스물두 살 된 의사를 임명했다. 2년 후 놀스는 빚으로 감옥에 갇혔다. 이 사건은 나비효과를 일으켰다. 왕립제너협회는 영원히 문을 닫았다.

이제 제너는 부채로 인해 감옥에 갇힐 위험에 처했다. 제너는 의회에서 또 다른 사례금을 받을 수 있도록 다시 옛 친구들에게 부탁했다.

의회는 런던 왕립의사협회에 종두위원회를 설치할 것인지를 묻는 투표를 진행했다. 위원회는 제너를 비롯하여 종두에 찬성하는 사람들의 증언과 반대하는 사람들의 증언을 청취했다. 의회는 또한 런던 왕립의사협회에 에든버러 왕립의사협회와 더블린 왕립의사협회, 그리고 더블린, 에든버러, 런던 왕립외과의사협회의 의견을 얻어달라고 요청했다. 런던 왕립의사협회는 종두를 강력 지지하는 회원들에게 설문지를 돌렸다. 의회가 직접 의견을 구하지 않은 것에 대해 무시당했다고 느낀 런던 왕립외과의사협회는 아무런 결론도 보고하지 않았다. 제너는 그토록 존경받는 사람들의 단체가 무시당했다는 생각 따위로 과학적 판단을 그르치는 것을 한탄했다.

그러는 동안 제너가 재정적으로 곤경에 처해 있다는 소식이 지구 먼 구석에까지 도달했다. 인도에서는 캘커타의 시민들이 그를 위해 4000파운드를, 봄베이에서는 2000파운드를 모금했으며, 마드라스 총독은 제너에게 1383파운드를 지원했다. 마침내 1807년 7월 29일, 영국 의회는 에드워드 제너에게 2만 파운드를 수여하기로 결정했다.

왕립제너협회가 실패한 후 제너는 개인이나 단체가 아닌 정부에 대해 무료 접종을 주장했다. 제너가 정치적 노력을 기울인 결과 의회는 1809년 국립백신기구를 설립했으며 그를 회장으로 지명하는 동시에 여러 명의 회장단을 임명했다. 제너는 특히 자신과 의견이 다른 임원들을 무척이나 싫어했다. 숱한 정치적 내분을 겪은 후 제너는 기구가 첫 공식적인 모임을 갖기 전 사임했다. 국립백신기구는 사실상 1867년까지 존재했으며 이후에는 추밀원이 그 일을 맡았다.

제너에 대한 공격은 계속되었다. 종두의 실패에 대한 보고가 여전히 쏟아지고 있었다. 종두에 반대하는 사람들은 여러 글에서 제너를 조롱했다. 거기에는 풍자적인 시도 있었고 『메디컬 옵서버Medical Observer』에 실린 '제너 오페라'도 있었다. 그는 종두의 실패와 점증하는 날카로운 비판에 응답하는 데 많은 시간을 보냈다.

비록 이러한 정치적 활동이 소모적인 것이긴 했으나 제너는 시간을 내「관찰되지 않거나 적절히 인식되지 않은 천연두 감염에 대한 사실들Facts, for the Most Part Unobserved or Not Duly Noticed, Respecting Variolous Contagion」이라는 16쪽짜리 소책자를 썼다. 여기서 그는 천연두에 두 번 걸린 환자들에 대해 보고했다. 환자들은 자연 감염이나 인두접종에 의해서도 두 번째 감염으로부터 보호받지 못했다. 또한 제너가 최초로 보고한 발견, 즉 천연두가 산모를 감염시키지 않고도 태아를 감염시킬 수 있다는 발견 역시 현대 의사들에 의해 사실로 확인되었다.

이제 60세가 된 제너는 1809년 '은퇴'를 결심했다. 그렇지만 그는 1822년까지 환자를 보았다. 그는 버클리의 지방행정관에 임명되었으며 정원 가꾸기, 농사짓기, 화석 수집, 지질학 등과 같은 새로운 취미에 재미를 붙였다. 항상 과학자였으나 그의 지적인 능력도 쇠퇴하기 시작했다. 그는 「개의 전염병에 대한 관찰Observations on the Distemper in Dogs」이라는 글을 썼는데 여기서 우두를 접종한 20마리의 개에서 모두 경미한 전염병이 발병했다는 잘못된 주장을 내세웠다. 1810년 1월 31일에는 맏아들 에드워드가 결핵에 걸려 죽었다. 제너는 깊은 시름에 잠겨 친구에게 "상처가 그토록 깊을 줄 몰랐다"는 편지를 썼다.

더욱 심각한 정신적 문제의 징후들이 나타났다. 제너는 여덟 살 때 자신을 괴롭혔던 것과 동일한 환청을 경험하기 시작했다. 상심이

컸던 그는 의무를 제대로 수행하지 못할 것이라고 생각했다. 연극, 음악회, 무도회에도 흥미를 잃었다. 여기에 더해 캐서린이 결핵과 관절염으로 꼼짝없이 침대에만 누워 지내게 됐다. 그녀는 제너 자신을 포함해 모든 사람과 감정적으로 유리되었다.

1810년 11월 13일 여동생 메리가 계단에서 떨어져 죽었다. 제너는 우울증과 환청뿐 아니라 흥분 상태와 "용기의 상실"도 겪기 시작했다. 그는 브랜디와 아편에 의존함으로써 상태를 더욱 악화시켰다.

이 무렵 그의 친구인 버클리 백작이 죽었다. 상원은 그의 작위와 부동산에 대한 청문회를 시작했는데 지방행정관인 제너를 증인으로 소환했다. 제너는 케일럽 패리에게 보낸 편지에서 청문회를 경험한 뒤로 매일 밤 대법관 앞에 출두해야 한다는 강박관념으로 악몽에 온몸을 떨며 잠에서 깬다고 썼으며 이런 신경 상태로는 그것을 감당할 수 없다고 덧붙였다.

1812년 8월 둘째 누이인 앤이 중풍에 걸려 결국은 그 후유증으로 9월 25일 사망했다. 제너의 정신 상태는 완전히 최악이었다.

왜 이 자신감에 차 있고, 사교적이고, 명랑하던 사내가 편집증과 우울증에 빠져 세상으로부터 도피하게 되었을까? 주위 사람들의 죽음과 자신의 발병 때문에 어린 시절 두 달 만에 고아가 되고 당시 시술되던 인두법으로 끔찍한 경험을 했던 일을 떠올린 건 아니었을까? 노년에 세상에 홀로 남겨졌다는 사실을 두려워하고, 죽음을 두려워하지는 않았을까? 아니면 뇌병변의 초기 증상을 보인 것은 아니었을까?

이러한 의문에 대한 해답은 없다. 그에게는 또한 반복되는 복통과 황달, 그리고 가슴 두근거림과 같은 건강상의 다른 문제들도 있었다.

왕립외과의사협회는 더 이상 인두법을 시술하지 않고 앞으로는 종두법을 시행하겠다고 발표했다. 이 사실은 옥스퍼드대학에서 명예 학위를 받았을 때만큼이나 그를 기쁘게 했다(그때의 까다로운 성미에 비추면 자명한 일이지만 그는 처음에도 모자와 가운을 거부했다). 이 영예로 그는 평생 거부했던 또 다른 자격, 즉 런던 왕립외과의사협회의 회원 자격도 원하게 됐다. 그렇지만 왕립학회는 옥스퍼드대학보다는 융통성이 없는 것으로 판명되었다. 제너에게 그리스어와 라틴어 시험을 보도록 요구했던 것이다!

그를 가장 즐겁게 한 일은 막내아들 로버트가 1815년 옥스퍼드 대학에 입학한 것이었다. 10대 시절 로버트는 아버지와 끊임없이 싸웠으며, 아버지는 어느 시점에서 로버트를 떠돌이라고 불렀다. 이전에 제너가 그랬던 것처럼 로버트도 그리스어와 라틴어에서는 어려움을 겪었지만, 첼트넘에서 히브리어를 배웠기 때문에 옥스퍼드대학에서는 그것으로 두각을 나타냈다. 아들을 자랑스러워하는 아버지 제너는 아들이 3주 만에 "이 놀라운 언어"에 대한 충분한 지식을 얻었다고 적었다. 아버지와 마찬가지로 로버트도 이곳을 학업만큼이나 중요시했다. 그는 첫 학기 도중에 빠져나와 스코틀랜드에서 뇌조 사냥을 즐겼다. 이 철없는 행동에 대해 들었을 때 아버지가 한 유일한 말은 '그런 시원찮은 총알이라니 새들도 마음이 놓이겠다'는 말뿐이었다.

행복했던 짧은 시간은 이내 종말을 맞이했다. 1815년 9월 13일,

제너의 아내가 죽었다. 다시 한번 제너는 깊은 우울증에 빠졌다. 큰 성격 차이와 숱한 의견 차이에도 불구하고 제너는 캐서린을 사랑했으며 그녀의 종교적인 견해와 삶의 방식을 받아들였다.

얼마 후 제너는 충분히 회복해서 다시 환자를 보고, 지방행정관으로 업무를 재개하고, 취미 생활을 하기 시작했다. 좋은 음식에 대한 입맛도 다소간 되살아났다. 지역의 귀족들은 그의 소금 친 돼지갈비 요리를 높이 평가했다. 새로운 관심사 가운데는 고고학도 있었다. 그는 로마 시대 유적을 발굴했으며 영국에서 바다에 사는 파충류 화석을 최초로 발견하기도 했다. 의학 논문을 쓰는 일에도 여전히 관심을 가졌지만, 질이 매우 떨어져서 우스꽝스러운 결론을 내리기도 했다.

반면에 취미에 관한 글은 관록의 절정을 보여주었다. 실제로 1820년 72세의 제너는 왕립학회에 철새의 이동에 대한 논문을 제출했다. 이 자연과학의 걸작은 그의 사후 1년이 지나 『왕립학회보』에 실렸다. 이 논문에서 제너는 봄여름에 영국에 찾아왔다가 떠나는 새들은 더욱 따뜻한 기후를 찾아 이동한다고 말했다. 이전에는 이 새들이 이동하지 않고 꽁꽁 언 연못의 얼음 아래나 눈 아래에서 월동한다고 여겨졌다.

1820년 8월 5일, 제너는 처음으로 신경 발작을 일으켰고, 여러 시간 동안 의식이 없는 상태로 있었다. 마침내 의식을 되찾고 뚜렷한 마비 증상도 없었지만, 제너는 생의 종말이 다가오고 있다는 사실을 알았다. 항상 사람들과 함께 지내기를 좋아했던 그는 더욱 그런 관계를 원했다. 그는 외로움을 느꼈으나 딸 캐서린이나 아들 로버트는 자주 그를 찾지 않았다.

건강이 좋지 않음에도 불구하고 제너는 1821년 말 평생의 친구인 케일럽 패리를 찾아 배스를 방문했다. 나이 든 두 사람의 마지막 대화를 들을 수 있었다면 흥미로웠을 것이다. 방문한 지 한 달 후 패리는 죽었다. 제너는 살을 에는 추위를 참아가며 그의 장례식에 참석했다.

1823년 1월 26일, 제너는 또 한 번의 발작을 일으키고 죽었다. 놀랍게도 그의 장례식에 대한 세부 사항이 런던에 널리 알려졌음에도 불구하고 런던에서는 한 사람도 오지 않았다. 제너의 장례식은 소박하게 치러졌으며 참석자는 모두 그 지역 사람이었다. 캐서린과 로버트는 당연히 몇 명의 다른 친척들과 함께 참석했고, 소수의 다른 사람들도 있었다. 문상객 중에는 그의 죽음을 특별히 마음 아파하는 사람이 있었다. 최초로 종두를 맞은 제임스 핍스였다.

5세에 고아가 되고 학교에서 적응하지 못하고 게으른 느림보였던 에드워드 제너는 자력으로 역사상 가장 훌륭한 과학자 중 한 사람이 되었다. 세계는 영원히 그의 업적을 고마워할 것이다. 그는 자신의 직업과 의학을 사랑했으며 거기서 두 가지 큰 발견을 했다. 하나는 종두법이었고 다른 하나는 협심증으로, 심장 발작은 심혈관 질환에서 기인하며 화나 자극에 의해 나빠진다는 사실이었다. 제너는 또한 취미 생활도 사랑했는데 거기서도 마찬가지로 놀라운 발견을 했다. 조류학자들은 뻐꾸기와 새들의 이동에 관한 그의 연구가 지금도 이 분야에서 뛰어난 업적으로 평가받고 있다고 말한다. 마찬가지로 지질학자들은 과학에 대한 그의 가장 인상적인 공헌은 선사시대 바다에서 살았던 파충류인 플레시오사우루스의 화석을 발견한 것이라고 한다. 어떤 과학자가 이처럼 다양한 분야에서 그와 같은 뛰어난 업적을 남겼는가?

제너의 꿈은 자신의 발견으로 인해 언젠가 천연두가 지상에서 사라지는 것이었다. 그리고 이 일은 우리 세기에 일어났다. 그가 살아 있어 오늘날 죽은 세균이나 세균의 독을 사람의 몸에 주사해 수많은 치명적 질병에 대한 저항력을 유도하는 데 자신의 방법을 사용하고 있다는 사실을 안다면 크게 감동할 것이다. 사실 백신접종으로 예방할 수 있는 질병의 범위가 그토록 넓다는 사실을 안다면 제너는 무척 놀랄 것이다. 선페스트, 수두, 콜레라, 디프테리아, 홍역, B형 헤모필루스 인플루엔자, A형 간염, B형 간염, 볼거리, 파라티푸스, 폐구균성 폐렴, 소아마비, 광견병, 로키산 홍반열, 파상풍, 장티푸스, 티푸스, 백일해, 황열병 등. 그리고 아마도 머지않은 장래에 우리는 에이즈에 대한 백신의 혜택을 볼 것이다.

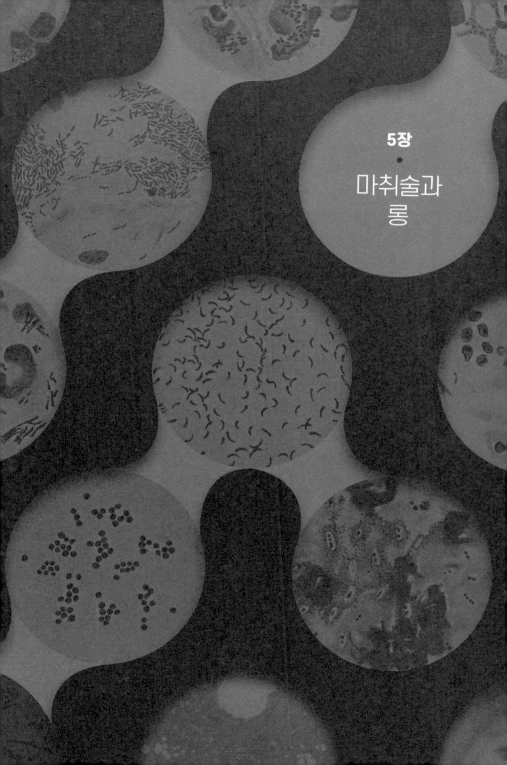

5장
·
마취술과
롱

1591년 젊은 어머니였던 에든버러의 유페인 매케인은 집에서 끌려나와 먼 곳으로 옮겨졌다. 불쌍히 여겨달라는 탄원은 묵살되었고 그녀는 구덩이에 던져져 산 채로 묻혔다.[1]

대체 무슨 죄를 지었기에? 그녀는 막 쌍둥이 아들을 출산했고, 힘든 산고를 겪는 동안 고통을 덜게 해달라고 부탁했다. 당시 교회의 가르침에 따르면 출산의 고통은 신이 정당하게 부과한 벌이었다. 어떤 여자도 신의 뜻을 거역해 통증 완화를 요청하지 못한다는 명목으로 교회는 유페인을 처벌했다.

통증이 정의로운 신이 부여한 처벌이라는 관념의 기원은 적어도 초기 기독교로 거슬러 올라가지만, 그보다 더 오래되었을 수도 있다.[2] 4500년 전 이집트 파피루스 가운데는 지극히 고통스러웠을 수술에 대한 분명한 서술이 존재한다. 통증을 완화시킬 수 있는 어떤 약초를 당시에도 사용할 수 있었으며 실제로 다른 파피루스에서는 그에 대해 논의하고 있기도 하다. 그러나 외과술에 대한 서술에서는 그에 대한 언급을 찾아볼 수 없다.

이와 유사하게 기원전 2000년 전으로 거슬러 올라가는 바빌론의 함무라비법전은 동반되는 통증을 완화하지 않는 수술에 대해 언급하고 있다. 사실 현대 이전에는 중국 의사 한 사람과 인도 의사 한 사람. 그리고 그리스 로마 의사의 극소수만이 수술적 처치와 통증 완화를 연결시켜 생각했다. 150년에서 200년경에 몇몇 그리스 로마 의사는 통증을 완화시킬 뿐 아니라 환자를 잠재우는 약초를 주기도 했다. 이는 현대 마취과의사의 역할에 근접하는 것이었다. 사실 그리스의 군의였던 디오스코리데스는 마취anesthesia라는 용어를 최초로 쓴 사람이었다.[3]

이러한 고립된 방법들은 적어도 기독교 유럽에서는 퍼지지 않았다. 후에 이슬람 의사들이 통증 완화를 위해 다양한 약초를 사용하기 시작했다. 그들은 스펀지에 적당한 약초를 스며들게 만들어 환자에게 흡입하게 했다.[4] 이것은 최면 스펀지라는 이름으로 14세기와 17세기 사이 수사들에 의해 기독교 유럽에 소개되었다. 그들 자신의 가르침과는 반대로 수사들은 이 스펀지를 환자들에게 사용했지만 어쨌거나 너무 많은 사람이 죽어나가 사용을 포기했다. 혹은 그다지 효과적이지 않다는 판단으로 사용이 중지되었을 수도 있다(최근 연구자들이 고대 최면 스펀지의 처방들을 모아 실험동물에게 사용해보았는데 효과가 없는 것으로 나타났다).

그렇다면 마취가 없는 수술은 어땠을까?

후에 최초의 병원들이 출현하기 시작했을 때, 이 병원들은 1791년에 세워진 런던병원을 모델로 삼았다. 병원의 꼭대기 층에는 수술실이 있었다. 수술실 밖에는 종이 매달려 있었다. 수술이 예정되면 종을 울리는데 그러면 모든 간호사, 의사, 보조원이 몰려와 환자의 비명 소리가 다른 곳에 들리지 않도록 무거운 문을 닫았다. 또 모든 의사가 서로 도와 환자를 꼭 붙들어두었으며 필요하다면 환자의 입에 재갈을 물리기도 했다.[5] 수술실에는 커다란 천창이 있어 전등이 없던 시절 자연광이 전등을 대신하도록 했다. 마취술이 없어서 그렇게 설계된 런던병원은 전 영국과 유럽, 그리고 미국 병원의 모델이 되었다.

마취술이 없는 상황을 고려한다면 좋은 외과의사는 반드시 수술을 빨리 하는 외과의사여야 했다. 속도는 무척 중요했다. 예를 들어 나폴레옹의 주치의는 어떤 사지절단도 1분 이내에 할 수 있었다.

마취술의 발전에서 중요한 첫 번째 진보는 1275년 유명한 스페인 연금술사 레이문두스 룰리우스의 발견이었다. 그는 비트리올(황산)을 알코올과 섞은 다음 증류시켜 단맛이 나는 흰색의 액체를 얻을 수 있었다.[6] 처음에 룰리우스와 당시 사람들은 이 액체를 단맛 황산이라고 불렀다는데 이것은 나중에 에테르라고 불렀다. 이 단순한 화합물 안에는 놀라운 미래가 감추어져 있었다. 비록 6세기가 지난 후에야 그 최종적인 운명이 발견될 수 있긴 했지만.

1605년 스위스의 의사이자 유명한 연금술사였던 파라켈수스는 통증을 완화시키는 데 에테르를 사용했다.[7] 그는 내과의사였지 외과의사는 아니어서 외과마취술을 만들어내지는 못했다. 그렇지만 에테르를 실험동물들에게 시험한 다음 지독한 통증을 호소하던 자신의 환자에게 사용했다. 놀랍게도 19세기 중반이 되어서야 통증 완화를 위해 에테르를 사용할 생각을 하는 사람이 다시 나타난다.

또 다른 위대한 진보는 영국의 화학자 조지프 프리스틀리에 의해 이루어졌다. 그는 1772년 질소가스를 발견했는데 후에 이것을 웃음가스라고 불렀다. 프리스틀리는 질소가스를 마취제로 인식하지는 못했으나 산소와 일산화탄소의 존재를 비롯해 다수의 중요한 발견을 했다.

과학적 지식이 아무리 앞서 나갔다고 해도 그는 당시 영국에서는 용서받을 수 없는 두 가지 큰 죄를 지었다. 첫 번째로 그는 프랑스 혁명에서 하층민을 지지한 자유주의자였다. 두 번째로 그는 감리교 목사로서 이단적인 유니테리언교의 목사가 되었다. 그는 예수가 사람이었고, 신은 전능하며, 종교가 줄 수 있는 좋은 점은 동정과 적절한 도덕, 그리고 높은 윤리적 수준이라고 가르쳤다. 부유한 상인들과 귀족들로 이루어진 시위 군중이 이 위험한 급진주의자의 집을 파괴하자 그는 1794년 미국으로 도피해 거기에서 정치적, 종교적 안식처를 찾았다.

프리스틀리가 그 형성에 기여한 '기체의학pneumatic medicine(다양한 가스를 흡입하는 의학)'은 그 후 영국에서 유행처럼 퍼졌다. 기체의학을 선도한 대표적 인물 중 한 사람이 토머스 베도스인데 그는 잉글랜드 버클리 출신의 의사이자 화학자로 제너와 이웃에 살았다. 베도스는 처음에 제너의 종두법에 반대했으나 후에는 열렬한 지지자가 되었다. 프리스틀리와 마찬가지로 자유주의자였던 그는 옥스퍼드대학 화학 교수 자리를 떠나야 했다. 1794년 그는 브리스틀로 가서 기체의학 연구소를 열었다. 4년 후 그는 총명한 22세 외과의사이자 화학자 험프리 데이비를 소장으로 임명했다.

데이비의 어린 시절은 성적이 형편없어 13세에 학교를 떠나야 했다는 점에서 제너의 어린 시절과 유사했다. 의사로 수련받을 자격이 없었던 그는 외과의사이자 약사의 견습생이 되었다. 견습기간 중 데이비는 화학에 엄청난 흥미를 느끼게 되었으며, 화학을 독학으로 공부했다. 질소가스에 웃음가스라는 이름을 붙인 사람이 바로 그였다. 17세에 가스를 흡입한 후 그는 기분이 너무 좋아져 웃음을 터트리고 말았다. 후에 그는 질소가스에 사용할 수 있는 흡입기를 고안했다.

1800년 데이비는 놀라운 책을 출판했다. 이 책은 지난 2년간 그가 수행한 연구의 기록이었다. 여기서 그는 질소가스의 화학적, 물리적, 생리학적 특성들을 아주 자세하게 다루었다.[8] 이 책은 천재의 업적으로 각광받았는데 특히 저자가 출판 당시 21세에 불과했고 연구기간도 단 2년이었기 때문이다.

이 책에서 데이비는 사랑니에 대해 자세하게 서술했다. 그는 잇몸 전체에 염증이 생기고 통증이 심해 하루에 세 차례나 질소가스를 흡입했다. 그 후 턱의 통증이 일시적으로 완화되었다. 그는 질소가스가 수술에 사용될 수 있다고까지 말했다. 그러나 그는 이 생각을 계속해서 밀고 나가지는 않았다. 해야 할 더욱 의미 있는 일이 많다고 생각했기 때문이다. 그 의미 있는 일 가운데는 시작詩作도 들어 있었다. 그는 당대 주도적인 위치에 있던 시인들에게 인정받고 칭송받는 재능 있는 시인이었다. 새뮤얼 테일러 콜리지는 만약 데이비가 당대 가장 위대한 화학자가 아니었다면 가장 훌륭한 시인이 되었을 것이라고 말했다. 윌리엄 워즈워스는 데이비에게 자신의 시와 콜리지의 「노수부의 노래The Rime of the Ancient Mariner」가 포함된 『서정시집Lyrical Ballads』 2판을 편집해달라고 요청했다. 콜리지와 로버트 사우디는 데이비와 함께 재미로 질소가스를 흡입했으며, 그 결과 사우디는 생각할 수 있는 최상의 대기는 질소가스가 분명하다고 말하기에 이르렀다.

데이비는 1801년 기체의학연구소를 떠나 런던왕립연구소의 강사 및 교수가 되었다. 거기서 그는 자신이 과학에 대한 가장 가치 있는 공헌이라고 생각하는 데이비램프를 발명했다. 이 램프는 석탄광산에서 폭발의 위험을 크게 감소시켰다. 그는 너무나 유명해져서 나폴레옹 전쟁이 최고조에 달했을 때에도 런던과 파리 사이를 안전하게 여행할 수 있었으며 나폴레옹으로부터 직접 상을 받기도 했다. 놀랍게도 그는 25세에 왕립학회 회원이 되었으며, 32세에는 기사 작위를 수여받고, 42세에 왕립학회 회장에 임명되었다. 그리고 회장의 직권으로 그는 새의 이동에 관한 제너의 연구를 왕립학회에서 출판하도록 허락했으나 불행히도 그것은 제너가 죽은 다음의 일이었다.

데이비 이후 질소가스 연구에 대한 관심은 미국으로 건너갔다. 1808년 윌리엄 바턴은 펜실베이니아대학에 제출한 의학박사 논문에서 질소가스에 대한 데이비의 관찰을 확인해주었다.[9] 바턴은 그의 논문에서 자기가 머리를 아주 세게 얻어맞았는데 질소가스를 마시자 통증을 전혀 느낄 수 없었다고 썼다. 데이비와 마찬가지로 그는 질소가스를 수술 중에 마취제로 사용하자고 제안했으나 이 생각을 더 발전시키지 않았다. 다시 30여 년이 지난 후에야 이 생각은 실천에 옮겨졌다.

마취에 대한 개념이 도입되자 가장 관심을 보인 사람들은 치과의사와 외과의사였다. 치과의사는 아주 얕은 마취가 필요했고, 외과의사는 깊은 마취가 필요했다. 그래서 치과마취와 외과마취의 분리가 일어났다. 마취술의 역사를 논의할 때는 공통적인 동의에 의해 외과마취의 역사에 초점을 맞추는 것이 관례다.

여러 미국 화학자는 마취제를 만든 다음에 사람들이 그것을 흡입하면 행복하고 즐거워진다는 사실을 알게 되었다. 그래서 마취제를 만든 화학자들은 '에테르 파티'와 '웃음가스 파티' 같은 모임을 조직했다. 에테르를 치과용 마취제로 처음 사용한 사람은 윌리엄 E. 클라크라는 화학도였다. 그는 에테르 파티를 지켜보기도 하고 거기에 참석하기도 했다. 그는 일라이자 포프라는 치과의사에게 치료를 받고 있었다. 어느 날 클라크는 포프에게 발치할 때 에테르를 사용해보라고 제안했다. 물론 마취제를 조금 주면 통증을 덜 수 있을 것이라는 생각 때문이었다. 1842년 포프의 환자인 호비 양이 에테르 마취를 받고 통증 없이 발치한 첫 사례가 되었다.

외과적 목적으로 마취술을 처음 사용한 사람은 크로퍼드 롱 박사였다. 1815년 조지아주 덴빌에서 태어난 롱은 14세에 조지아주 아덴에 있는 프랭클린칼리지를 졸업했다. 그는 학교 역사에서 가장 눈에 띄는 졸업반에 속했는데, 그 반에 속한 사람들은 모두 유명해졌다. 한 사람은 주지사가 되었고, 두 사람은 상원의원, 두 명은 장군, 그리고 롱 자신을 포함한 세 명은 뛰어난 과학자가 되었다.

롱은 켄터키주 렉싱턴에 있는 트란실바니아대학과 당시 미국 최고의 의과대학이었던 필라델피아에 있는 펜실베이니아대학에서 의학사 학위를 받았다. 그는 18개월 동안 뉴욕에서 외과 수련을 받고 1841년 조지아로 돌아와 제퍼슨시에서 개원했다. 그 도시에 사는 사람은 수백 명에 지나지 않았으나 뛰어난 의사로서 친절하며 헌신적이었던 그는 활동 범위를 점차 넓혀갔다. 명성은 널리 퍼졌다. 사실 그는 넓은 지역을 다니며 진료했다. 그래서 온종일 조지아의 급류와 시냇물을 건너다니며 이 환자의 집에서 저 환자의 집으로 왕진했다. 그는 너무도 바쁘고 헌신적이었던 나머지 1842년에 캐럴라인 스웨인과 올린 자신의 결혼식에도 늦을 정도였다. 그는 위중한 환자와 같이 있었는데 거의 모든 하객이 신랑이 마음을 바꿔먹었다고 생각하여 자리를 떠난 다음에야 결혼식장에 도착했다. 마음을 바꾼 것은 아니었다. 그렇지만 결혼식을 마치고 환자에게로 간 그는 이튿날 신부에게 돌아가지 않았다. 그들은 모두 열두 명의 자식을 낳았으나 그중 다섯 명이 어려서 병으로 죽었다.

결혼식 얼마 후에 제퍼슨의 젊은이 몇 명이 그에게 웃음가스 파티를 열 수 있도록 질소가스를 만들어달라고 요청했다. 롱은 에테르도 그만큼 효과가 있다고 대답하고 즉시 약간의 에테르를 만들었고 그들은 모두 함께 시험해보았다. 에테르 놀이는 전염성이 강해 곧 제퍼슨과 그 인근에서 유행하게 되었다.

이 놀이에서 롱은 지극히 중요한 관찰을 하게 되었다. 전형적인 파티를 하고 난 후 그는 에테르의 효과가 남아 있는 가운데 뒹굴다가 멍이 들었다. 그러나 그는 실제로 멍이 생겼을 때 통증을 느낀 기억이 전혀 나지 않았다. 롱은 통증 없는 혹을 보며 그의 환자 중 한 사람인 제임스 N. 베너블을 떠올렸다. 그는 목에 생긴 낭종 때문에 여러 차례 수술 날짜를 잡았으나 통증을 두려워한 나머지 매번 수술을 취소했다. 롱은 그를 에테르 파티에 초대해 에테르가 사람을 상하게 하지 않는다는 사실을 보여주었다. 그렇게 해서 베너블에게 에테르가 무해하다는 것을 확신시켰다. 1842년 3월 30일 롱은 에테르를 수건에 조금 부어 베너블로 하여금 들이마시게 하고 곧 그가 의식을 잃는 것을 관찰했다. 롱은 낭종 중 하나를 제거했는데 베너블은 통증을 전혀 느끼지 못했다. 의식을 되찾은 베너블은 일어난 일을 믿을 수 없었다. 롱은 낭종이 없어졌다는 것을 증명하기 위해 베너블에게 낭종을 보여주어야 했다. 시술은 아주 성공적이어서 9주 후에 롱은 두 번째 낭종을 제거했는데 마찬가지로 지극히 결과가 좋았다. 롱은 자기 환자들에게 계속해서 에테르를 주었다. 1842년 7월 그는 어떤 소년의 발가락을 통증 없이 절단했고, 1846년 10월경에는 여덟 명의 환자에게 성공적으로 외과마취술을 시술할 수 있었다. 매번 많은 목격자가 일어난 일을 확인해주었다. 이는 다가올 일에서 지극히 중요한 의미를 가진다. 이에 더해 롱은 1845년 12월 산과적 시술에 마취술을 최초로 사용했다. 그래서 롱은 26세가 될 무렵 장구한 의학 역사에서 처음으로 외과마취를 사용한 사람이 되었고, 29세에는 최초로 산과마취를 사용한 사람이 되었다. 롱은 1850년 애틀랜타로 이사했으며 1년 후에는 조지아주 아덴으로 옮겼다. 남북전쟁 동안 도시를 불태우라는 명령을 받은 북군의 기마부대가 접근하고 있다는 소식이 아덴에 전해졌다. 롱이 고향에 도착했을 때 딸 프랜시스와 남동생은 막 도주하려 하고 있었다. 그는 프랜시스에게 유리 항아리를 하나 주었다. 그 안에는 외과마취에 대해 그가 발견한 것들의 증거를 기록한 문서 다발이 들어 있었다. 프랜시스는 전쟁 후에 다시 회수할 수 있도록 숲 속에 그 항아리를 묻었다.

롱은 1878년 6월 16일 지방의회 의원 아내의 분만을 돕던 도중 급작스런 다량의 뇌출혈이 일어나 목숨을 잃을 때까지 외과 시술과 마취술을 행했다. 그가 죽어가며 남긴 말은 "엄마와 아기를 먼저 돌보라"는 것이었다.

롱은 에테르를 사용해 수술받는 환자에게서 의식과 통증을 한꺼번에 제거한 최초의 사람이었다. 그러나 그는 이 놀라운 성취를 발견 후 7년이 지난 1849년에야 발표했다.[10] 더구나 1846년 경쟁하던 두 치과의사와 한 명의 의사가 없었다면 롱이 이 논문을 발표할 생각이나 했을지 의심스럽다.

이제는 다른 세 주장에 대해 서술할 시간이다. 그러나 그 작업에 들어가기 전에 의사인 찰스 잭슨과 치과의사 중 한 사람인 윌리엄 토머스 그린 모턴이 1842년 봄, 롱이 첫 환자에게 마취제를 주었던 바

로 그때 정확히 보잘것없는 마을 제퍼슨을 방문했다는 사실을 언급
해야 한다.[11] 이 경천동지할 사건이 400명의 제퍼슨 주민 사이에서 경
탄의 초점이 되지 않았다는 것은 생각하기 어렵다. 또 잭슨 박사와 치
과의사들이 에테르를 발견한 마을 사람들에 의해 즉각 칭송되지 않
은 것 또한 생각하기 어려운 일이었다.

　이 방문을 강조하는 이유는 잭슨이 제퍼슨을 방문한 후 하버드
대학으로 돌아와서 다음과 같이 주장했기 때문이다. 그는 아주 심한
목감기로 고생을 하고 있어 에테르를 사용했는데 그로 인해 앉아 있
는 동안 의식을 잃었다고 했다. 그는 이 특이한 일이 1842년 2월 일어
났다고 주장했는데 이것은 마침 롱이 최초의 마취를 시행하기 한 달
전이었다. 그의 의자는 지금도 여전히 보스턴 매사추세츠종합병원에
있는 마취 관련 전시물 중 하나로 전시되고 있다. 그러나 잭슨의 인간
됨이나 그의 이전 주장들을 잘 알고 있는 사람들은 그가 새로운 발견
을 했다는 주장을 의심했다.

　잭슨은 1805년 매사추세츠 플리머스에서 태어났고 1829년 하
버드 의과대학을 우등으로 졸업했다. 그는 하버드 의과대학 교수로
매사추세츠종합병원에서 일했으며, 백과사전적 지식의 소유자였다.
열심히 일해 400편 이상의 논문을 발표한 그를 하버드대학은 분명
자랑스럽게 생각했을 것이다.

　잭슨이 총명했던 것은 사실이지만 사회적으로는 문제가 있는 사
람이었다. 동료들은 그를 과도하게 경쟁적이고, 남을 잘 속이며, 일을
조작해내기 좋아하며, 의심 많은 사람으로 기억한다. 그는 학문적 경

력을 이어가며 남들의 발견을 자신의 발견이라며 거짓으로 주장한 경우가 여러 차례 있었는데, 기이하게도 하버드대학은 그 사실을 별로 개의치 않는 듯했다. 어쨌거나 그는 이런 무분별한 행동으로 인해 한 번도 징계를 받은 적이 없었다.

한 가지 예를 들어보자. 동료 중 한 사람이었던 윌리엄 보몬트는 소화에 관한 연구로 국제적인 명성을 얻은 사람이었다. 그에게는 알렉시스 세인트 마틴이라는 특별한 환자가 있었다. 이 환자는 의회의 결정으로 보몬트의 보호 아래 있었다. 세인트 마틴은 위에 총상을 입어 위가 영구적으로 열려 있었다. 따라서 소화작용을 보기 위해서는 그 안을 들여다보기만 하면 되었다.

한번은 보몬트가 화학적 분석을 위해 세인트 마틴의 위액을 잭슨에게 보냈다. 잭슨은 즉시 세인트 마틴과 일하면 세계적으로 유명해지리라는 사실을 알았다. 그는 보몬트로부터 마틴을 숨기고 1834년 몰래 그를 자신이 보호하겠다고 요청하는 청원서를 의회에 제출했다. 이 사실을 안 보몬트는 격분했고 잭슨의 청원은 실패로 돌아갔다.[12]

그리고 1832년 잭슨은 유럽에서 돌아오는 배 안에서 새뮤얼 모스를 만났다. 어느 오후 사람들이 라운지에 앉아 전자기에 대해 이야기를 나누고 있었는데 누군가가 잭슨에게 전류와 전선 길이의 관계에 대해 물었다. 잭슨이 여기에 대해 대답하자 모스는 아마 그런 방법으로 메시지를 전달하는 일이 가능할 것이라고 덧붙였다. 미국에 도착한 모스는 연구를 계속해 전신을 발명하고 1837년 특허를 따냈다. 그러나 잭슨은 자신이 전신의 발명자라고 주장했다. 이 사건은 대법원까지 갔고 모스가 진정한 발명자이며 잭슨은 전혀 아무런 역할도 하지 않았다는 최종 판결이 내려졌다.

또 잭슨은 크리스티안 쇤바인이 아니라 자신이 총에 사용하는 면을 발명했다고 주장하기도 했다. 알게 되겠지만 잭슨은 또 다른 주장들을 하게 된다.

이제 마취술의 발견에 대한 호러스 웰스의 역할에 대해 알아보자. 웰스는 1815년 버몬트주 하트퍼드에서 태어났으며 1834년 하버드 치과대학을 졸업했다. 그는 여러 해 동안 거기에서 가르쳤고, 학식이 풍부했으며 당시 치의학 잡지에 많은 논문을 기고했다.

웰스는 재능 있는 사람이었던 한편 기복이 심한 사람이기도 했다.[13] 그는 수시로 진료를 그만뒀는데 한번은 프랑스로 가서 미술작품을 구입해 많은 이익을 남기고 미국에서 팔았는가 하면 휴대용 욕조와 난로를 만든다고 진료를 그만두기도 했다. 또 매우 종교적인 사람이어서 한번은 목사가 되는 것을 고려해보기도 했다. 극도로 흥분하기도 했다가 쉽게 우울해지기도 했으며 다른 사람들의 평가에 크게 동요되기도 했다.

1844년 12월 10일 웰스는 가드너 Q. 콜튼 박사가 주최하는 질소가스 파티에 참석했다. 그는 웃음가스를 마시는 누군가의 옆에 앉아 있었는데, 그 남자는 자기 다리를 심하게 때리면서도 통증을 전혀 느끼지 못했다. 웰스는 즉시 웃음가스를 치과용 마취제로 사용할 수 있을 것이라는 사실을 알아차렸다. 썩을 대로 썩은 충치가 있었던 그는 이튿날 동료가 발치하는 동안 웃음가스를 달라고 콜튼에게 부탁했다. 콜튼이 그렇게 하자 그는 아무런 통증도 느끼지 않았다. 마취에서 깨어나자 그는 흥분해서 이것은 세계 역사상 가장 위대한 발명이라고 소리쳤다.

웰스의 이야기를 계속하기 전에 외과마취술의 발견에 대해 논하며 두 번째 치과의사인 윌리엄 토머스 그린 모턴을 언급하는 것이 좋겠다. 모턴은 1842년 제퍼슨을 방문한 치과의사였다. 그는 하버드대학에서 웰스에게 치의학을 배웠는데 웰스는 나중에 개원할 때 그를 동업자로 맞아들였다. 그런데 1844년 모턴은 하버드대학에서 의학을 공부하기로 결심하고 잭슨을 그의 지도교수로 정했다. 사회적으로 문제가 있는 성격의 소유자들끼리의 기묘한 결합은 수많은 갈등과 혼란을 낳아 미 의회를 당혹하게 만들 정도였다.

질소가스의 마취 효과에 대한 웰스의 발견 소식을 들은 모턴은 열광적으로 반응했다. 하버드 의과대학 학생으로서 그는 웰스가 치대생이 아닌 외과반 학생들 앞에서 발견을 실연할 수 있는 자리를 마련했다. 당시 하버드대학에 있던 세계적으로 유명한 의사 존 C. 워런 박사는 즉시 이 실연을 허가해주었다.

이 역사적 실연은 1845년 1월 보스턴 매사추세츠종합병원의 외과 원형 강당에서 열릴 예정이었다. 그러나 웰스의 약한 자아는 예상치 못한 충격을 받게 된다. 그가 웃음가스를 주는 데 사용하던 기구는 나무로 만든 마우스피스와 기름 먹인 명주로 만든 2리터 용량의 봉투에 붙어 있는 꼭지였다. 그런데 이것은 환자를 마취시킬 만큼 크지 않았다. 적어도 30리터짜리가 필요했지만 그는 물론 이 사실을 알지 못했다.[14] 또 다른 문제는 그의 환자가 충치를 가진 잔뜩 겁에 질린 소년이었다는 점이다. 웰스는 단지 국소마취만을 할 수 있었고 소년은 비명을 질렀다. 그는 기대했던 환호 대신 학생들의 야유를 들었으며 강당 밖으로 쫓겨나다시피 했다. 비록 정신을 차린 소년이 아무 통증도 느끼지 못했다고 말했으나 웰스는 무척 곤혹스러운 상태에 빠졌다.

어쨌거나 그는 회복해 치과 치료를 하며 단기간 동안 웃음가스를 사용해 40명의 환자에게 마취를 시행했다. 이 모든 환자는 자신들이 전혀 통증을 느끼지 못했다는 서면 진술서를 써주었으며 각 환자의 치료 시에는 증언자들이 동석했다. 그러나 여전히 병원에서는 그의 이야기를 믿는 사람이 없었다.

모턴은 웰스가 하버드 의대생들 앞에서 창피를 당하기 바로 전에 웰스뿐 아니라 잭슨과도 교분을 맺었다. 잭슨은 모턴이 그와 마찬가지로 제퍼슨을 방문했으며 에테르의 마취 효과에 대해 잘 알고 있다는 사실을 모른 채 모턴에게 에테르가 탁월한 마취제라고 알려주었다. 모턴의 즉각적인 응답은 "에테르요? 그게 뭐죠?"였다.

모턴은 후에 잭슨이 자신에게 에테르에 대해 말했을 때 자신은 이미 그것을 실험해보았지만 이러한 활동을 잭슨에게 숨겼다고 맹세를 하며 주장했다. 나중에 그는 자신뿐 아니라 물고기, 곤충, 강아지까지도 마취시켰다고 말했다. 그러나 그의 동료 의대생 중 한 사람은 모턴이 어떤 실험도 한 적이 없다고 의회에서 증언했다.

물론 모턴은 에테르로 두 명의 치대생을 마취하려 했다. 그러나 이들은 흥분하기만 했고 마취는 되지 않았다. 이때 모턴은 잭슨과 협력을 해야 한다는 사실을 알아차렸다. 그가 보기에 잭슨은 특별한 지식을 가진 사람이었다. 잭슨은 모턴이 순수하지 못한 상업용 에테르를 사용했다고 지적했다. 그리고 마취 목적으로 사용하기 위해서는 직접 에테르를 제조해야 한다는 사실도 지적했다. 그들은 그렇게 했고 제조법의 비밀을 지킴으로써 많은 돈을 벌 수 있을 것이라고 생각했다. 잭슨은 에테르의 진정한 본성을 숨기기 위해 향유를 혼합할 생각을 했다. 그와 모턴은 그것을 레테온이라고 이름 붙여 특허를 얻었으며 성분을 비밀에 부치려고 했다.[15]

모턴은 1846년 9월 30일 이 제품을 이븐 프로스트에게 사용했다. 잭슨은 모턴에게 정확하게 마취제를 투여하는 방법을 말해주었고 효과가 있을 것이라고 확신했다. 그리고 실제로 그러했다. 모턴은 통증 없이 발치했다. 목격자들도 현장에 있었다. 그리고 『보스턴저널』은 바로 이튿날 기사에서 새로운 발견을 알렸다.

이제 모턴은 시험을 위해 워런에게 접근했다. 요청은 그가 2년 전 웰스에게 한 것과 유사했다. 이번에도 워런은 좋다고 대답했고 그의 주치의인 C. F. 헤이우드 박사는 모턴에게 1846년 10월 16일 금요일 아침 10시 턱에 종양이 있는 환자의 종양 제거 수술에 마취를 사용하는 것이 어떻겠냐고 제안했다. 헨리 제이컵 비글로 박사는 시연의 세부 사항을 맡아 준비했는데 내로라하는 보스턴의 외과의사를 모두 초청했다(그러나 이상하게도 의과대학생들은 하나도 초청하지 않았다).

모턴은 나타나지 않았다. 놀란 비글로가 모턴의 진료실을 찾아 갔을 때 마찬가지로 놀란 모턴은 그 도시를 떠나려고 짐을 싸고 있었다. 비글로는 겨우 그를 설득해서 시연 장소로 데려왔다. 레테온은 효과가 있을 것이라며 비글로는 모턴에게 용기를 주었다. 비글로와 모턴은 워런이 막 피부를 절개하려는 순간 매사추세츠종합병원의 외과 강의실에 도착했다. 모턴은 그 자리에서 사과했다(이것은 그의 새로운 흡입기가 준비되기 위한 시간을 벌기 위한 것이기도 했다). 그리고 그는 레테온을 투여했다.

수건에 에테르를 부어 사용했던 롱의 경우와 달리 모턴은 흡입기를 사용했다. 그가 두려워하던 일은 일어나지 않았다(아니면 부분적으로만 일어났다). 웰스의 시연 때와 마찬가지로 그의 흡입기에 문제가 있었기 때문이다. 모턴의 경우 흡입기에 마개는 있었지만 밸브가 없었다. 피부를 절개하는 동안 환자는 통증을 느끼지 않았으나 나중에는 횡설수설하기 시작했고 불안한 상태가 되었다. 후에 환자는 누가 그의 목을 할퀴는 것 같은 느낌을 받았다고 말했다. 분명 수술이 진행되고 있다는 사실을 인지했던 것이다.

이번에는 야유가 일어나지 않았다. 초청받은 외과의사들과 워런 자신도 만족스런 결과에 놀랐다. 다음번 수술에서 모턴은 헤이우드 박사의 환자를 다시 레테온으로 마취했다. 환자는 왼쪽 팔에 있는 큰 종양을 제거할 예정이었다. 모턴은 놋쇠로 만든 흡입기를 개선해 흡기 밸브와 호기 밸브를 달았으며(이 흡입기는 매사추세츠종합병원에 지금도 전시되어 있다), 마취는 성공적으로 이루어졌다. 환자는 수술 내내 의식이 없었고 아무런 통증도 기억하지 못했으며 수술이 끝날 무렵 가끔 신음 소리를 냈을 뿐이었다.[16]

두 번째 마취가 매우 성공적으로 끝난 다음 워런, 헤이우드, 비글로는 모턴과 잭슨이 레테온에 대한 특허를 취득한 사실을 알았다. 그들은 공개적으로 이를 비윤리적이라고 지적했다. 이것을 들은 잭슨은 특허에서 그의 이름을 철회하는 대신 모턴과 서면계약을 맺었다. 계약에 따르면 그는 모턴에게 500달러와 장차 레테온 사용에서 얻을 수입의 10퍼센트를 요구했다.

모든 음모를 알게 된 워런은 매사추세츠주에서 레테온의 사용과 모턴의 새로운 마취술을 금지했다. 다른 의사들의 도움 없이는 다시는 마취과의사로 활동할 수 없게 된 모턴은 레테온이 사실 에테르에 불과하다는 사실을 털어놓을 수밖에 없었다. 워런이 모턴에게 왜 향유를 섞어 에테르라는 사실을 감추었냐고 묻자 모턴은 향유가 더욱 강력한 마취제를 만든다는 거짓말을 했다. 이러한 주장에도 불구하고 모턴과 잭슨은 후에 특허를 취소했다.

1846년 11월 9일 비글로는 보스턴의학발전협회에서 새로운 마취술에 대한 강연을 했고, 11월 18일에는 모턴의 성공적인 두 증례를 『보스턴 내외과 저널』에 발표했다.[17]

비글로의 논문이 발표되고 며칠이 지나지 않아 새로운 마취술에 세계적인 관심이 집중되었다. 명예욕에 불탄 잭슨과 모턴, 그리고 웰스는 각자 자신이 그것을 발견했다고 주장했다. 또 다른 주장자들(처음으로 치과마취를 한 윌리엄 클라크와 크로퍼드 롱)은 이때까지만 해도 침묵을 지키고 있었다. 클라크는 어떤 명성도 원하지 않았고 주 상원 의원의 노력만 아니었다면 롱도 거기에 개의치 않을 수 있었으며 또 개의치도 않았을 것이다.

그 일이 있은 직후 잭슨과 모턴은 고문과 변호사 들의 도움을 받아 외과마취술의 공동 발견자라는 사실을 적시한 협약서를 작성했다. 웰스는 이 협약서에 대한 소식을 접하고 모욕당했다고 느꼈다. 1847년 목숨의 위험을 무릅쓰고 팔 정맥을 절개하고 에테르를 흡입한 것은 외과마취술의 발견에 공헌이 될 수도 있었다.

외과마취술의 발견에 대한 이상한 이야기는 점점 더 이상해지고 있었다. 모턴과 동의서에 서명을 하고 며칠이 지나지 않아 더욱 비열한 음모가가 된 잭슨은 자신이 외과마취술의 유일한 발견자라고 주장하는 편지를 프랑스 과학아카데미에 보냈다. 이 사실을 알게 된 모턴은 고문과 변호사에게 돌아가 협약을 파기하고 이후로는 자신이 유일한 발견자라고 주장했다.

누가 외과마취술을 최초로 발견했는가를 두고 벌어진 잭슨과 모턴, 그리고 짧은 기간이었지만 웰스 사이의 싸움은 너무도 격렬해져 1847년 미 의회가 개입하여 누가 최초의 발견자인가를 결정하는 지경에 이르렀다. 후에 에테르 논쟁이라고 이름 붙은 이 사건은 16년 동안 이어졌고, 심지어는 남북전쟁 중에도 지속되었다.

모턴의 주장은 영향력 있는 동료 두 명의 지지를 받았다. 첫 번째 사람은 대니얼 웹스터로 그는 당대 가장 유명한 웅변가이자 변호사였고 휘그당의 설립자이자 미합중국 상원에 지극히 영향력이 있는 인물이었다. 두 번째 사람은 올리버 웬들 홈스로 그는 하버드대학 해부학 교수였고 이미 유명한 수필가이자 소설가, 시인이기도 했다. 모턴을 위한 이 모든 지원사격에도 불구하고 의회는 틀림없이 모턴이 외과마취술을 발견한 것이 아니라는 결정을 내렸다. 그가 에테르에 대해 알고 있는 모든 것은 잭슨으로부터 배운 것이라는 사실을 많은 증인이 입증했다. 그들은 모턴이 여러 차례에 걸쳐 마취술을 발견한 것은 사실 잭슨이라고 말한 것을 들었다고 증언했다.

윌리엄 모턴은 의회 보고서에서 대단한 가장꾼으로 불렸다. 잭슨 앞에서 에테르에 대해 아무것도 모르는 척했기 때문이었다. 그는 자신의 진료를 마취에만 한정했으나 1846년의 사건 이후 심각한 재정적, 정서적 어려움을 겪었다. 1868년 그는 49세라는 상대적으로 젊은 나이에 분명치 않은 이유로 세상을 떠났다.

의회는 또한 외과마취술을 발견한 이가 웰스도 아니라고 결론내렸다. 왜냐하면 그는 치과마취술만을 시도했기 때문이다. 어쨌든 그는 그 무렵 자살을 기도했고 더 이상 그 영예를 주장할 형편도 아니었다.

따라서 의회가 보기에 싸움은 잭슨과 롱 사이의 문제였다. 문제가 되는 양측의 강력한 지지자들을 고려해봐도 의회로서는 외과마취술의 발견자가 누구인가를 결정할 능력이 없었다. 놀랍게도 의회는 당사자들에게 문제를 풀 것을 요청했다! 그들은 잭슨에게 조지아에 있는 롱을 방문하도록 했고, 잭슨은 그렇게 했다. 늘 그렇듯이 롱은 이 노인에 대해 정중하고 상냥했으며 공경하는 태도를 취했다. 그러나 두 사람은 분쟁을 해결할 수 없었다. 조지아를 떠난 직후 잭슨은 치매에 걸려 나머지 생애를 그 상태로 보냈다.

따라서 롱은 1846년 이후 분쟁 당사자들 중 유일하게 정상적인 삶을 영위한 사람이었다. 다른 이들은 죽거나 제정신이 아니었다. 롱은 이 소동에 대해 잠자코 있었으며 이 모든 일을 그에게는 중요하지 않은 것처럼 취급했다.

여러 권위 있는 치의학회와 의학회 또한 이 문제로 토론을 벌였고 결국 의회와 마찬가지로 양분되기에 이르렀다. 각 학회는 자신의 입장을 세웠는데 이는 오늘날까지도 유지되고 있다. 예를 들어 미국치과의사협회는 1864년에, 그리고 미국의사협회는 1870년과 1872년에 웰스가 마취술을 발견했다는 결정을 내렸다. 미국의사협회가 이러한 주장을 한 것은 흥미로운데, 웰스 자신이 외과마취술을 시행하지 않았다고 인정했음에도 불구하고 내려진 결정이기 때문이다. 웰스는 자신의 치과마취술을 하버드 외과 수업에서 시연했고, 그것이 아마 의사들이 그러한 주장을 하게 된 이유일 것이다.

1913년 뉴욕대학 명예의 전당 선정위원들도 그 문제로 오래 토론을 벌였다. 롱은 400명이 사는 고립된 작은 마을에 살고 있었으며 그의 증언자들은 모두 의학적 훈련을 받지 않은 일반 대중이라는 점이 지적되었다. 또한 거기에는 논문을 제출할 지역 의학회도 없었다. 그는 사방 수 킬로미터를 통틀어 유일한 의사였기 때문이다. 조지아와 같은 시골에서는 정보가 느리게 전달되고 롱 또한 1849년까지 결과 발표를 미루었다. 롱이 자신이 발견한 일의 중요성을 완전히 인식하지 못했다고 생각할 수도 있다.

한편 모턴은 가장 유명한 대학 중 한 곳에서 일했으며 그의 첫 마취 환자는 세계에서 가장 널리 알려진 외과의사가 의뢰한 환자였다. 그의 증인은 보스턴 지역의 다른 외과의사들이었으며 결과는 신속하게 보고되었다. 그 소식은 사실 1847년 중반 무렵 전 세계로 퍼져나갔다. 영국과 유럽, 남미, 남아프리카의 거의 모든 큰 병원에서 모턴의 두 증례를 보고한 비글로의 논문에 근거해 에테르를 외과용 마취제로 사용하고 있었다.

뉴욕대학에서 벌어진 논쟁에서 가장 유명한 참가자는 윌리엄 오슬러 경이었는데 그는 위원들이 모턴을 발견자로 지명할 것이라고 확신했다. 그는 과학의 세계에서 공적은 어떤 사실에 대한 생각을 최초로 한 사람이나 그것을 증명한 사람이 아니라 그것을 세상에 납득시킨 사람에게 돌아가야 한다고 주장했다. 이상한 주장이지만 위원들은 이 주장을 받아들였고 모턴을 외과마취술의 발견자로 명명했다. 1842년 모턴이 제퍼슨을 방문했다는 사실을 오슬러가 알았어도 그가 발견자라고 주장했을지는 의문이다.

1921년 애틀랜타에서 열린 미국외과의사회 모임에서는 롱을 발견자로 지명했고 크로퍼드롱협회를 창립했다. 이 협회는 1926년 워싱턴의 홀에 롱의 동상을 세웠다. 후에는 애틀랜타의 한 병원이 그를 기념해 롱메모리얼병원이라는 이름을 붙였다. 그 이후로는 전 세계 대부분의 외과의사가 크로퍼드 롱을 외과마취술의 발견자로 받아들인다. 우리 또한 이 시골 의사에게 영예를 부여하기로 했다.

외과마취의 역사에서 다음으로 중요한 발전은 영국에서 일어났다. 존 스노라는 23세 일반의가 세계 최초로 마취만을 하는 의사가 되었다(독자들이 기억하듯이 모턴 또한 마취만을 했다. 그러나 그는 의사 면허를 따지 못하고 평생 치과의사로 남았다).

스노는 학문적인 성향이 강해 환자에게 투여하는 에테르와 공기의 비율을 마취과의사가 조정할 수 있도록 에테르 흡입기를 개선했다. 그는 마취제의 생리적 효과를 처음으로 분석했으며 그 주제에 관해 유명한 책을 썼다.[18]

이후에는 에든버러대학 산과학 교수 제임스 심프슨 경이 산과 영역에 마취술을 사용할 것을 주장했다. 약 3세기 전 같은 도시에서 유페인 매케인에게 일어난 일을 생각해본다면 그와 그의 첫 마취 환자의 시도는 무척 용감한 일이었다. 그가 우려한 대로 에든버러의 칼뱅 교회는 성서에서 여성은 해산의 고통을 겪어야 한다고 했다는 이유를 내세워 산과의 마취술 사용에 반대했다. 다행히 교회는 그나 환자를 산 채로 묻지는 않았는데 그것은 아마도 그에게 주치의로 돌보았던 빅토리아 여왕과 같은 강력한 후원자가 있었기 때문일 것이다. 그는 또한 「창세기」 2장 21절에 묘사된 이브의 탄생 장면을 인용하며 자신을 방어할 수 있었다. "야훼 하느님께서 아담을 깊이 잠들게 하신 다음, 아담의 갈빗대를 하나 뽑고 그 자리를 살로 메우시고는……."

최초의 마취제인 에테르는 많은 단점이 있었다. 다른 무엇보다도 에테르는 구토와 기관지 자극을 유발했다. 따라서 더욱 안전하고 독성이 없는 마취제를 찾고자 하는 노력이 이루어졌다.

1831년 미국의 화학자인 새뮤얼 거스리는 처음으로 클로로포름을 만들었다. 여덟 살 된 딸이 그가 방에 둔 이 새로운 화학물질의 맛을 보고 정신을 잃자 딸을 깨우기 위해 노력했고, 그럼에도 불구하고 딸은 여러 시간 동안 의식이 없는 상태로 있었는데, 그는 그것을 마취제로 인식하지는 못했다.[19]

여러 해가 지난 후 에든버러의 산과의사 심프슨은 화학자인 친구에게 에테르보다 더 나은 마취제를 추천해줄 수 없냐고 물었다. 거스리의 딸 이야기를 들은 적이 있었던 친구는 이 새로운 물질인 클로로포름이 효과가 있을 것으로 생각했다.

심프슨은 처음에 자신에게 마취를 걸었고 부작용 없는 긍정적인 결과를 얻었다. 그래서 그는 조카가 분만하는 동안 마취제를 주었다. 1853년 4월 7일 그는 빅토리아 여왕의 여덟 번째 아이인 레오폴드 왕자의 분만에 호출받았다. 그는 친구 존 스노를 불러 여왕에게 클로로포름을 마취제로 주라고 했다. 스노는 소량의 클로로포름을 여왕의 손수건에 부어 여왕의 코 아래로 가져갔다. 결과는 대성공이었다. 여왕은 의식은 있었지만 통증을 전혀 느끼지 못했으며, 이튿날 신문들은 여왕이 새로운 마취제를 써서 분만한 이야기를 온 세상에 떠들어댔다. 그날 이후 에든버러의 칼뱅교회에서는 아무 말도 하지 않았다.

곧 클로로포름은 영국과 독일에서 일하는 모든 의사가 선택하는 마취제가 되었다. 그러나 불행히도 에테르와 마찬가지로 클로로포름에도 문제가 있었다. 클로로포름이 간에 손상을 초래한다는 사실이 점차 알려졌고, 에테르로 마취한 사람보다 다섯 배나 많은 사람이 클로로포름 마취 후에 죽었다. 영국과 독일의 지도적인 의사들은 클로로포름 사용에 제한을 가할 것을 주장했다.

클로로포름의 독성에 대한 논란이 벌어지는 동안 외과마취사상 진정으로 역사적인 진보가 1880년 일어났다. 저명한 영국의 외과의사 윌리엄 메이스언이 금속관을 환자의 입으로 집어넣어 목구멍과 성대를 지나 기관에까지 밀어 넣은 것이었다. 이리하여 기관내마취가 탄생했다. 이 방식이 없었다면 오늘날 시행되는 많은 심장과 폐의 수술이 불가능했을 것이다.[20] 기관내마취 덕분에 오늘날의 마취과의사는 폐에 공기를 불어 넣었다 뺐다 할 수 있게 되었다. 이 방식을 쓰지 않으면 가슴을 열자마자 외부 압력에 의해 폐가 찌부러진다.

비록 독일의 외과의사인 프리드리히 트렌델렌부르크가 한 세기 이전에 부풀어 오르는 소맷부리가 달린 금속관을 고안해 사용했으나 그는 기관에 작은 구멍을 내 관을 집어넣었다. 그러나 이것은 중요한 수술을 앞둔 상태에서 반갑지 않은 상처를 내는 것이었다.

메이스언의 도관은 단단했기 때문에 삽입이 어려웠고 또 조직을 손상시킬 가능성도 컸다. 독일 케셀의 프란츠 쿤은 필요하면 코를 통해서도 집어넣을 수 있을 정도로 유연한 금속관을 개발했다. 그 직후 도런스와 제인웨이는 트렌델렌부르크식 풍선을 유연한 실라스틱 관 주변에 부착했다. 이 풍선이 부풀어 오르면 폐로 공기가 빨려 들어가는 것을 막고 마취가 훨씬 용이하게 이루어진다.[21]

이러한 삽관술이 급속히 발전함에 따라 의사들은 환자를 가볍게 마취시킨 다음에 관을 삽입하는 방식이 훨씬 용이하다는 것을 알게 되었다. 그러나 1919년 영국의 마취과의사인 아이번 맥길 경이 놀라운 기술을 개발해냈다. 먼저 코카인으로 환자의 인후를 마취한다. 그리고 두 개의 튜브를 하나는 코 하나는 입을 통해 완전히 의식이 있는 환자의 기관에 삽입한다. 이것은 기관내삽관을 위해 새로 개발된 정교한 장비들을 사용하지 않고도 가능한 방법이었다. 맥길과 그의 새로운 기술은 이내 국제적으로 유명해졌으며 그에게 배우기 위해 각지에서 마취과의사들이 찾아왔다. 그러나 전 세계를 통틀어 코와 입을 통해 삽관할 수 있는 유일한 사람으로 남고자 했던 맥길은 삽관을 하기 전 코카인으로 인후를 마취한다는 사실을 비밀로 했다.

영국과 유럽에서는 마취술의 보조적 수단으로 다양한 관을 삽입하는 것이 표준적인 시술로 자리를 잡아가고 있었으나 미국은 전반적으로 좀더 단순하지만 덜 효과적인 방법에 집착하고 있었다. 이 사실이 마취과의사인 아서 거들을 화나게 만들었다. 그는 보수적인 동료들에게 새로운 기관내삽관술의 장점을 알리기 위해 뭔가 극적인 일을 해야겠다고 생각했다.

그는 1926년 전국을 순회하며 유명한 도그쇼를 펼쳤다. 그는 이 쇼에서 기관내삽관을 자신의 반려견 에어웨이를 통해 마취했다. 그는 에어웨이를 마취과의사로 이루어진 관중 앞에서 수족관에 집어넣었다. 마취를 중단한 다음 에어웨이를 물 밖으로 끌어내 관을 제거하자 에어웨이는 완전히 무사하게 깨어났다. 깨어난 후 에어웨이는 그 목적에 충실하게 뛰어오르고 보수적인 청중들에게 온몸을 부르르 떨며 물을 뿌리고는 바깥으로 걸어 나갔다. 사람들은 전부 에어웨이가 당연히 물에 익사할 것이라고 예상했다. 그들은 호흡관의 주변을 막아 마치 스노클을 사용하는 것처럼 숨 쉴 수 있게 해주는 팽창식 커프의 장점을 시연한 것이었다. 약간 과장된 이러한 쇼 덕분에 얼마 후 삽관 마취는 미국에서 보편적인 시술이 되었다.[22]

1932년 메디슨 위스콘신대학의 랠프 워터스는 우연히 환자의 우측 기관지 안까지 관을 집어넣었고, 또다시 우연히 커프를 부풀렸다. 처음에는 이 실수에 마음이 쓰였으나 순간적으로 그가 사용했던 것과 같은 긴 관을 사용하면 외과의사가 한쪽 폐를 수술하는 동안 다른 쪽 폐에 공기를 불어 넣을 수 있을 것이란 생각이 떠올랐다. 이 우연한 발견으로 인해 폐 수술이 가능해졌고 새로운 시대가 열렸다.[23]

마취제를 투여하는 좀더 실용적인 방법이 개발됨과 동시에 새로운 마취 가스들이 특히 제1차 세계대전 이후에 발견되었다. 1917년에는 트리클로로에틸렌이 발견되었고 이어서 1923년에는 에틸렌이, 또 1931년에는 디비닐에테르가 발견되었다. 이후 시클로프로판과 할로탄이 발견되었다.

시클로프로판은 1930~1940년대에 누구나 선택하는 대표적인 마취제였다. 낮은 농도에서도 강력하며 특히 호흡을 억제해주었다.[24] 그래서 마취과의사는 공기주머니를 사용해 환자의 호흡을 조절할 수 있게 되었는데 이것은 마취과학의 중요한 진보였다.

다음으로 중요한 진보는 1956년에 할로탄을 도입한 것이다. 이 물질은 안전하고 강력할 뿐 아니라 인화성도 없었다.[25] 그때까지 거의 모든 외과용 마취제는 인화성이 있었다. 당시 외과의사들은 전기지짐

電氣燒灼을 위해 전기를 사용했으므로 불이 붙거나 폭발하는 일도 심심찮게 일어났다. 할로탄은 이러한 가능성을 과거의 일로 만들었다.

다음의 큰 발전은 쿠라레curare의 사용과 관련된 것이다. 쿠라레는 마취제가 아니라 수의근을 마비시키는 물질이다(모든 근육은 수의근이 아니면 불수의근이다. 수의근에는 팔, 다리, 그리고 입에 있는 근육이 포함된다. 불수의근은 심장과 같이 의식적인 조절 없이 작용하는 근육이다).

오래전부터 남아메리카의 인디언들은 사냥할 때 사용하는 화살 끝에 열대우림에서 나는 다양한 식물에서 얻은 독즙을 바른다는 사실이 알려져 있었다. 그것의 장점은 동물이 몸의 어느 부위에 화살을 맞더라도 독의 작용으로 인해 마비를 일으킨다는 것이다. 이 놀라운 물질에 대한 소식은 급속도로 유럽에 전해졌다. 1516년 신대륙을 발견한 콜럼버스의 시대에 앵글리아의 순교자 베드로는 쿠라레의 작용을 보고했다.[26] 그러나 쿠라레라는 명칭은 170년 뒤 마그라비우스가 지었다.

사람들이 쿠라레를 사냥 이외의 목적에 사용하기 위해서는 더 많은 시간이 흘러야 했다. 마취 중의 강력하고 유용한 근육이완제로 쿠라레가 사용되지 못한 것은 1935년 이전까지는 임상적으로 사용 가능한 순수한 쿠라레를 얻을 수 없었기 때문이다. 그러나 1942년부터 쿠라레는 널리 사용되기 시작했다.[27] 쿠라레는 환자의 근육을 이완시켜 외과의사의 수술(특히 복부 수술)을 한층 용이하게 만들었다. 근육을 이완시키지 않으면 큰 근육들이 뭉쳐 수술이 어려워진다. 쿠라레 덕분에 마취과의사는 환자의 호흡을 조절할 수 있었다. 1948년

경에는 약 8000명의 환자가 쿠라레를 사용했다. 이 수요를 충족하기 위해 1949년 마침내 합성 쿠라레가 생산되었다.

1903년 베를린의 에밀 피셔는 처음으로 주입 가능한 바르비투르산염을 만들었다.[28] 가장 안전한 펜토탈은 1935년에 개발되었는데 이것은 환자가 이내 편안한 잠에 빠져들게 만들어 흡입마취제를 투여할 수 있도록 했다.[29] 이후 안전하고 투여 가능한 다른 마취제가 많이 개발되어 현재 임상적으로 널리 사용되고 있다.

전신마취가 아닌 국소마취의 필요성도 일찍부터 제기되었다. 전신마취의 부작용은 드물기는 하지만 그래도 일어나는 일이다. 더구나 치과에 가는 일을 포함해 많은 경우에는 전신마취가 불필요하다. 또 전신마취 후 대개는 회복에 몇 시간이 소요된다. 목표는 신체의 특정 부위로 가는 신경만 마비시키는 것이었다.

국소마취는 고대부터 사용되었다. 오랫동안 페루 인디언들은 작은 원형 톱을 사용해 머리에 구멍을 냈다. 이것은 악령을 쫓아내거나 때로는 머리 안으로 들어온 이물질을 제거하기 위해 실행되었다. 이 처치를 행하는 사람은 코카나무 잎을 씹은 다음 침을 환자의 상처 부위에 떨어뜨려 마취를 했다.

카를 폰 셰르처는 서양인으로는 처음으로 코카 잎을 씹었는데 그는 혀가 마비되는 것을 느꼈다.[30] 독일인 알베르트 니만은 화학적으로 정제된 코카인을 최초로 얻은 사람이자 코카인이라는 이름을 지은 사람이다.

안과의사인 카를 콜러는 처음으로 코카인을 사용해 개구리의 눈을 마취했다. 그는 1884년 9월 15일 자신의 연구 결과를 하이델베르크에서 열린 안과학회에서 발표했다. 이후 국소마취제가 널리 사용되었다. 처음에는 눈에 사용되었고 이어서 입, 코, 인후, 마침내 요도 등에도 사용되었다.

미국의 유명한 외과의사인 윌리엄 S. 홀스테드는 존스홉킨스대학병원에서 수술하고자 하는 부위의 신경에 코카인을 주입함으로써 국소마취법이 일반화되는 데 선구적인 역할을 했다. 이 유명한 외과의사는 작은 수술을 받은 수백 명 환자의 신경에 코카인을 주입했을 뿐 아니라 실험적인 연구를 위해 자신에게도 반복해서 코카인을 주사했다. 후에 홀스테드는 수술에 사용하는 고무장갑을 도입했다. 그런데 이는 수술받는 환자를 보호하기 위해서가 아니라 수술방에서 간호사로 자신의 수술을 돕던 아내의 손을 보호하기 위해서였다. 1000명 이상의 환자에게 코카인을 주사한 다음 홀스테드는 그 놀라운 마취 효과를 알리는 유명한 논문을 발표했다.[31]

홀스테드가 어떤 의학 잡지에서도 발표하지 않은 것은 그가 평생 코카인에 중독되어 있었다는 사실이다. 코카인 중독은 때때로 외과의사로서의 화려한 경력을 파괴했다. 그는 주의 깊게 자신의 중독을 숨겼고 말년에 친한 친구였던 윌리엄 오슬러 경에게만 그 사실을 털어놓았다.

코카인의 성공 후에 사람들의 관심은 척수에서 나오는 큰 신경을 마비시키는 쪽으로 기울어졌다. 이것이 성공하면 더 넓은 부위의 마취가 가능해지기 때문이었다. 척수 주위에는 척수액의 층이 막에

싸여 있고, 이것은 또 바깥쪽 관에 둘러싸여 있다. 이 관은 지방이 가득 찬 공간에 의해 척추뼈로 이루어진 굴과 분리되어 있는데 이 공간을 경막硬膜외공간이라 한다. 1888년 뉴욕의 레너드 코닝이 경막외공간으로 마취제 주입을 시도했는데 이는 매우 성공적이었다.[32] 그의 방법은 현재 경막외마취술이라고 불린다. 1899년에는 독일인 아우구스트 비어가 코카인을 직접 척수액에 주입하며 이것을 척수마취라고 불렀다.[33]

다음으로 이루어진 중요한 발전은 1897년 독일에서 하인리히 브라운이 에피네프린을 코카인 용액에 더한 것이었다. 에피네프린은 아주 작은 동맥 근육을 수축시켜 마취하고자 하는 부위로 가는 혈액의 공급량을 감소시킨다. 이러한 작용은 흡수되는 국소마취제의 양을 감소시키는데 이것은 결국 전반적으로 독성이 덜하면서도 주입한 부위에서 마취 효과가 좀더 오래 지속된다는 것을 의미했다.

다행히 오늘날 코카인은 마취 목적으로는 사용되지 않는다. 코카인은 현재 노보카인으로 완전히 대체되었다. 노보카인은 1899년 독일의 화학자인 알프레트 아이호른이 합성했으며 마취 목적으로는 1905년 브라운이 처음으로 사용했다.[34]

대략 이상이 마취술의 발견에 대한 역사이다. 연금술사가 처음으로 에테르를 만든 이후에 5세기가 지나서야 크로퍼드 롱이라는 작은 시골 마을의 외과의사가 이 물질을 사용하여 아무리 깊이 조직과 장기를 파고들어도 그것을 느끼지 못하고 잠들게 하는 방법을 발견했다는 사실이 독자들에게는 놀랍게 들릴 것이다.

또한 독자는 아마도 단순한 알코올과 황산 화합물이 발견되고 700년이 지난 지금까지 의학자들의 엄청난 연구와 노력에도 불구하고 가장 근본적인 질문에 대해서조차 답하지 못하고 있다는 사실에 더욱 놀랄 것이다. 그것은 에테르의 주입이 어떻게 모든 종류의 통증에 대한 의식을 없애는가 하는 문제다. 의학은 21세기가 지나기 전에 이 까다로운 문제에 대한 해답을 아마도 발견할 것이다.

6장

·

엑스선과
뢴트겐

웨스트포인트의 미 육군사관학교에 들어가는 생도는 거짓말하거나 속이거나 훔치지 않을 것이며 동료 생도가 그러한 나쁜 일을 저지를 시 이를 용인하지도 않겠다는 서약을 한다. 1862년 사관생도가 아닌 평범한 학생이던 17세의 다소 냉정한 프러시아 청년은 교장으로부터 어느 교사를 우스꽝스럽게 그린 학생이 누구인지 이야기하라는 압력을 받았다. 그는 말하기를 거부했다. 범인이 누구인지는 알고 있었다. 그 사실을 교장이 알고 있다는 사실도 알았다. 그럼에도 불구하고 그는 말하기를 거부했다. 단지 학우를 배신하고 싶지 않아서였다. 이 고집으로 인해 그는 퇴학을 당했을 뿐 아니라 네덜란드와 독일에서 어떤 고등학교에도 입학할 수 없게 되었다. 그래서 그는 고등학교를 졸업했다는 아비투어(졸업증서)를 받지 못했다. 아비투어가 없이는 어떤 대학에도 정규 학생으로 입학할 수 없었다.[1]

사실은 이러한 핸디캡 덕분에 그가 나중에 엑스선을 발견한 것일 수 있다. 고등학교 졸업장이 없어 독일과 네덜란드에선 어떤 대학에도 들어갈 수 없었던 빌헬름 콘라트 뢴트겐(1845~1923)은 1865년 아비투어를 요구하지 않는 취리히공과대학에 등록할 수밖에 없었다. 3년 동안 그는 이론물리나 일반물리 과목은 일절 수강하지 않고 대신 모든 종류의 복잡한 기계장치를 만드는 방법을 배우는 기계공학만을 수강했다. 기계장치를 설계하고 제작하는 그의 놀라운 능력은 당시 유럽의 가장 저명한 이론물리학자 중 한 사람이었던 아우구스트 쿤트 박사의 주의를 끌었다. 새로운 이론을 고안하고 물리학의 법칙을 알아내는 데 탁월했던 쿤트는 젊은 뢴트겐이 기계공학에서 그다지 좋은 성적을 올리지는 못했지만 거의 마술적인 솜씨로 유리, 금속, 고무를 정교한 기구로 탈바꿈시키는 능력이 있다는 사실을 알게 되었다. 쿤트는 바로 그런 기구를 사용해 자신의 이론적 개념을 확인시켜줄 물리 현상을 검출하고 측정했다.

쿤트는 뢴트겐이 이제 막 기계공학 학위를 받았음에도 불구하고 기계공이 되는 것을 포기하도록 설득했다. 그리고 취리히대학에서 자신의 조수가 되어달라고 권유했다. 동시에 그는 고등학교 졸업장을 받지 못한 뢴트겐의 전력에도 불구하고 그가 이론물리학의 박사과정을 밟을 수 있도록 주선했다.

1870년 쿤트가 취리히대학을 떠나 뷔르츠부르크대학으로 갔을 때, 또 1872년 스트라스부르대학 교수직을 수락했을 때에도 뢴트겐은 여전히 조수로 일하며 충실히 그를 좇았다. 마침내 1874년 29세의 나이로 뢴트겐은 아비투어를 얻지 못한 장벽을 극복했다. 그는 스트라스부르대학 강사로 임명되었으며 1876년에는 조교수가 되었다. 3년 후 그는 쿤트를 떠나 기센대학의 정교수로 취임했다.

다시 1872년으로 돌아가보자. 당시 27세로 뷔르츠부르크대학에서 쿤트의 조수로 자리를 확고히 한 뢴트겐은 베르타 루트비히와 결혼하기로 결심했다. 그녀는 번성하는 여관의 주인집 딸이었다. 베르타는 날씬했고 적당히 매력적이었으며 좋은 교육을 받았다. 요컨대 물리학 교수의 부인으로 나무랄 데 없었다. 그녀는 뢴트겐보다 여섯 살이 더 많았으며 때때로 정신신체적psychosomatic 병 때문에 지속적으로 발작을 보이곤 했다. 그러나 이런 요인들은 그들을 방해하지 못했으며 그녀가 80세로 죽을 때까지 결혼 생활은 지속되었다. 사실 아내가 죽기 전 마지막 몇 년 동안 뢴트겐은 매일 여러 차례 그녀에게 모르핀 주사를 줘야 했으나 그것을 귀찮아하거나 부담스러워하지는 않은 것으로 보인다. 다만 그는 아내가 모르핀에 중독되었을 가능성에 대해서는 모르고 있었던 듯하다.

뢴트겐 부부는 특별한 일 없이 행복하게 기센에서 9년 동안 살았다. 아내의 병으로 인해 그는 (그에게는 무의미한) 분주한 사회생활을 할 수 없었다. 베르타는 매년 스위스에서 휴가를 보낼 때는 동행할 수 있을 정도로 충분히 회복되었다. 결혼 후 4년이 지나도록 아기가 생기지 않자 그들은 여섯 살 된 베르타의 조카딸을 입양하고 역시 베르타라고 이름을 지었다. 1888년 뢴트겐은 유명한 뷔르츠부르크대학의 이론물리학 교수직을 받아들여 다소 아쉬워하며 기센을 떠났다.

1869년 박사학위를 받은 후 1888년 뷔르츠부르크로 떠날 때까지 뢴트겐은 베르타의 보살핌을 받으며 매우 평온한 삶을 살았다. 집안일은 집사와 요리사, 하녀가 맡아 했다. 비록 가난한 강사였고, 냉정하고 엄격해 특별히 학생들에게 인기가 있지는 않았지만, 그는 실험실 일을 믿음직스럽게 수행했다. 그는 기압이나 빛, 전류가 변화함에 따라 다양한 물질에서 일어나는 물리적 변화를 세밀하게 측정했다. 유리와 같은 절연체가 두 개의 전극판 사이를 지나갈 때 절연체에서도 전류가 흐른다는 사실을 알아냈다. 이런 초기 업적을 제외한다면 뢴트겐이 엑스선을 발견하기 이전까지 오늘날에도 기억될 어떤 업적을 남겼는가는 의문이다.

뢴트겐의 중요한 선구자 가운데는 영국의 저명한 물리학자인 윌리엄 크룩스 경이 있었다.[2] 1861년 탈륨을 발견한 그는 희유기체 속에서 방전이 미치는 영향에 관심을 갖고 연구하고 있었다. 이러한 연구를 수행하기 위해서는 연구하기를 원하는 특정 기체만을 포함한 대기를 얻어야 했다. 그는 오늘날 크룩스관이라고 불리는 것을 만들었다. 처음 이것은 펌프를 이용하여 공기를 바깥으로 뽑아내 내부를 진공 상태로 만든 유리관으로 제작되었다. 관에는 코일과 전지로 유도되는 전류를 방전하기 위한 전극이 들어 있었다. 그는 다양한 희유기체와 다른 물질들을 양극에서 음극으로 흐르는 고압 전류에 노출했을 때 일어나는 변화를 관찰하고 싶어했다. 전류의 이동은 양극선이라고 알려진 방출에 의해 이루어졌다.

크룩스는 가끔 노출되지 않은 사진건판이 들어 있는 나무 상자를 진공 실린더가 놓인 테이블 위에 방치하곤 했다. 얼마 후 이 건판을 사용하려던 그는 건판 중 일부에 음영이 생겨 쓸 수 없게 된 것을 발견했다. 그는 외견상 나무 상자에 담겨 빛에 노출되는 것을 막은 건판이 양극선에 의해 방출되는 새로운 종류의 방사선에 노출되었으리라고는 상상조차 하지 못했다. 그는 제작자에게 편지를 보내 사진건판이 빛에 의해 손상되었다고 불평했다.[3]

　　마찬가지로 저명한 물리학자 필리프 레나르트도 크룩스관을 통해 전류를 흘려보내 양극선이 나오자마자 옆에 놓여 있던 백금시안화바륨을 바른 종이가 형광을 나타내기 시작하는 이유를 탐구할 생각은 전혀 하지 못했다. 뢴트겐이 엑스선을 발견한 이후 레나르트는 1905년 노벨상 시상식에서 다음과 같이 힘없이 말했다. "사실 저는 설명할 수 없는 몇 가지 사실을 관찰한 이후 그것을 미래의 연구과제로 남겨두었습니다만 불행히도 제때 착수하지 못했습니다. 그것은 방사파의 흔적 효과였음이 틀림없습니다."

　　뢴트겐이 엑스선을 발견하고 그것이 세계적으로 받아들여진 지 10년이 지나 이루어진 노벨상 수상 연설에서도 레나르트는 엑스선이라는 용어를 쓸 수 없어 대신 방사파라는 지극히 모호한 용어를 사용했다. 레나르트는 분명 자신이야말로 뢴트겐이 우연히 얻게 된 명성에 합당한 사람이라고 믿었을 것이다. 결국 그는 양극선이 크룩스관에 만든 창을 덮은 알루미늄 덮개를 통과할 수 있다는 사실을 발견한 사람은 뢴트겐이 아닌 자신이라고 생각했다. 사실 알루미늄으로 덮인 창이 있는 이 관 중 하나를 뢴트겐에게 보내 음극선에 대한 실험을 시작하게 한 사람은 그였다.

뢴트겐은 1895년 초에 레나르트가 보내준 창 덮인 크룩스관을 사용하여 레나르트의 실험을 되풀이했다. 뢴트겐은 전류에 의해 생산된 양극선의 일부가 작은 창을 통해 크룩스관을 빠져나간다는 레나르트의 발견을 확인해주었다. 레나르트가 했던 것과 같이 뢴트겐은 백금시안화바륨 결정을 바른 작은 스크린을 창 아주 가까이에 뒀다. 관이 방전되었을 때의 소견은 충분한 양극선이 창을 떠나 스크린에 희미한 형광을 유발한다는 증거가 되었다.

레나르트의 발견을 확인한 뢴트겐은 과연 관 유리벽에 창이 있어야만 양극선이 빠져나올 수 있는가에 대해 의문을 가지기 시작했다. "만약 일부 양극선이 유리벽을 통과할 수 있다면?" 그는 이렇게 자문하고 증거를 찾아보기 시작했다.

그는 스크린을 사용해 보이지 않게 탈출하는 양극선을 검출해야 한다고 추론했다. 또 알루미늄으로 덮은 창을 통해서보다 더 적은 양의 양극선이 유리벽을 통해 빠져나올 것이라고 추정했다. 따라서 스크린에 나타날 희미한 형광은 전류가 흐르기 시작했을 때 크룩스관 내부의 밝은 빛으로 인해 보이지 않을 수도 있으리라 추정했다. 이에 그는 세심함과 인내심을 발휘하여 크룩스관을 두꺼운 마분지 띠로 전부 덮어 모든 가시광선이 보이지 않도록 했다. 여기에 더해 그는 커튼을 모두 내려 실험실을 완전한 암실로 만들었다. 그런 다음 관에 전류를 흘려보내 가시광선이 새어 나오지 않는 것을 확인했다. 여기까지 확인한 그는 이제 막 실험을 시작할 참이었다. 바로 그때 그는 자신이 서 있던 곳으로부터 0.9미터 떨어진 완전한 어둠 속에서 녹황색 빛의 덩어리가 깜빡이는 것을 보게 되었다.

이 괴이한 반짝임에 놀란 그는 처음에 환영을 보는 것이 아닌가 생각했다. 그러나 마분지로 덮은 관에 전류를 흘리자 녹황색 깜빡임이 다시 나타났고, 전류를 끊자 사라졌다. 어리둥절해진 그는 성냥을 켜서 그 깜빡임이 나타난 장소를 살펴보았다. 그는 즉시 의자 왼편에 있는 백금시안화바륨을 입힌 또 다른 스크린을 확인했다. 흥분한 그는 관에 흐르는 전류의 스위치를 끄고 켜기를 반복했다. 스위치를 올리면 그 스크린에 형광이 나타났는데, 이는 그가 보았던 이상한 빛의 반짝임을 부분적으로 설명하는 것이었다.[4]

형광 현상의 원인은 도저히 풀리지 않았다. 전기적 반응에 의해 크룩스관으로부터 일종의 방사선이 나오는 것은 분명했다. 그렇지만 이 방출의 본질은 무엇인가? 뢴트겐은 그것이 양극선일 수는 없다고 생각했다. 양극선은 공기 중에서 몇 센티미터 이상 전진할 수 없는데 형광이 일어난 스크린은 관에서 거의 1미터나 떨어져 있었기 때문이다. 더구나 뢴트겐이 스크린을 의자 옆에서 그보다 몇 미터 더 떨어진 새로운 장소로 옮겼을 때도 전류를 흘리자 형광이 나타났다. 그는 자신이 새로운 종류의 전자기파를 만들어내고 있다고 느꼈다.

이 운명적인 날, 1895년 11월 8일 저녁 뢴트겐은 관과 작은 스크린 사이에 카드 한 벌과 5센티미터 두께의 책을 위치시켰다. 이러한 물건들과 무관하게, 전류를 흘리자 스크린은 즉시 형광을 나타내기 시작했다. 그날 저녁 뢴트겐은 되풀이해서 저녁을 먹으러 오라는 말을 들었다. 마침내 그가 나타났을 때 베르타는 화가 났다. 그가 아무 말도 하지 않고 거의 아무것도 먹지 않고 바로 실험실로 돌아가버렸기 때문이다.

'도대체 내가 보고 있는 선, 혹은 파波는 무엇일까? 내가 실수를 하고 있나. 아니면 미쳐가고 있는 걸까?' 놀라울 정도로 정연한 그의 마음은 이러한 물음들로 고통받고 있었다. 한 가지 사실은 확실했다. 11월 8일의 사건 이후 뢴트겐은 양극선이 크룩스관의 유리벽을 통과할 수 있는가 하는 문제는 완전히 잊어버렸다. 이제 그는 이 새롭게 발견된 선 혹은 파가 통과하지 못하는 물질이 무엇인가를 열심히 찾게 되었다.

그는 엑스선이라고 명명한 이 파가 납은 전혀 통과하지 못하고 다른 금속은 밀도에 따라 부분적으로 통과한다는 사실을 발견했다. 또한 종이나 나무에 의해서는 전혀 흡수되지 않았고 살에는 극히 일부만 흡수되었다. 나무를 통과해도 이 선에 거의 변화가 없다는 사실이 그의 호기심을 끌었다. 그래서 그는 사진건판 위에 작은 금속 추들을 올리고 이것을 나무 상자 안에 넣은 다음 엑스선을 투과시켰다. 결과는 극적이었다. 사진에는 추만 보였고 나무 상자 안에 있는 것은 음영으로만 보였다.

12월 초 언젠가 그는 납으로 된 작은 파이프를 사진건판 앞에서 잡고 크룩스관에서 나오는 엑스선에 노출시켰는데 그 결과는 놀랍고 다소 두렵기까지 했다. 건판은 납 파이프가 보여주리라 예상했던 검은 음영을 보여주었지만, 그가 전혀 예상치도 못한 것도 보여주었다.

바로 파이프를 잡고 있는 두 마디의 손가락뼈였다.

엑스선이 살을 투과해 뼈를 보여준다는 사실은 거의 묵시록적 계시와 같이 그를 충격에 빠뜨렸다. '내가 지금 보고 있는 것은 과학적 현상이 아니다. 그것은 저세상의 것이며 신비스런 것이다. 동료들이 광선이나 자외선, 혹은 헤르츠파와 달리 인체 가장 깊이 숨겨진 부분인 뼈를 보여주는 이 엑스선에 대해 어떻게 생각할 것인가?' 그는 자문했다. 그런 다음 이 발견을 아내인 베르타에게 알려야겠다고 결심했다. 그렇지만 자신이 보고 있다고 확신한 것을 그녀가 의심할까 두려웠다. 더욱이 그는 지난 몇 주일 동안 아내에게 거의 말을 하지 않았고 별로 먹지도 않았으며 잠도 실험실에서 잔 터였다. 잠시 후 그는 자신이 미치지도 않았을 뿐 아니라 진정으로 위대한 발견을 했다는 사실을 그녀에게 확신시킬 계획을 머리에 떠올렸다.

12월의 어느 날 저녁, 식사를 마친 그는 행복한 미소를 지으며 아내에게 자기를 따라 지하 실험실로 가자고 청했다. 그녀는 그가 미소 지으며 열심히 음식을 먹는 것을 보고 기뻤다. 지난 여러 주 동안 남편이 그런 모습을 보이지 않았기 때문에 그녀는 즉시 승낙했다. 그는 이전에 아내나 입양한 딸을 실험실에 초대한 적이 한 번도 없었다.

실험실로 내려간 그는 아내에게 왼손을 빛이 통과하지 않는 나무 상자 안에 들어 있는 노출되지 않은 사진건판 위에 올려놓으라고 했다. 그녀는 약간 겁먹은 표정으로 그를 올려다보며 시키는 대로 했다. 그는 네 번째 손가락에 금반지가 끼워진 그녀의 왼손 바로 위에 있는 크룩스관으로 전류를 흘려보냈다.

"무슨 일이 일어나는 거죠?" 그녀는 약간 불안해하며 물었다.

"걱정하지 말아요. 이 유리관에 전류가 흐르도록 할 거예요. 반짝하며 소리도 나겠지만 놀라지 말아요. 왼손을 편 채로 나무 상자 위에 가만히 있기만 하면 돼요." 뢴트겐은 겁먹은 아내를 안심시키며 전기 스위치를 올리고 그 상태로 6분가량 있었다. 그는 사진건판을 인화할 동안 잠시 기다려달라고 말했다. 얼마 후 그는 여전히 젖어 있는 건판을 가져와 그녀에게 건네며 말했다. "내 새로운 엑스선이 만든 당신의 손 사진이오."

"세상에! 내 뼈를 보고 있다고요! 마치 내 죽음을 보고 있는 듯한 느낌이에요." 그녀는 자신이 본 것에 즐거워하기보다는 겁에 질려 소리쳤다.

뢴트겐은 충격을 받고 놀란 베르타를 보고 기뻐했다. 엑스선은 그의 두뇌가 만들어낸 환상이나 망상이 아니었으며, 크룩스관의 유리 벽이나 실험실 창의 커튼과 같은 실물이었다. 엑스선이 보여준 반지 두 개의 불투명한 밀도(**그림 7**)는 유래가 알려지지 않은 이 선에 현실 성을 더해주었다. 그리고 볼 수 있는 광선이나 느낄 수 있는 열, 또 들을 수 있는 음파와 달리 이 새로운 파는 인간의 어떤 감각으로도 포착되지 않았다.

베르타에게 엑스선 사진을 보여준 직후 뢴트겐은 완전히 비밀리에 작업을 하기로 결정했다. 그는 아내의 손을 찍은 이 간단한 엑스선 사진만으로도 자신이 역사상 가장 위대한 과학적 발견 중 하나를 했다는 사실을 알았다. 그는 또한 수많은 일류 물리학자의 실험실에 자

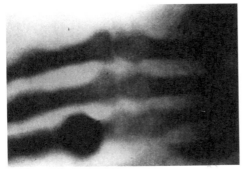

그림 7•이 흐릿한 사진이 최초의 엑스선 프린트 사진이다. 이것은 남편의 크룩스관에서 방출된 엑스선에 6분 동안 노출된 후 나온 베르타 뢴트겐의 왼손 사진이다. 빌헬름 뢴트겐은 동일한 사진을 자신의 첫 논문 별쇄본과 함께 몇 명의 동료에게 보냈다. 그 내용이 빈의 신문에 발표됨으로써 엑스선의 발견은 즉시 세계적으로 알려지게 되었다.

신의 것과 똑같은 크룩스관이 있다는 사실도 잘 알았다. 만약 우연히 이들 중 한 과학자가 어두워진 방 안에서 관에 전류를 흘리는 일이 생긴다면, 그리고 형광염이 코팅된 종잇조각을 우연히 보게 된다면 그 종이의 형광을 보기 시작할 것이다. 그리고 만약 그가 이 현상을 알아차리기라도 한다면 뢴트겐의 기적에 가까운 발견은 선점권을 빼앗기게 될 것이다.

차분하고 침착한 뢴트겐은 전전긍긍하게 되었다. 그는 자신이 하고 있는 일을 누구에게도 말하지 않았다. 학생, 동료, 친구 누구도 그의 연구실에 들어올 수 없었다. 건물 관리인만은 예외였지만 그에게마저 자신이 하고 있는 일에 대한 어떤 단서도 주지 않았다. 그는 먹거나 자는 데는 거의 시간을 들이지 않고 온종일 일만 했다. 몇 주 후면 뷔르츠부르크 의학-물리학회의 12월 모임이 열릴 것이었고 거기서 발표된 내용은 학회지 12월 호에 실릴 것이었다. 뢴트겐은 필사적으로 12월 호에 엑스선에 대한 예비보고를 싣고자 했다.

미친 듯이 발표 준비를 서둘렀지만 그는 1895년 12월 28일에야 예비보고를 마무리 지을 수 있었다. 학회는 이미 열렸다. 그럼에도 불구하고 뢴트겐은 학회에서 발표하지는 않았지만 12월 호에 자신의 논문을 실을 수 있게 해달라고 총무에게 간청했다. 총무는 그 보고서를 읽었지만 원칙대로라면 출판은 즉시 거절될 가능성이 컸다. 잡지에는 가장 최근 학회 모임에서 발표된 내용만 실렸기 때문이다. 그렇지만 이 새로운 선이 사진건판 위 손뼈의 음영을 만들어낸다는 기술을 읽고 뢴트겐이 베르타 손의 엑스선 사진을 보여주자 총무는 이 보고가 즉시 출판되어야 한다는 사실을 알았다.

그렇게 뢴트겐의 예비보고 「새로운 종류의 선에 대하여Über eine neue Art von Strahlen」는 제출한 지 며칠 후에 잡지에 실리게 되었다.[5] 의학적 발견의 보고가 일주일 안에 출판된 것은 전무후무한 일이었다 (DNA 구조에 대한 예비보고도 제출 22일 후에 실렸다).

뢴트겐은 상대적으로 덜 알려진 잡지에 실린 보고만으로는 국제적 인정을 받기 어렵다는 사실을 알았다. 그는 자비로 예비보고의 별쇄본을 인쇄했다. 별쇄본은 새해가 되기 며칠 전에 도착했다. 1896년 1월 1일 그는 이 책들을 유럽의 가장 중요한 물리학자 여섯 명에게 보냈다. 나무 상자를 관통해 찍은 금속 추의 사진과 베르타의 손뼈 사진도 함께 보냈다. 사진들은 그가 얼마나 놀라운 발견을 했는가를 보여주는 효과적인 증거였다. 사진 없이 별쇄본만 받았다면 물리학자들은 아마 읽지도 않고 그것을 휴지통에 버렸을 것이다. 결국 이 새로운 선에서 가장 놀라운 것은 무엇인가? 다른 현상을 설명하는 긴 문장의 한 부분. 오직 한 구절만이 이 선이 손뼈의 음영을 만들어낼 수 있다고 말하고 있었다.

뢴트겐의 오랜 친구이자 당시 빈의 물리학 교수였던 프란츠 엑스너가 봉투를 받았을 때 그의 흥미를 끈 것은 별쇄본이 아닌 베르타의 손뼈 사진이었다. 그는 이 사진에 매혹된 나머지 이튿날 밤에 열린 파티에서 그 사진을 손님들에게 보여주었는데 이를 본 사람들은 놀라는 동시에 겁을 먹었다.

그의 손님 중 한 사람은 깊은 인상을 받아 자신의 아버지에게 그 사진에 대해 말했다. 그의 아버지는 빈의 유력한 신문사의 편집국장이었다. 그는 즉시 이 발견의 보고가 믿을 수 없을 정도로 매혹적인 이야기를 만들어내리라는 것을 알았다. 그는 지체 없이 엑스너로부터 이 발견에 관한 세부 사항을 추가로 알아냈으며 완벽한 이야기가 『디 프레세』 1월 5일 자 일요판에 실렸다. 『런던 크로니클』의 특파원은 즉시 이 기사를 자기 신문에 전송했으며 1월 6일에는 뢴트겐의 발견에 관한 독자적인 기사가 실렸다. 놀라운 엑스선에 대한 소식은 순식간에 전 세계 신문에 보도되었다.

이처럼 놀라운 파급력으로 국제사회에 알려질 수 있었던 이유 중 하나는 미디어가 베르타의 손뼈 사진만으로도 뢴트겐으로서는 충분히 알 수 없었던 사실을 알아차렸기 때문이었다. 그것은 그가 발견한 엑스선이 의학의 놀라운 진단 도구가 될 것이라는 사실이었다. 뢴트겐은 처음에 엑스선의 의학적 가치가 골절이나 상해에 한정되리라고 생각했다.

뢴트겐의 발견이 즉각적으로 미디어에 널리 실리게 된 또 다른 이유는 옷과 살을 통과해 그들의 가장 내밀한 장기를 보여줄 수 있는 선이 발견되었다는 사실에 대해 많은 사람이 느낀 묘한 불편함이었다. 그것은 거의 외설스러운 분위기를 갖고 있었다.[6] 최초의 두개골 엑스선 사진도 많은 사람을 놀라게 했다. 핼러윈 파티의 주요 장식은 항상 두개골과 해골이었다. 더구나 한 세기 이상 죽음의 상징은 두개골에 대퇴골 두 개가 교차하는 그림이었다. 사실 1896년 첫 6개월 동안 뼈 엑스선 사진을 찍어주는 기관들이 유행처럼 생겨났을 때 엑스선이 보여주는 뼈를 보고 기절하는 사람이 많았다.

앞에서 언급한 바와 같이 크룩스관은 미국과 영국의 많은 물리학 실험실에 있었다. 1896년 1월에 뢴트겐의 발표가 있고 불과 몇 주 후에 두 나라에서는 의사들이 즉시 엑스선을 사용해 뼈의 골절뿐 아니라 다양한 인체 조직에 박힌 총알을 비롯해 다른 불투명한 물체들을 볼 수 있게 되었다.

1896년 12월 흥미롭게도 미국의 어떤 판사는 젊은 법학도를 상대로 의료 과실을 저지른 의사를 옹호하는 변호인단의 거센 반발에도 불구하고 엑스선 사진이 법정 증거로 채택될 수 있다고 선언했다. 그 학생은 사다리에서 떨어져 왼쪽 다리를 다쳤다. 의사는 부상을 치료하기 위해 어떤 운동을 열심히 하라고 권했다. 하지만 이 운동을 하면 참기 어려운 통증이 느껴져 그는 다리 엑스선 사진을 찍었다. 사진은 골절이 생겼고 뼈 말단의 조각이 제자리에 있지 않음을 보여주었다. 아마도 의사가 처방한 운동이 원인으로 생각되었다. 법학도는 승소했고 엑스선 사진이 결정적 역할을 한 수많은 의료 과실 사건 중 최초의 판례가 되었다.

빌헬름 2세 황제와 그의 황비도 바이에른 지방의 작은 도시 뷔르츠부르크 출신의 이 무미건조한 교수에게 매혹당해서 뢴트겐을 포츠담의 황궁으로 초청했다. 그는 초청을 받아들여 엑스선의 특이한 성질을 보여주기로 했다. 그는 논문 별쇄본을 물리학자들에게 보내고 2주일이 채 지나지 않은 1896년 1월 13일 황궁에서 황제 부부 앞에 섰다. 다행히 두려워하던 일은 일어나지 않았다. 시연 도중 크룩스관이 폭발하지 않았던 것이다. 이후 그는 황제를 비롯한 황궁 식구들과 함께 저녁 식사를 했다. 그는 2급 프러시아 훈장을 받았는데 왜 1급 훈장을 받지 않았는지는 알 수 없다. 그렇지만 이 훈장을 받은 것만으로도 뢴트겐은 매우 흡족해했고 이 감동스러운 기회를 늘 기억했다.

1월 23일 그는 뷔르츠부르크 의학–물리학회에서 한 달 전 계획했던 강의를 했다. 강연장으로 걸어 들어간 그는 자신을 맞이하는 박수 소리에 깜짝 놀랐다. 그는 강의에서 엑스선이 카드 한 벌, 5센티미터 두께의 책, 그리고 나무 세 토막을 투과한다는 사실을 발견하고 얼마나 놀랐는지 모른다고 말했다. 그는 또한 엑스선이 사진건판에 음영을 만들어낸 것을 발견한 이후에야 이 파가 단지 환영이 아니라 실제로 존재한다고 확신하게 되었다고 고백했다.

강의 끝부분에서 뢴트겐은 뛰어난 해부학자 중 한 사람인 알베르트 폰 쾰리커를 단상으로 초대해 그의 손에 엑스선을 조사照射했다.

그렇게 하자 청중들은 그의 뼈를 볼 수 있었고 이어 우레와 같은 박수가 터져 나왔다. 쾰리커는 이 시연에 대해 언급하며 45년간 학회 회원으로 있으면서 자연과학이나 의과학에서 이보다 더 중대한 발표는 들은 적이 없다고 말했다.

모임이 끝나자 몇 명의 의학자가 남아서 뢴트겐과 함께 의학이 엑스선으로부터 어떤 유익함을 끌어낼 수 있을지에 관해 토론했다. 그날 저녁 그들은 몸의 연부 조직이 모두 동일한 밀도를 갖기 때문에 의학에서 엑스선의 사용은 매우 제한적일 것이라는 결론에 도달했다. 얼마나 잘못된 생각이었는가!

뢴트겐은 독일제국의회를 비롯해 많은 기관에서 초청을 받았지만, 이것이 엑스선에 대한 그의 처음이자 마지막 공식 강의였다. 그는 자신이 사람들 앞에 서면 당황하여 완전히 방향을 상실한다는 사실을 잘 알고 있었다. 적은 수의 학생에게 강의할 때도 따분해빠진 강의는 아니었지만 생기가 없었다.

그는 세계적으로 가장 저명한 청중들에게 강의할 기회를 거절했을 뿐만 아니라 한 번의 예외를 제외하고는 신문이나 잡지사 기자들과 인터뷰하는 것도 거절했다. 그는 아마 50이 넘은 나이에 더 이상 창조적인 연구를 하기 어렵다는 사실을 인식하고 있었을 것이다. 그렇지만 그는 엑스선에 대한 실험 연구만은 마무리하기로 결심했고, 이 일을 가까스로 끝낼 수 있었다. 두 번째 논문은 1896년 3월에 발표되었다.[7]

두 번째 논문에서 그는 엑스선이 대전체帶電體를 방출할 뿐 아니라 통과하는 공기에 전하를 전해준다고 보고했다. 그리고 이 공기가 이번에는 대전체를 방출할 수 있었다. 논문의 나머지 부분은 양극선의 충격을 받았을 때 어떤 물질이 엑스선을 가장 잘 배출하는가를 기술하고 있다. 그는 양극선에 자극된 백금이 엑스선을 가장 잘 방출한다고 결론 내렸다. 이 두 번째 보고는 엑스선의 전기적 성질과 양극선이 부딪혔을 때 엑스선을 가장 잘 방출하는 물질에 대해 길고 상세하게 기술하고 있음에도 불구하고, 이 마술 같은 파가 어떤 의학적 용도로 쓰일 수 있는지에 대해서는 한마디도 언급하지 않았다. 마치 헤아릴 수 없는 가치를 가진 보물과 함께 매장된 파라오의 미라를 발견하고도 첫 보고서에서는 무덤을 파는 데 사용한 도구만을 기술하는 것과 같았다.

뢴트겐은 1년 후인 1897년 3월 엑스선에 관한 세 번째이자 마지막 보고를 발표했다. 뢴트겐의 발표 이래 전 세계 의사들이 엑스선을 사용해 골절된 뼈, 다양한 사람의 조직과 두개골 및 심장에 박힌 총알이나 바늘의 사진을 찍어 발표했지만, 그는 이 세 번째 보고에서도 기적의 엑스선이 가진 특수한 의학적 가능성에 대해서는 언급하지 않았다. 그는 이 논문 전체를 엑스선의 물리적 성질에 대한 건조한 기술과 그러한 특성에 영향을 미치는 다양한 요인을 기술하는 데 바쳤다. (그는 엑스선이 그러한 본성을 갖고 있다는 사실을 어떻게든 알았지만) 아무리 노력해도 이 파의 전자기적 본성이나 그 굴절성을 입증할 수 없었다고 실망해서 말했다. 17년이 지나서야 막스 폰 라우에가 결정 내에 있는 원자가 엑스선을 굴절시킬 수 있다는 사실을 발견했다. 라우에와 그 동료가 멋지게 입증한 이 업적은 2년 후 노벨상을 받았다.

엑스선에 관한 세 번째 논문을 발표한 이후 뢴트겐은 그의 생애 나머지 26년 동안 오직 7편의 논문만을 더 발표했다. 1921년 76세에 발표한 그의 마지막 논문은 다양한 결정에서 전기전도에 미치는 방사선 조사의 영향을 다룬 것이었다. 제1차 세계대전 기간에는 아무런 논문도 발표하지 않았다.

사람들 앞에서 말하는 것은 일관되게 거절했지만 그는 전 세계 수많은 의학 및 과학 단체가 수여하는 수많은 상과 메달, 증서, 기념판, 조각, 명예학위, 명예회원 자격 등은 받아들였다. 이러한 명예는 1895년에 엑스선 발견을 발표한 직후부터 따랐다. 사실 엑스선에 관한 첫 논문이 발표되고 4개월 후에 그는 바이에른 왕국의 메리트 훈장을 받았다. 뢴트겐은 훈장 수여는 받아들였지만 이름에 '폰$_{von}$'을 붙이는 권리는 거절했다. 고귀함을 나타내는 이러한 칭호를 거절한 독일 과학자는 거의 없었다.

뢴트겐은 1901년 노벨물리학상을 받은 최초의 과학자가 되었다. 후에 이 상을 받으러 스톡홀름을 찾은 사람들과 달리, 뢴트겐은 스웨덴 국왕으로부터 메달을 받은 다음 그에게 사의를 표했지만 연설은 하지 않았다. 그는 또한 다른 노벨상 수상자들이 하지 않았던 일을 했다. 상금을 뷔르츠부르크대학에 기부한 것이다.

노벨상을 받은 이후 바이에른 왕실의 명에 따라 뷔르츠부르크를 떠나 뮌헨대학 물리학연구소 소장으로 취임하게 되면서 그는 창조적 연구를 할 기회를 가질 수 없는 운명에 처했다. 그는 항의했지만 마음속 깊은 곳에서는 (55세가 넘어 노벨상을 받은 대부분의 학자와 같이) 이제 더 이상 놀라운 연구 성과를 기대받지 않는 것에 대해 안도했을 가능성이 크다. 과학 분야에서 일한다는 것은 결코 쉬운 일이 아니며 항상 즐거운 일도 아니다. 예외 없이 실망스러운 실험 결과가 나오는 것이 다반사인 일에서 어떻게 계속 즐거울 수 있겠는가? 카를 포퍼 경이 지적한 바와 같이 진정한 과학의 돌파구는 확증된 것으로 나타나는 것이 아니라 훗날 오류를 밝혀낼 수 있는 풍부한 수단을 제공하는 것이다.

뮌헨대학의 새로운 직책을 맡고 노벨상을 받으면서 뢴트겐은 점차 연구자가 아닌 관리자가 되어갔다. 때로는 실험실에서 얼쩡거리기도 하고 계속해서 물리학 강의를 하기도 했다. 학생들은 여전히 그 강의를 지겨워했지만 말이다.

동시대 프러시아인 로베르트 코흐와 달리 뢴트겐은 젊은 물리학자들을 제자로 끌어들이지 못했다. 연구자로서 그는 외톨이였다. 더구나 사회생활도 상당히 제한적이었는데 아마도 베르타의 만성 질병 때문이었을 것이다.

1903년 뢴트겐은 뮌헨미술관 헌정식에서 기조연설을 해달라는 요청을 마지못해 받아들였다. 청중 가운데는 바이에른의 귀족, 군인, 정부 요인 들이 있었다. 1896년 이후 뢴트겐의 첫 공식 연설이었다. 어떤 이유로 그는 공황 상태에 빠졌다. 연설 내내 우왕좌왕하며 말을 더듬는 바람에 식에 참석한 기자들은 횡설수설한 연설 내용이 무엇인지 이해할 수 없었다. 뢴트겐은 이 불행한 사태를 완전한 재난으로 간주했다. 이후 그는 두 번 다시 어떤 종류의 대중 강연이나 연설도 하지 않았다.

제1차 세계대전이 발발하기 훨씬 이전부터 연구 활동은 쇠퇴했지만 그렇다고 해서 그가 식물적인 무기력한 삶을 산 것은 아니었다. 오히려 그와는 거리가 먼 삶을 살았다. 그는 물리학연구소를 운영하는 데 몰두했고 뮌헨대학의 여러 활동에 참여했다. 거의 매주 그는 뮌헨 교외의 사냥용 오두막에 가서 크고 작은 사냥감들을 쫓는 일을 즐겼다. 또 매년 스위스에서 한 달씩 긴 휴가를 보내기도 했다. 요리사와 하녀, 그리고 가정부의 시중을 받는 그와 베르타의 인생은 참으로 안락한 것이었다.

더 바랄 게 없었던 생활은 1914년까지 지속되었다. 그때 그가 사랑하는 황제의 군대가 벨기에를 침범했고 그와 다른 모든 독일인의 세계에 불을 질렀다. 독일군이 초기에 러시아와 북부 프랑스에서 승리를 거뒀음에도 불구하고 뢴트겐은 처음부터 독일의 미래에 대해 비관적이었다. 먼저 영국의 봉쇄로 인해 조국이 이 전쟁에서 승리하지 못할까봐 그는 두려워했다.

베르타는 힘든 전쟁 기간을 견뎌냈지만 1919년에 죽었다. 당시 74세였던 뢴트겐은 여전히 가사를 돌보는 사람들의 보살핌을 받았다. 마음을 터놓을 수 있었던 유일한 사람은 단 한 명의 진정한 친구였던 레오나르트 보베리의 부인이었다. 그러나 보베리 부인과도 편지로만 연락을 주고받았다. 그는 여러 해 전에 베르타가 보낸 편지를 그녀의 사진 앞에서 큰 소리로 낭독하며 사별한 아내와의 감정적 결합을 지속하고자 노력했다. 자신이 편지를 읽는 소리를 베르타가 듣길 원했다.

75세가 된 뢴트겐은 대학에서 은퇴했다. 그는 여전히 이따금 사냥을 나갔지만 대부분은 오래 산책을 했다. 하녀들이 계속해서 집안일을 하고 있었음에도 그는 점차 틀에 박힌 집안일에 관심을 가지게 되었다. 1920년 이래 오랫동안 독일인들은 양식의 부족과 마르크화의 급속한 가치 절하로 고통받았다. 뢴트겐은 하루하루 집안 식구들을 먹이고 난방 연료를 구할 방도를 찾아야 했다. 사실 그는 돼지를 구입하는 문제를 두고 요리사, 가정부와 몇 주간 논쟁을 벌이기도 했다. 그들은 새끼 돼지를 사서 키운 다음 나중에 도축하기를 원했다. 논쟁에서는 그들이 이겼다. 하지만 잡을 만큼 돼지가 컸을 때 새로운 논쟁이 시작되었다. 돼지와 정이 들어버린 뢴트겐은 녀석을 팔기를 원했지만 가정부 등은 지역의 도축업자를 신뢰하지 않았다. 가치가 급격히 저하되는 마르크화를 받고 돼지를 파는 것보다 돼지를 직접 도축해서 최대한 귀한 돼지기름과 돼지고기를 얻고자 했다. 이번에도 그들이 이겼다.

뢴트겐은 은퇴한 이후에도 계속해서 메달과 증서를 수여받았다 (모두 합해 50개가 넘는 명예학위를 받았고, 10여 개의 메달을 받았는데 그중 상당수는 금이었다). 그렇지만 주된 즐거움은 산책과 더불어 옛 편지를 다시 읽으며 한때 자신을 벅차게 했던 과거의 사건들을 재창조하는 것이었다. 헬무트 J. L. 폰 몰트케로부터 받은 편지 한 통은 오래전 그의 발견을 축하하는 자리에서 몰트케를 오른쪽에, 빌헬름 2세 황제를 왼쪽에 두고 저녁 식사를 했던 1896년 1월 9일 저녁의 일을 상기시켰다. 그는 이 편지도 죽은 베르타의 사진 앞에서 한 번 이상 읽었다.

1922년 마지막 몇 달 동안 뢴트겐은 병으로 앓았는데, 의사는 몰랐지만 그는 자신이 죽을 것이란 사실을 알았다. 그는 1923년 2월 10일 세상을 떠났다. 화장된 유골은 그와 베르타가 가장 행복한 시간을 보냈던 기센의 가족묘에 안치되었다.

빌헬름 콘라트 뢴트겐보다 더 정직하고 직선적인 과학자는 없었다. 그는 문자 그대로 뚜렷한 결점이 없었다. 그는 영민한 사람이었다. 그렇지만 그의 영민함은 좁은 영역에 집중되어 아이작 뉴턴이나 알베르트 아인슈타인이 가졌던 개념적 거대함은 결여되었다. 그럼에도 불구하고 뜻밖의 운 좋은 발견이 형광 스크린의 섬광으로 그에게 나타났을 때 뢴트겐은 부족한 사람이 아니었다.

엑스선 발견 이전까지 의사는 질병을 포착하고 그 원인을 알아내는 데 오감 중 네 가지 감각(청각, 후각, 촉각, 미각)만을 사용할 수 있었다. 뢴트겐의 발견은 다섯 번째 감각을 사용할 수 있도록 해주었다. 그것은 단순히 질병을 찾아내는 데 그치지 않고 때로 질병을 치료하는 데도 충분한 정보를 준다. 오늘날까지 환자는 말할 것도 없고 의사에게 엑스선의 발견보다 더 위대한 선물은 생각하기 어렵다.

뢴트겐이 엑스선을 발견하고 얼마 지나지 않아 바륨염이 방사선을 투과시키지 않는다는 사실이 발견되었다. 바륨염을 물에 용해시켜

입으로 삼키면 식도, 위, 소장을 볼 수 있다. 동일한 시약이 직장으로 흘러들면 대장도 볼 수 있다. 유사하게 아이오딘 용액을 요관으로 거꾸로 주입하면 방광과 신장을 볼 수 있다.[8]

시간이 흘러 정맥으로, 더 최근에는 동맥으로 주입할 수 있는 상대적으로 무해한 화학물질이 발견되거나 만들어졌다. 그래서 지난 40년 동안 심장의 각 방과 몸의 주요 정맥, 동맥의 내부를 볼 수 있게 되었다. 그렇지만 더욱 많은 발전이 이루어질 것이었다.

1972년 영국의 컴퓨터 엔지니어 고드프리 하운스필드와 그의 동료인 신경방사선과의사는 이전까지 볼 수 없었던 뇌 안쪽을 처음으로 보여주었다. 이러한 상을 얻기 위해 사용한 시스템을 그들은 컴퓨터단층축절단촬영computerized transverse axial tomography이라고 불렀다.[9]

하운스필드는 다양한 각도로 초점을 맞춘 엑스선이 방출되어 몸의 얇은 단면을 통과하는 시스템을 고안했다. 엑스선이 수용기에 의해 디지털 신호로 전환되고 이것이 다시 알고리즘에 의해 전환되어 고속 컴퓨터를 사용하여 엑스선 영상을 구성하는 것이다.

방사선과의사들의 모임에서 처음으로 공개된 이미지는 대단한 반향을 불러일으켰다. 뇌의 복잡한 연부 조직과 체액이 들어 있는 방들이 처음으로 가시화되었다. 방사선과의사들은 즉시 이 새로운 컴퓨터단층촬영기로 뇌의 다양한 조직을 확인할 수 있을 뿐 아니라 몸의 다른 연부 조직과 병변도 확인할 수 있음을 알아차렸다.

1967년 하운스필드는 동료 A. J. 앰브로즈와 함께 동네 푸줏간에서 얻은 소머리를 촬영하는 시도에서 이 계획을 거의 포기할 뻔했다. 뇌실을 포함한 뇌의 복잡한 구조가 하나도 시각화되지 않았다는 점에서 결과는 실망스러웠다. 전체 계획을 포기하기 전 앰브로즈는 뇌의 세부 구조를 볼 수 없었던 이유를 두고 촬영하고자 했던 소가 머리가 으깨져 죽었기 때문이 아닐까 하는 의견을 제시했다. 그 결과로 뇌의 여러 부분에 출혈이 일어나 내부 구조를 흐려놓았을 수도 있었다. 또한 그러한 출혈이 뇌실을 피로 채워서 시각화가 불가능해졌을 가능성도 있었다.

앰브로즈는 하운스필드를 설득해 유대교식으로 도축한 고기를 파는 정육 시장을 찾아 둔기로 두개골을 치지 않고 목 대동맥을 끊어 죽인 소의 머리를 얻었다. 유대교 관례에 따라 도축한 소의 머리를 사용하고 그들은 뇌실의 분명한 사진을 비롯해 뇌의 모든 부분이 담긴 아름답도록 명료한 상을 얻었다.[10]

이 결정적 실험에 이어서 하운스필드와 그의 동료들은 그들이 일하는 회사(E.M.I., Ltd.)의 최고경영진을 만났고, 회사가 컴퓨터단층촬영기를 제작하기로 의견을 모았다.

사람의 머리 촬영은 1972년 처음으로 E.M.I. 본사 근처의 작은 병원에서 이루어졌다. 촬영은 대성공이었다. 5년 만에 세계적으로 1000대 이상의 컴퓨터단층촬영기를 사용하게 되었다. 이 놀라운 성공 이후로 하운스필드는 왕립학회 가입, 작위, 그리고 1979년 노벨생리의학상 수상을 비롯한 많은 영예를 얻었다. 합당한 명예에도 불구하고 하운스필드는 대중 앞에서 강연할 때의 두려움을 극복하기 어려워했다. 그는 강연 요청을 받은 여러 도시에서 먼저 동물원 원숭이들에게 강연을 함으로써 두려움을 덜 수 있었다. 이러한 사전 연습이 어떻게 그의 불안감을 덜어줄 수 있었는지는 이 일화를 우리에게 말해준 친구에게도 수수께끼로 남아 있었다.

앨런 코맥은 하운스필드와 노벨상을 공동으로 수상했다. 코맥이 1963년 자신이 발명한 기구에 대한 논문을 발표한 덕분이었다. 논문은 단층촬영과 알고리즘, 컴퓨터를 이용하여 놀라운 엑스선 사진을 얻을 수 있다는 내용이었다. 그렇지만 그는 사람이 아닌 가상의 모델을 촬영했다. 하운스필드는 상대적으로 알려지지 않은 물리학 잡지에 실렸던 코맥의 연구를 아마도 전혀 몰랐을 것으로 추측된다.[11]

컴퓨터단층촬영의 진단적 가치가 큰 것은 분명하지만 이 복잡한 촬영 기계의 사용이 미국에서 의료비를 엄청나게 증가시킨 것도 사실이다. 이 기계의 가격은 백만 달러를 훌쩍 넘고 기존 모델이 다른 모델로 대치되는 속도도 놀라울 정도다. 불행히도 환자들은 의사들 대부분의 두려움 때문에 너무 자주 촬영을 하게 된다. 의료 과실로 소송을 당하면(현재 미국에서는 의사 다섯 명 중 한 명이 소송을 당하고 있다) 환자 측 변호사가 틀림없이 환자가 아프거나 다쳤을 때 컴퓨터단층촬영을 했는지 물을 것이기 때문이다. 변호사들은 이러한 종류의 심문으로 의사들을 괴롭히는 데서 기쁨을 느낀다. 그러한 질문이 반드시 관련이 있어서라기보다 자신들의 의학적 전문성을 배심원들에게 알려준다고 믿기 때문이다. 혹 의사가 단층촬영을 하지 않았다고 대답하면 의사가 진단 기술의 최신 발전을 따라가지 못한다는,

즉 무식하다는 암시를 배심원들에게 줄 수 있다. 만약 뢴트겐이 살아서 컴퓨터단층촬영의 진단적 예리함을 목격한다면 그는 아마도 이 믿을 수 없을 정도로 복잡한 기계가 1894년 크룩스관에 전류를 흘려보내 실험실에 놓여 있던 코팅된 종잇조각이 반짝였던 일에 연유한다는 사실을 기억할 것이다.

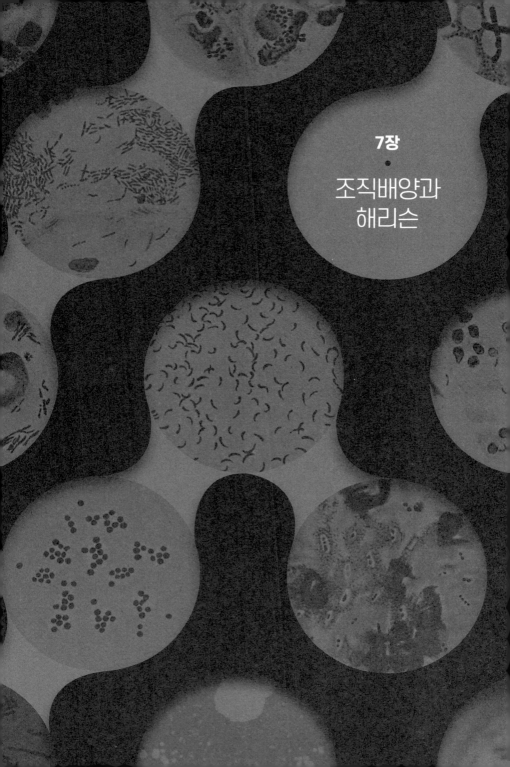

7장

·

조직배양과
해리슨

오늘날 어떤 조직배양 전문가에게 로스 그랜빌 해리슨(1870~1959)의 업적에 대한 견해를 묻는다면 그는 당신을 빤히 바라보며 "그게 누구죠?"라고 되물을 것이다. 해리슨이 몸담았던 존스홉킨스대학과 예일대학 총장조차도 그와 그의 업적에 대해 학교에 남아 있는 흔적을 찾아내기까지 약간의 시간이 필요했다.

그렇지만 존스홉킨스대학병원의 중앙 로비에는 해리슨과 그의 발견이 전시되어 있고, 예일대 총장의 직무 중 하나는 로스 그랜빌 해리슨 석좌교수직을 임명하는 것이다. 이 자리는 예일대학의 총장과 이사들이 1947년 해리슨을 기리기 위해 만들었다. 예일의 가장 뛰어난 생물학자들이 여기에 취임했다.

거의 모든 이가 망각한 이 사람이 우리가 서양의학에서 가장 중요하다고 간주한 열 가지 중 하나를 발견했다. 그것은 조직배양이다.

조직배양은 살아 있는 세포를 그 모체인 식물과 동물이 아닌 실험실에서 키울 수 있게 해주었다. 해리슨의 발견 덕분에 유기체 연구가 세포와 분자 수준에서 이루어질 수 있었고, 소아마비, 홍역, 볼거리, 광견병을 포함한 현대적 백신의 개발도 가능했다. 그것은 또한 자세하고 복잡한 생화학적 정보를 제공함으로써 암과 에이즈의 병인 연구도 자극했다. 사실 조직배양 덕분에 지난 50년 동안 알게 된 질병 발생의 기본적 기전은 그에 앞서 5000년 동안 알게 된 것보다 더 많다. 그리고 이 모든 일은 로스 그랜빌 해리슨과 더불어 시작되었다.[1]

해리슨은 1870년 1월 13일 펜실베이니아의 독일인 마을에서 다섯 형제 중 둘째로 태어났다. 그의 어머니는 암으로 일찍 세상을 떠났다. 아버지는 기술자로서 러시아에서 많은 시간을 보냈기 때문에 해리슨은 이모의 손에 양육되었다. 해리슨이 다닌 학교는 자연에 대한 공부를 강조했으며, 주변 시골에서 현장학습을 할 기회를 많이 제공했는데 이 모든 것은 해리슨이 일찍부터 자연과학에 흥미를 느끼도록 자극했다. 해리슨은 언젠가 그 같은 현장학습에서 물에 빠진 사람을 구해주기도 했다.

해리슨은 볼티모어에서 최종 교육을 받았다. 16세에 존스홉킨스 대학에 들어간 그는 우수한 학생이었다. 그는 생물학, 수학, 화학, 라틴어, 그리스어를 공부했는데 그를 매혹했던 라틴어 그리스어 고전을 읽으며 도서관에서 많은 시간을 보냈다. 그는 3년 만에 학사학위를 받았다.

둘째 아들의 재능을 알아본 아버지는 대학원 진학을 권했다. 그는 1889년 동 대학원에 등록했고 생물학과 수학을 공부할 예정이었다. 그런데 1890년 그는 굴의 발생에 대한 실험을 돕게 되었다. 이것이 그의 관심을 강하게 자극해 발생학은 그의 평생 관심사가 되었다.

해리슨은 대학원에서 W. K. 브룩스를 위해 일했다. 당시 브룩스는 배아 기능 연구의 주된 가치가 특정한 기관이나 기관계가 왜 그러한 방식으로 발생하는가를 밝히는 데 있다고 믿었다. 해리슨도 거기에 동의했지만 나중에는 생각을 바꾸게 된다.

해리슨은 브룩스로부터 그보다 더 가치 있는 것을 배우게 된다. 이 작은 바다 생물의 발생학에 대해 연구하던 어느 날, 브룩스는 실험실을 방문한 손님으로부터 프랑스의 어떤 학자가 같은 연구를 하고 있으며 곧 발표할 예정이므로 연구를 서두르는 것이 좋겠다는 말을 듣는다. 그는 잠시 생각하더니 자기는 연구를 서두를 이유가 없다고 말했다. 그 프랑스 연구자가 더 좋은 연구 결과를 낸다면 좋은 일이다. 그러면 브룩스는 자신의 연구를 발표할 필요가 없을 것이다. 혹 연구되지 않고 남은 부분이 있다면(대개의 경우 그러하다), 그는 프랑스인의 연구를 보충할 그 부분의 연구만 발표할 것이며 그것으로 충분하리라. 해리슨은 이러한 철학을 평생 간직했다.

그는 본으로 가서 1892년에서 1899년까지 의학을 공부했다. 다만 1894년에는 홉킨스로 돌아와 학위논문을 쓰고 박사학위를 받았다. 1893년 그는 본에서 후에 아내가 되는 이다 랑게를 만났다. 그녀는 스위스의 신부학교를 막 졸업했으며 영어, 독일어, 이탈리아어와 프랑스어에 능통했다. 해리슨은 영어와 독일어, 라틴어에 능통했으므로 이 커플은 적어도 두 개 언어로 대화를 할 수 있었다.

해리슨이 이다와 결혼하고 싶다는 뜻을 밝히자 그의 아버지는 이다의 가계도를 조사해본 후에 승낙했다. 해군 출신이었던 이다의 아버지는 약혼하는 것은 좋지만 결혼은 3년이 더 지나야 한다고 말했다. 해리슨과 이다는 꼭 3년을 기다려 1896년 1월 9일 독일 알토나에서 결혼식을 올렸다. 3년 후 해리슨은 본에서 의학 학위를 받았다.

해리슨의 우수함을 알아본 존스 홉킨스는 의학 과정을 마치기도 전에 그를 의과대학 교수로 임명했다. 1895년 전임강사였던 그는 초고속 승진으로 의학 학위를 받던 해 부교수가 되었다. 그는 본에서 의과대학생으로 있는 한편 존스홉킨스대학에서 가르쳤는데 비행기가 없던 시절 쉬운 일은 아니었다. 그는 배를 타고 본에서 수업을 받고 존스홉킨스대학에서 수업을 가르치며 두 곳을 왕래했다.

해리슨은 운이 좋았는데, 그가 존스홉킨스대학에 있는 동안 아마 당시 세계에서 가장 뛰어난 발생학자인 프랭클린 P. 몰이 해부학교실의 주임교수를 맡고 있었기 때문이다. 두 사람 사이는 원만했지만, 독일 학자 프란츠 카이벨과 함께 세계적으로 유명한 인체발생학에 관한 두 권의 책을 편찬했을 때 몰은 놀랍게도 해리슨에게 기고를 요청하지 않았다. 아마 해리슨이 실험발생학을 전공했고 그의 연구도 대부분 사람이 아닌 동물이 대상이었기 때문일 것이다.

해리슨은 재능에만 의존하지 않았다. 그는 정말로 열심히 일했고 해가 뜨기 훨씬 전에 집을 나서 밤늦게 들어가는 일이 흔했다. 존스홉킨스대학에서 교수로 일한 첫 10년 동안 그는 스무 편의 탁월한 발생학 논문을 발표했다. 그는 또한『실험동물학 저널Journal of Experimental Zoology』을 창간했으며 105호까지 편집했다.

학자로서 생활하는 동안 그는 믿음직하고 우직한 소처럼 일했다. 그의 태도는 건조하고 차가웠다. 처음 존스홉킨스대학에, 이후 예일대학에 있을 때 동료들은 그를 칭송하고 존경했지만, 그들 중 누구도(그들의 아이들조차) 그가 따뜻하고 명랑한 사람이라고 여겼다는 증거는 없다. 차가운 무언가가 이 위대한 과학자를 가두어두었다.

우리는 의사였던 그의 딸 엘리자베스 해리슨과 면담을 했는데 당시 95세였던 그녀가 따뜻하게 열정적으로 회상한 사람은 아버지가 아닌 독일 출신 어머니, 로스 해리슨의 아내였다. 스위스 신부학교를 졸업한 그녀는 남편의 실험실 연구와 관련된 많은 지루한 업무를 도왔을 뿐 아니라 다섯 명의 자녀를 키우는 일도 전적으로 떠맡았다. 해리슨은 아들이 무언가를 뚝딱거리고 만들 때 도와주거나 딸의 인형 집을 만들어주는 부류의 아버지는 아니었다. 아들이 훗날 씁쓸히 회상했듯이 아버지는 너무 바쁜 나머지 자식들 중 누구와도 함께 시간을 보내주지 못했다. 해리슨에게는 과학이 지배적인 정부情婦였다.

해리슨은 36세로 부교수였던 1906년 늦여름이나 이른 가을에 자신에게 불멸의 영예를 안긴 연구를 시작했다. 당시에는 발생학자 대부분이 배아 발달에 실험적으로 접근하기보다는 분류학적으로 접근했으며, 신경섬유의 발달을 일으키는 과정에 대해서는 전적으로 무지했다. 그들은 신경계통의 최종적 발달에서 모든 신경섬유가 결국은 신경세포에서 끝이 나거나 거기에서 뻗어 나온다는 사실을 알았다.

그렇다면 배아의 모든 기관과 조직에서 볼 수 있는 긴 신경섬유의 기원은 무엇인가? 아마 대부분은 각 부분의 조직과 기관이 어떻게든 그 부분을 관통하는 신경섬유를 만든 거라고 생각했을 것이다.

해리슨은 염색된 신경섬유를 현미경으로 관찰하는 것만으로는 이 신경의 기원이 절대로 드러나지 않으리라는 사실을 알았다. 신경세포만을 포함한 조직을 얻어 충분히 긴 기간 동안 이들 세포를 살아 있는 개체로서 관찰해야만 신경세포 자체가 신경섬유를 만들었다는 사실을 발견할 수 있을 것이었다.

그렇게 생각한 그는 3.5밀리미터 길이의 개구리 배아 연수관을 잘라내 신선한 개구리 임파액에 적신 다음 커버글라스로 덮었다. 그는 증발을 막기 위해 파라핀으로 이를 봉한 다음 고배율의 현미경으로 이 새로운 표본을 계속해서 관찰했다. 1907년 그가 짧은 논문에 쓴 것과 같이 "충분한 무균 조작이 이루어지면 조직은 이러한 조건에서 1주, 경우에 따라 거의 4주 가까이 살아 있었다."[2] 조직배양의 과학과 기술은 바로 이 문장에서 시작되었다.

해리슨은 신경섬유들이 실제로 연수관에 있는 신경세포들로부터 생겨나 관찰하는 25분간 25마이크론의 속도로 자라나는 것을 보고 지극히 흥분했을 것이다. 그는 신경섬유의 기원에 대한 해답을 찾아냈다. 신경섬유는 신경세포 자체로부터 생겨난다! 그는 길어지고 있는 섬유 말단부의 성장을 주의 깊게 관찰했고 성장이 지속되는 이유는 신경섬유 말단이 아메바처럼 운동하기 때문이라는 사실에 주목했다.

신경이 어떻게 형성되는가에 대한 답이 발생학자에게 중요한 것은 사실이다. 그러나 이 발견 자체에 너무도 몰입한 나머지 그는 이러한 발견을 할 수 있게끔 만든 방법이 인류에게 훨씬 더 중요하다는 사실을 알아차리지 못했다. 수십 년이 흘러 다른 많은 연구자가 조직 배양 분야에 뛰어든 이후에야 해리슨은 마침내 몸 바깥에서 살아 있는 조직을 기르는 방법을 밝힌 것이 엄청나게 중요했다는 사실을 알게 되었다.

해리슨은 자신이 개발한 새로운 방법과 신경섬유의 발생을 1907년 5월 실험생물학 및 실험의학회라는 작은 학회에서 보고했다. 이 책에 서술된 다른 발견들과는 달리 해리슨의 발견은 어떤 신문에도 보도되지 않았으며, 오직 『해부학의 기록Anatomical Record』이라는 학술지에만 실렸다.

예일대학에서 그에게 동물학과의 학과장직과 브론슨 비교해부학 석좌교수직을 제의한 것은 이 5월의 보고와 상당한 관계가 있는 듯하다. 그는 제의를 즉시 받아들였다. 1907년 가을 예일에 도착한 그는 이후 거기에 남아 여생의 활동 기간을 보냈다. 예일대학 총장이던 아서 트와이닝 해들리는 다음과 같은 세 가지 유인책으로 그를 존스홉킨스대학에서 끌어냈다. 첫 번째로 그는 정교수직을 제의했다(존스홉킨스대학에서는 정교수가 아니었다). 두 번째로 해들리는 독립된 동물학과를 만들겠다고 약속했다. 마지막으로 그는 모든 생물학을 위한 강의실과 실험실이 들어갈 새로운 건물을 짓겠다고 약속했다. 생물학자, 동물학자, 발생학자 등을 위한 오스본관이 마련될 때까지 5년의 시간이 걸리긴 했지만 해들리는 이 세 가지 약속을 이행했다.

예일에서의 첫해는 오스본관의 건축과 관련된 자문을 하고 새로운 교수진을 모집하는 한편 대학원생과 학부생들을 가르치는 일로 바빴다.

해리슨은 첫 번째 과업을 훌륭히 해냈다. 1913년 마침내 완성된 오스본관은 학생 교육과 교수들의 연구 활동을 위한 완벽한 시설을 갖출 수 있었다. 새로운 과학자 선생을 모집하는 일도 성공적이었다. 해리슨이 교수진으로 영입한 사람들은 당시의 평균적인 과학자들보다 더 우수한 사람들이었다. 그렇지만 그가 모집한 과학자 중 누구도, 그리고 그가 가르친 대학원생 중 누구도 노벨상을 받지 못했다. 뿐만 아니라 1907년 조직배양에 관한 그의 발견에 비견하는 업적을 낸 사람도 없었다. 해리슨은 세 번째 과업, 즉 대학원생과 학부생 들을 가르치는 일에는 형편없었다. 부유한 집안 출신으로, 때로는 응석받이로 길러진 예일의 학부생들을 상대로 강의하게 된 해리슨은—그의 밑에서 여러 해 일했고 그의 공식적인 전기를 쓴 니콜라스에 따르면—정말로 당황했다. 교수의 냉정함, 수줍음, 그리고 무미건조한 어투로 인해 학생들은 그의 강의를 참을 수 없을 지경이었다. 뢴트겐과 하운스필드도 같은 결점을 공유했다.

실험발생학의 흥미로운 과정들은 해리슨이 조직배양이라는 발전이 덜 된 기초적 분야를 활용하지 못하게끔 방해했다. 그는 계속해서 조직배양 기술을 자신의 발생학 연구에 사용하고 그가 발전시킨 기술을 방문 연구자들에게 가르쳤다. 그러나 예일대학에 있는 동안 그를 매혹시킨 것은 배아의 사지, 기관, 조직을 이식하는 일이었다. 비록 조직배양을 방법으로 삼은 몇 가지 연구를 발표하기는 했지만, 이들 논문의 초점도 발생학적 결과였다. 사실 해리슨이 흥분한 것은 살아 있는 조직이 몸 외부에서 존재할 수 있다는 사실에 대한 발견이 아니었다. 그는 왼쪽 배아사지싹을 배아의 오른쪽에 이식하여 그것이 전형적인 오른쪽 사지로 자라나게 한 사실에 더욱 흥분했다. 해리슨에게는 발생학적 관찰이 엄청나게 중요했다. 조직배양은 단지 수단에 불과했다.

1917년 4월 미국은 독일에 선전포고를 했다. 이로 인해 독일을 좋아하던 로스 해리슨은 특별히 힘든 시기를 보내게 되었다. 그는 독일에서 의과대학을 다녔고, 독일에서 태어난 여자와 결혼했으며, 초기의 많은 논문을 독일 의학 잡지에 발표했다. 그는 반反독일적 히스테리가 미국인들을 에워싸 독일어 수업이 없어지고 독일어에서 기원한 거리, 공원, 도시 이름까지 바뀌며 모든 독일인이 잠재적인 괴물로 간주되는 지경에 이르자 고통스러워했다. 그는 독일인들이 미국인들과 같은 히스테리에 빠질까 두려워했으며 전쟁이 발발했을 때 본 의과대학에 있던 딸 엘리자베스를 걱정했다(전쟁 기간 내내 그녀는 독일에서 후한 대우를 받았다). 더구나 그 자신은 열렬한 평화주의자였다. 그래서 실험실에서 일하던 두 명의 독일인 과학자가 체포되어 구금되자 그는 이들을 보호하기 위해 모든 노력을 다했다. 이러한 행동으로 인해 많은 동료가 그를 의심스러운 눈으로 보게 되었다.

이게 전부가 아니었다. 1917년 노벨상위원회는 조직배양의 발견이 아닌 신경섬유의 발생에 대한 연구로 해리슨을 수상자로 추천했다. 그렇지만 그해 노벨협회는 전쟁으로 인해 생리의학상을 시상하지 않기로 했다. 하지만 이상하게도 문학상, 물리학상, 무엇보다도 평화상(국제적십자위원회)은 시상되었다. 협회는 위원회가 해리슨을 추천한 것을 탐탁지 않게 여겼음이 틀림없다. 해리슨은 이런 결과에 실망했다. 그가 실망한 이유는 노벨상과 관련된 명예 때문이 아니라 스웨덴 국왕이 수여하는 메달에 딸린 상당한 상금 때문이었다. 그는 다섯 자녀를 대학에 보낼 수 있도록 상금을 받기를 바랐다.

제1차 세계대전이 끝나자 해리슨은 양서류 배아에 이식 실험을 계속했고 매년 배아에서 사지와 다른 조직의 이식에 대한 논문을 여러 편 발표했다. 1925년에는 조직배양만을 다룬 유일한 논문을 발표했다.[3] 그것은 그의 발견이 장래에 가질 중요성에 대한 어떠한 암시도 포함하지 않은 맥없는 논문이었다.

1933년 그는 노벨상 후보자로 다시 거론되었다. 위원회는 수상 후보자를 두 명으로, 즉 해리슨과 토머스 헌트 모건으로 좁혔다. 진정으로 위대한 학자였던 모건은 연구 대상인 초파리를 사용해 천천히 개화하고 있던 유전학이라는 학문을 활짝 열었다. 위원회는 조직배양이 "제한적 가치를 지닌"[4] 기술이라는 결론을 내리고 해리슨 대신 모건을 선택했다. 위원들은 또한 해리슨의 1907년 발견 이후 너무 많은 시간이 흘렀다는 것도 이유로 들었다. 그것은 노벨상을 유보하기에는 말도 안 되는 이유였다(다행히 1966년에는 그보다 56년 전에 바이러스가 종양을 유발한다는 사실을 발견한 페이턴 라우스에게 노벨생리의학상을 수여했다).

1938년 예일대학에서 퇴직한 해리슨은 국립연구재단의 책임자로서 이 기구의 역사뿐 아니라 현대 의학 발전에 중요한 역할을 했다. 미국이 제2차 세계대전에 참전함에 따라 국립연구재단은 연방정부를 위한 과학 연구의 중요 기관이 되었다. 과거 국립과학아카데미 및 다양한 연방사무국과 연결된 비효율적 기관이었던 국립연구재단은 해리슨의 지휘 아래 모든 영역에서 과학자들을 선발하여 전쟁에 처한 나라에 필요한 수많은 연구를 수행하는 다각화된 기관이 되었다. 일례로 페니실린을 발견한 영국인들과 미국인 화학자들이 팀을 이루어 플로리와 그의 동료들이 할 수 있었던 것보다 수백 배 빠르게 페니실린을 생산할 수 있도록 한 이도 해리슨이었다.

제2차 세계대전이 끝난 직후 해리슨은 뉴헤이번으로 돌아왔다. 1946년 그는 실리먼 강좌를 맡았는데 이는 예일에서 가장 명예로운 과학 강좌였다. 그는 1946년에서 1949년 사이 대부분의 시간을 이 강좌를 준비하는데 보냈다. 그러는 한편 발생학 연구 논문도 계속 발표했다. 불행히도 1955년 어느 아침 85세라는 고령에도 불구하고 사다리에 올라간 그는 떨어져 머리를 다쳤고 그로 인해 활동에 많은 장애를 겪었다. 그는 1959년에 죽었다.

예일대학 후임인 니콜러스가 국립과학아카데미에 써낸 전기적 회고록을 읽었다면 해리슨은 틀림없이 그 글이 자신의 생애와 경력에 대한 공정하고 간결한 글이라고 생각했을 것이다. 그는 아마도 자신의 생애가 오직 일에만 바쳐진 것으로 그려지기를 원치 않았을 것이다. 그렇지만 니콜러스가 로스 해리슨에 대한 회고를 「시편」 1장의 다음 구절로 마무리한 것은 적절했다. "그에게 안 될 일이 무엇이랴!"

1907년 해리슨이 발견한 조직배양 기술이 의학의 눈부신 발전 중 하나로 인정받기 이전에 수많은 다른 연구자에 의해 여러 연구와 발견이 이루어졌다. 이제는 이러한 발전 중 더욱 중요한 업적들과 함께 그 도상에서 저질러진 오류도 기술하는 것이 적절하다.

알렉시 카렐은 1873년 6월 28일 프랑스 리옹에서 태어났다. 그는 리옹의 의과대학에 다녔으며 졸업하고 몇 년 후에는 그 대학 외과의 책임자가 될 정도로 우수했다. 그는 의과대학에 있던 1902년 그로서는 가장 가치 있는 의학적 공헌을 했다. 그것은 잘린 동맥의 끝을 서로 연결하는 수술로, 이전까지는 실행할 수 없었던 것이었다. 그는 파스퇴르만큼이나 자부심이 강하고 쉽게 흥분하는 까다로운 성격이었다. 그는 1904년 어느 흐린 날 프랑스를 떠나 몬트리올로 향했다. 프랑스의 위계적인 의학계와 불화를 겪은 이후의 일이었다. 1905년 그는 시카고대학의 혈생리학연구실로 옮겼다.

카렐은 1907년 해리슨이 동물의 몸 바깥에서 신경세포를 키울 수 있다는 기적 같은 사실을 발견한 것을 세상에 알리는 데 다른 어떤 연구자보다 더 크게 공헌했다. 언젠가 해리슨의 강의를 들은 그는 자신의 조수인 몬트로즈 버로스 박사를 예일로 보내 조직배양 기술을 좀더 배워 오도록 했다. 버로스는 해리슨과 함께 연구하며 이 분야에 뛰어난 공헌을 했는데, 특히 닭의 혈장이 응고된 개구리 임파액보다 더욱 좋은 배지라는 사실을 발견했다.

버로스는 카렐과 2년밖에 함께 일하지 않았지만, 그동안 그들은 배아, 다 자란 동물, 사람, 그리고 악성종양에서 얻은 조직을 배양했다. 이후 버로스는 코넬대학으로 옮겼고 거기서 1915년까지 교수로 활동했다. 뒤이어 그는 캘리포니아 패서디나에서 개원했으며 암에 관심을 가지게 되었다. 비록 이전에 경험이 없었지만, 그는 복잡한 암 수술을 하기 시작했다.

1942년 버로스는 친구에게 한 통의 편지를 보냈다. 그 편지에서 그는 실험실에서의 조직배양에 관한 모든 아이디어는 프랭클린 몰의 것이며, 그가 모든 실험을 설계했고 해리슨은 그의 지시를 수행하는 실험실 기사에 지나지 않았다는 이야기를 몰로부터 들었다고 썼다.[5] 우리는 버로스의 편지를 확인해주는 아무런 증거도 갖고 있지 않다.

카렐은 조직배양에 대한 첫 논문을 1911년에 발표했으며[6] 모든 종류의 매체를 통해 전 세계적인 주목을 받았다. 그는 조직배양에 대한 연구 결과를 널리 알린 덕분에 1년 후인 1912년 노벨상을 수상했다. 대부분의 미국 과학자는 조직배양 분야에 대한 연구로 그에게 노벨상이 수여되었다고 믿었다. 그들 중 많은 사람은 조직배양의 이론과 실제를 확립한 사람이 해리슨이라는 사실을 뒤늦게 발견했다. 그들은 해리슨에게 가야 마땅할 상을 받아들임으로써 멘토를 배신했다고 카렐을 심하게 비난했다. 그러나 그토록 심하게 항의한 사람 중 해리슨은 없었다. 해리슨은 노벨상위원회가 조직배양 연구에 대한 공로로 카렐에게 노벨상을 수여한 것이 아니라는 사실을 알고 있었다. 그것은 잘린 동맥의 양 끝을 연결하는 놀라운 방법을 발견함으로써 혈액응고, 동맥의 수축과 누출이라는 합병증을 피할 수 있게 한 업적에 대한 시상이었다. 사실 해리슨은 카렐이 노벨상을 받아야 한다고 강한 지지를 보냈다.

카렐은 해리슨으로부터 노벨상을 훔치지 않았다. 그럼에도 불구하고 그의 조직배양 실험실에서는 대규모의 실험 부정이 일어났는데, 그 책임의 일부는 카렐에게 있다.

카렐은 1912년 처음으로 응고된 닭의 혈장에서 닭의 심장 조직을 배양했으며 이것이 120일 동안 살아 있도록 했다. 이것은 그가 노벨상을 받은 해에 일어난 일이며 그의 명성은 대단했다. 더구나 카렐은 유명해지는 것을 좋아했다. 『뉴욕 타임스』는 배양 조직을 120일 동안 살게 했다고 카렐이 발표한 논문을 인용하여 정확하게 보도했다. 다른 신문들은 그처럼 주의 깊지 않았다. 미네소타주 세인트폴의 『루럴 위클리Rural Weekly』는 10월 24일 다음과 같은 머리기사를 실었다. "그는 시험관에서 심장이 살아 있도록 했고 그로 인해 노벨상 상금 3만9000달러를 받았다."

카렐은 조직배양 일을 시작하자마자 장래의 모든 연구를 앨버트 에벌링에게 맡겼는데 그는 카렐의 실험실 기사들을 지도하고 실질적으로 연구를 수행했다. 카렐은 강의와 저술로 바빴다.

그렇지만 에벌링은 카렐의 원 기술을 변형했다. 그는 성냥개비 머리만 한 닭의 심장 조직을 취해 유리로 된 배양 용기 바닥에 두고 닭의 혈장 한 방울과 배아 조직에서 취한 액성 추출물 한 방울을 더

했다. 그는 이 추출물이 세포들을 매우 빠르게 자라게 한다는 사실을 발견했다. 이 혼합물은 응고되었지만, 세포가 자라는 데 필요한 모든 것을 포함하고 있었고, 실제로 세포들은 자랐다. 며칠이 지나자 세포들은 응고된 배지 가장자리까지 자라났다. 사용 가능한 모든 영양분을 다 쓴 것이었다. 에벌링은 다시 작은 응고물을 반으로 잘라 각각의 조각을 새로운 용기에 집어넣고 마찬가지로 닭의 혈장과 배아액을 넣었다. 에벌링은 최초의 원 배양 조직으로 시작해 34년 동안 분할 배양을 지속했으며 카렐이 죽고 2년이 지난 1946년에야 남은 세포들을 버렸다고 주장했다.

이리하여 당시 가장 인기 있던 뉴스 중 하나인 불사의 닭 심장 전설이 만들어졌다. 『뉴욕 월드 텔레그램』은 매년 새해 첫날 카렐에게 전화해 그 세포주의 상태를 물은 다음 그 생일을 축하하는 사설을 내보냈다. 1940년 그 신문사는 카렐이 프랑스에 있어 연락이 되지 않자 닭 세포배양에 대한 때 이른 조사를 발표했다. 만화가, 과학소설가, 일요판 필진 등은 모두 소위 이 불멸의 닭 심장 조직을 엄청난 상상력을 발휘하여 다루었다. 『콜리어스』는 1936년 10월 24일 자에 배양세포가 자라서 실험실 바깥으로 넘어가지 않게 하려면 때때로 다듬어주는 것이 필요하다고 썼다.

그러나 이 주장은 너무 겸손한 것이다. 에벌링은 분열된 배양세포를 모두 간직하고 있었다면 그 양은 태양보다 컸을 것이라고 주장했다. 매주 배양세포를 반으로 나누어도 20주 후에는 백만 배가 되고 그 후에도 주마다 두 배로 늘어난다. 에벌링과 다른 사람들이 한 번에 몇 개만 배양한 이유도 알 만하다.

카렐은 노벨상을 받았을 때보다 훨씬 더 유명해졌다. 그래서 오늘날까지 로스 해리슨에 대해 들은 의사보다 카렐의 이름, 그와 관련된 조직배양에 대해 알고 있는 의사가 더 많다. 1935년 카렐은 일련의 대중 강연을 했는데 너무 인기가 많아 경찰이 동원되어 군중을 통제해야 할 정도였다.

그렇지만 카렐의 실험실 기사 중 한 사람은(이름이 알려지지 않았다) 뭔가 잘못되었다고 생각했다. 그녀가 응고체를 보았을 때 소위 불멸의 세포들은 중앙부에 모여 있었다. 그렇지만 거기서 2.5센티미터 정도 떨어진 곳에서 그녀는 살아 있는 세포들의 작은 섬을 자주 보았다. 그녀는 수석기사에게 가서 곁에 살아 있는 세포들을 어떻게 설명해야 하냐고 물었다. 수석기사는 그것은 중요하지 않다고 대답했다.[7]

1929년 주식시장이 폭락하고 대공황이 시작되었다. 그 기사는 자신이 운이 좋게도 직장을 갖고 있다는 사실을 알았다. 그렇지만 그녀는 행복하지 않았다. 그녀는 실험실에서 무심코 살아 있는 새로운 세포를 응고체에 넣어준다는 사실을 발견했다. 매일 아침 신선한 배아로부터 배아 추출물을 거칠게 얻는 과정에서 생긴 일이었다. 균형을 맞춘 염류 용액을 사용하여 그녀는 닭 배아로부터 주사기로 액을 추출했다. 그리고 그것을 시험관에 넣어 조잡하기 짝이 없는 원심분리기로 돌렸다. 어느 정도로 조잡했는가 하면 물동이를 손으로 두세 차례 돌리는 것과 다를 바 없었다. 원래 의도는 남아 있는 세포를 모두 분리시켜 오직 배아의 액체만을 영원히 죽지 않는 배양에 사용하는 것이었다. 그러나 준비하는 과정이 너무 조잡해서 살아 있는 세포와 다른 세포 부스러기들이 액체 위에 떠다니고 있었음이 틀림없다. 결국 닭의 세포는 영원히 사는 것이 아니었다. 그 세포들은 새롭게 배양액을 줄 때마다 살아 있는 세포에 의해 새로워졌던 것이다.

그녀가 수석기사에게 이러한 사실에 대해 재차 주의를 환기시키자 그는 직장을 잃고 싶지 않으면 조용히 있으라고 위협조로 말했다. 그렇게 그녀는 33년 동안 침묵을 지켰다! 그동안 그녀는 결혼해서 푸에르토리코로 이주했고, 그녀의 남편은 거기서 치과대학 학장이 되었다. 1963년 가을 그녀는 레너드 헤이플릭 박사가 푸에르토리코 의과대학에서 한 강연에 참석했다. 헤이플릭 박사는 카렐이 정상세포가 죽지 않는다고 생각했지만, 자신은 정상세포가 일정한 생애를 갖고 있다는 사실을 증명했다고 말했다. 그러면서도 여전히 많은 사람이 카렐이 옳다고 생각한다는 사실을 인정했다. 강연이 끝나자 그녀는 헤이플릭에게 다가가 그가 옳으며 카렐이 틀렸다고 확언했다. 헤이플릭은 "세상에!"라고 말하며 그녀를 데려가 차를 같이 마셨다. 그 자리에서 그녀는 33년간 지켜온 비밀을 그에게 털어놨다. 카렐의 업적은 사기였다고.[8]

카렐의 닭 심장에 대한 논문을 쓴 얀 비트코프스키 박사,[9] 그리고 카렐의 실험실을 방문해 닭 심장 배양을 검토한 랠프 벅스바움 박사와[10] 대화를 나눈 후에 우리는 카렐이 죽지 않는 세포를 배양한 것이 아니라 새로운 닭 심장 세포가 규칙적으로 더해졌기 때문에 그 세포들이 계속해서 살아 자란 것이라고 결론을 내렸다. 카렐 자신이 이

첨가물의 비밀을 알고 있었는지는 지금 알 수 없다.

비록 기본적으로 명성을 추구하는 과학자였다 하더라도 그는 닭 심장 배양과 그 후 여러 해 동안 그것이 가져다준 명성을 통해 해리슨의 조직배양 발견이 망각 속으로 빠지는 것을 막았다. 록펠러재단에서 은퇴한 그는 프랑스로 돌아갔다. 거기서 비시 정부와 정치적으로 지나치게 밀접히 결탁했지만, 이러한 정치적 범죄로 기소당하기 전인 1944년 세상을 떠났다.

알렉시 카렐의 위대한 업적은 끊어진 동맥의 양 끝을 연결시키는 방법을 발견한 것이었다. 조직배양에 대한 그의 업적은 기껏해야 평범했으며 최악이었던 것은 한 세대 동안 세포배양에 종사하는 사람들과 과학자, 의사 들을 오도했다는 점이다. 카렐의 유감스러운 신화는 1959년 당시 젊은 박사후연구원이던 레너드 헤이플릭이 인간의 정상세포를 배양할 때까지 널리 퍼졌다.

당시에는 배아나 태아의 세포만이 상대적으로 바이러스가 없다고 여겨졌다. 실제로도 대체로 그러한 것으로 드러났기 때문에 헤이플릭은 스웨덴에서 합법적으로 낙태된 배아의 정상 조직세포를 얻기로 결심했다.[11] 그 세포들은 정해진 때가 없이 왔다. 헤이플릭은 즉시 이들 세포를 배양하고 이어서 계대배양繼代培養을 하려고 했다. 그렇지만 그는 50번 정도 계대배양을 하면 세포가 죽는다는 사실을 발견했다. 중요한 발견은 8~10개월 전에 받은 세포들은 죽어간다는 사실이었다. 1개월, 3개월 혹은 6개월 전에 받은 세포는 더 오래된 세포들과 같은 배지, 같은 용기, 같은 기사에 의해 배양되는데도 불구하고 활기

차게 자랐다. 세포의 죽음을 야기하는 요인으로 유일하게 남은 것은 나이였다. 헤이플릭의 결론은 정상세포는 영원히 살 수 없다는 것이었다. 헤이플릭과 다른 연구자들에 의해 많은 추가적인 연구[12]가 이루어진 이후 진실이 드러났다. 정상세포는 영원히 세포분열을 할 수 없다.

존스홉킨스대학의 조지 게이와 그의 아내 마거릿은 전 세계적으로 퍼진 역사상 최악의 세포 오염 사태 중 하나에 적어도 간접적으로라도 책임이 있다. 이 일은 조직배양에 종사하는 사람뿐만 아니라 바이러스 백신을 만들려고 노력하는 사람들도 괴롭혔다.

재난은 1951년 2월 9일에 시작되었다.[13] 이날 게이는 31세 흑인 여성 헨리에타 랙스로부터 자궁경부의 종양 조직을 얻었다. 종양을 제거한 산부인과 의사는 육안으로 관찰된 종양이 보통 자궁경부암처럼 보이지 않았다고 보고했다. 조직은 붉은색이었으며 큰 혈관들이 관통해 지나고 있었다. 세계적으로 유명한 존스홉킨스대학의 병리학자는 자궁경부를 덮고 있는 세포에서 유래한 전형적인 종양이라고 이를 진단했다. 하지만 세계적으로 유명한 병리학자도 실수를 할 수 있다. 후에 검토한 결과 랙스 부인의 종양은 상피세포가 아닌 선(腺)세포에서 기원했음이 밝혀졌다. 이 실수로 인해 헨리에타 랙스는 목숨을 잃었다. 그녀는 일반적인 치료인 근치수술 대신 방사선치료를 받았지만, 암은 거기에 반응을 보이지 않았다. 그렇게 암은 온몸에 퍼져 그녀는 8개월 후 목숨을 잃었다.

다른 체외 배양세포들과 달리 그녀의 세포(이후 헬라세포라고 불리게 되었다)는 들불처럼 자랐다. 이 세포들은 너무도 생명력이 강해서 세계 어디에 보내도 살았다. 사실 헬라세포가 들어 있는 우편꾸러미는 '헬라그램HeLagram'이라는 이름으로 유명해졌다. 샘플은 생의학분야에서 일하는 미국의 모든 과학자에게 보내졌다. 그들은 이 세포가 아주 빨리, 그리고 잘 자라서 좋아했다. 처음에 헬라세포는 실험에 완벽해 보였다.

그렇지만 1961년 뉴저지의 세포배양 학자들은 시험관의 마개를 뽑거나 스포이트로 액체를 분주하는 것만으로도 헬라세포를 포함한 비말飛沫이 충분히 공기 중을 날아다닌다는 사실을 발견했다. 이 세포들은 다른 세포들이 배양되고 있는 접시에 들어가면 너무도 왕성하게 자라 3주만 지나면 다른 세포들을 압도했다.

1966년 시애틀의 유전학자인 스탠리 가틀러는 일부 흑인들의 세포에서만 생기는 효소를 발견했는데 이 효소는 물론 헬라세포에도 있었다. 그는 이 효소가 워싱턴에 새로 만들어진 세포주 은행에 있는 최소 열여덟 개의 순수한 백인 세포주에 있는 것을 발견했다. 이는 이 열여덟 개의 세포주가 실상 헬라세포라는 사실을 말해준다. 이들 세포는 간, 혈액, 그리고 몸의 다른 부위에서 유래한 종양 세포로 잘못 분류되어 있었지만 사실 이들은 모두 헨리에타 랙스의 자궁경부에서 유래한 세포들이었다![14]

가틀러는 이 발견에 대한 논문을 조직배양학회의 모임에서 발표했다. 해당 세포주로 연구해오던 연구자들은 격렬한 반응을 보였는

데, 만약 가틀러가 옳다면 자신들이 수년간 일한 것이 무의미해지기 때문이었다. 이 소식이 너무나 충격적이어서 한동안 누구도 가틀러와 상대하려 하지 않았다. 그의 주장은 "거칠고 오만한" 주장으로 여겨졌다. 그렇지만 조직배양학회는 두 개의 독립적인 연구 팀을 지명해 국립세포주은행의 모든 세포주를 평가했다. 서른네 개의 세포주 중 스물네 개가 헬라세포로 판명되었다. 가틀러가 옳았던 것이다.[15]

헬라세포에 의한 오염과 혼란, 그리고 논란은 조사 후에도 가라앉지 않았다. 순수한 조직배양으로 생각된 것들이 헬라세포로 오염된 것은 쿠바 출신으로 젊었을 때 미국으로 이민한 W. A. 넬슨리스에 의해서도 관찰되었다. 1960년 박사학위를 받은 넬슨리스는 당시 캘리포니아 오클랜드에 세워지고 있던 국립암연구소의 실험실로 옮겨 왔다. 이 실험실은 바이러스 암 프로그램의 후원 아래 새로운 배양 조직을 모으는 일을 시작할 예정이었다. 넬슨리스는 1970년 그 책임자가 되었다.

그는 완벽주의자였기 때문에 실험실을 세계의 어떤 수술실보다도 훨씬 더 깨끗하게 유지했다. 넬슨리스와 그의 팀은 지극히 엄격하게 세포를 다뤘다. 그가 고용한 기사는 지금 염색체 표지chromosomal banding라고 알려진 기술에 의해 세포를 확인하는 실험실의 역량을 눈에 띄게 향상시켰다.[16] 여기에 더해 실험실은 X, Y 염색체를 통해 성의 차이를 관찰했다.

암과의 전쟁과는 별개로 당시의 리처드 닉슨 대통령은 소련과의 해빙을 자랑스럽게 생각하고 있었다. 그 와중에 소련의 과학자들을 설득해 그들의 배양세포를 미국으로 보내도록 했다. 이들 세포는 넬슨리스에게 보내졌는데 그는 러시아의 배양세포가 사실 헬라세포이며 이들은 애초에 미국이 소련에 보낸 오염된 세포에서 유래한 것이라는 사실을 발견했다. 미 국무성 관료들은 이 사실을 비밀에 부치기를 원했다. 해빙 분위기에 부정적 영향을 미칠까 우려했기 때문이다. 그런데 소련인들이 미국을 방문했고 완벽주의자였던 넬슨리스는 그 사실을 그들에게 말해주었다. 러시아인들은 화내기는커녕 기뻐하며 넬슨리스를 소련으로 초청했다. 그럼에도 불구하고 넬슨리스가 그 결과를 투고한 잡지들은 외교적 후유증을 염려해 그의 논문을 거부했다.

또 다른 기회에 넬슨리스는 여러 연구자가 보내온 다섯 개의 배양세포주도 사실 헬라세포임을 발견했다. 그는 이 결과를 기록한 논문을 미국에서 가장 저명한 『사이언스』지에 보냈다. 한 심사자는 그의 데이터가 정확하다고 했고 다른 심사자는 그것이 아주 중요하다고 말했다. 그렇지만 편집자는 분명한 이유 없이 그 논문을 거부했다.

넬슨리스가 오염된 헬라세포주를 키웠다고 확인해준 세포배양학자 중 한 사람은 이후 스스로 그 사실을 확인했다. 그는 자기가 세포주를 보낸 전 세계 20명의 연구자들에게 편지를 써서 오류를 고백했는데 거기에 넬슨리스의 편지 복사본도 첨부했다. 넬슨리스는 이 편지와 함께 논문을 『사이언스』에 재투고했다. 이번에는 논문이 받아들여져 잡지의 맨 끝에나마 실렸다.[17] 그렇지만 이처럼 놀라운 일은 그냥 지나가지지 않았다. 대중매체는 이 이야기를 끄집어내 한동안 미국과 다른 나라의 언론에서 헤드라인을 장식했다.

넬슨리스의 보고에도 불구하고 많은 연구자는 그가 틀렸다고 확신하며 오염된 세포주로 계속해서 연구했다. 그렇지만 넬슨리스는 순수한 것으로 알려진 더 많은 세포주가 헬라세포로 오염된 것을 발견했다. 그는 『사이언스』에 두 번째 논문을 기고했는데 이번에는 연구자의 이름을 덧붙이며 오염된 세포주를 거명했다.[18] 예상할 수 있듯 넬슨리스는 많은 사람에게 미움을 받는 연구자가 되었다.

헬라세포에 의한 오염 문제는 과학적 논쟁의 문제만은 아니었다. 그것은 실제로 사람들에게 심각한 영향을 미쳤다. 예를 들어 엑스선으로 일하는 사람이나 엑스선 검사를 받는 사람들에게 허용되는 방사능의 최대 권고치는 정상세포에 대한 방사선의 영향에 근거한 것이었다. 그런데 만약 이 정상세포가 헬라세포로 오염되었다면(우리는 이 세포가 방사선에 저항력이 아주 강하다는 사실을 안다) 권고치는 환자들로 하여금 필요하거나 안전한 수준 이상의 방사선을 쬐게 만드는 결과를 초래한 것이다.

사실 배양 조직이나 인간의 근육 조직에 대한 방사선의 효과에 관해 1970년대에 알게 된 사실은 헬라세포에 오염된 배양세포 연구로부터 얻은 것이었다. 1978년 펜실베이니아주립대학의 연구자들은 1978년 저명한 『국제 방사선, 종양학, 생물학, 물리학 저널International Journal of Radiation, Oncology, Biology and Physics』에 논문을 투고했는데[19] 그들은 자신들이 사용해온 세포주가 아마도 헬라세포주일 것이라고 말했다. 편집자는 헬라세포에 의한 오염을 '민간전승'이라고 부르며 이 언급을 삭제하기로 했다. 이 잘못은 다음 여러 해 동안 영향을 미쳤다.

그리고 1978년 10월 조너스 소크는 헬라세포가 소아마비 바이러스를 배양하는 데 사용하던 세포들을 압도했다고 인정했다. 그는 1950년대 말에 말기 암환자들을 상대로 백신을 시험했다. 모든 환자는 당황스럽게도 주입 부위에 아몬드 크기의 종양이 생겨났다. 종양은 대체로 3주 안에 사라지기 시작했으나 환자의 대부분은 새로운 종양(헬라세포에 의한 종양)의 영향이 연구되기 이전에 원래 갖고 있던 암으로 사망했다. 그제야 소크와 그의 팀은 소아마비 바이러스를 배양하는 데 사용한 세포가 헬라세포에 오염되었다는 사실을 발견했다. 그러나 소크는 이 놀라운 사실을 28년이 지난 이후에야 발표했다.[20]

널리 퍼진 헬라세포 오염을 발견한 이후 견뎌내야 했던 스트레스로 탈진한 넬슨리스는 1981년 자발적으로 은퇴했다. 1년 후 아마도 정치적인 이유로 연방정부는 그의 유명한 실험실을 폐쇄했다. 넬슨리스가 폭로한 헬라세포 오염은 이미 천문학적 액수의 세금을 전적으로 무의미한 연구에 허비하게 만든 것으로 추정된다. 불행히도 전 세계 실험실에서 헬라세포 오염은 오늘날까지 계속되고 있다.

1953년 T. C. 수는 텍사스 갤버스턴에서 일하고 있었다. 다른 세포유전학자와 마찬가지로 수는 분열 과정에 있는 죽은 세포에서 염색체를 볼 수 있었다. 그렇지만 염색체는 짚더미처럼 쌓여 있어서 하나하나를 보기는 어려웠다. 그로 인한 혼동 때문에 유전학자들은 심각한 오류를 범했다. 그들은 정상적인 사람은 각 세포에 스물네 쌍의 염색체를 가진다고 생각했다.

어느 날 수는 그의 기사가 만들어놓은 용액에 들어 있는 세포를 보고 뛸 듯이 기뻐했다. 이 특별한 용액은 세포가 부풀어 오르도록 만들어 막 분열하려는 세포가 방추체〔세포분열 시 나타나는 방추 모양의 세포분열 장치―옮긴이〕를 형성하지 못하도록 했다(방추제를 형성하는 것이 정상적인데 그 때문에 염색체 개개를 검사하기가 어렵다). 새로운 용액에 잠긴 세포들은 부풀어서 염색체들이 서로 멀리 떨어졌다. 이 염색체를 고정해 염색한 수는 이전에는 볼 수 없었던 염색체를 자세하게 관찰할 수 있었다.[21]

수는 이 새로운 용액으로 여러 차례 실험했는데 항상 같은 결과를 얻었다. 이 용액은 세포의 염색체를 검사하는 데 있어 엄청나게 소중한 수단이었다. 나중에 수는 휴스턴의 유명한 M. D. 앤더슨병원의 좀더 책임 있는 자리로 옮겼다. 그런데 놀랍게도 그는 갤버스턴에서 얻었던 것과 같은 결과를 얻을 수가 없었다. 의아해진 그는 갤버스턴과 휴스턴의 기사들에게 물었고, 갤버스턴의 기사가 광천수가 아닌 수돗물을 고압멸균해 사용했다는 사실을 알았다.

갤버스턴은 섬으로 그때나 지금이나 본토에서 물을 공급받았다. 수도관은 만에서부터 이어졌는데 관이 아주 오래되어 부식돼 담수에 바닷물이 섞였다. 갤버스턴의 물은 거의 마실 수가 없어 광천수 산업이 발달했다. 당시 갤버스턴 당국은 너무도 부패하여 광천수 업자들에게 뇌물을 받고 새는 관을 고치지 않은 채 방치했다. 따라서 수가

1953년 발견한 것은 세포를 부풀리는 갤버스턴 수돗물의 능력이었으며, 이 능력은 오늘날까지 전 세계 유전학자들이 개개의 유전자를 볼 수 있게 처치하는 데 사용된다.

수는 생쥐, 큰쥐, 기니피그, 개, 사람의 비정상적 종양에서 얻은 세포를 연구했지만 놀랍게도 정상적인 사람 세포는 사용하지 않았다. 몇 년 후에 J. H. 치오와 레번은 수의 기술로 정상인의 세포를 연구하여 인간 염색체의 수가 48개가 아닌 46개라는 사실을 알아냈다.[22]

수의 기술로 인해 많은 수의 염색체 이상을 발견하게 되었다. 사람들은 정상보다 많거나 적은 수의 염색체를 가지거나 이상 염색체를 가질 수 있다(유전상담은 이러한 발견의 결과 가능해졌다). 이 기술로 인해 세포 배양학자들은 자신들이 검사하는 세포가 정상인지 이상인지를 결정할 수 있었고, 이 세포가 시간이 흐르며 정상적으로 자라는지도 조사할 수 있었다.

1958년 콜로라도대학의 리처드 햄은 배양배지에 관심을 가지게 되었다. 그 분야에서 일하는 사람은 모두 특정한 세포주를 사용하고 있었다. 햄은 다른 사람들이 세포주를 유지하기 위해 사용하는 배지가 정상세포의 발달에 적합하지 않다는 사실을 알아차리고 정상세포의 발달을 뒷받침하는 배지를 찾기 시작했다.[23] 그는 섬유아세포를 연구했으며 지금도 여전히 사용되는 그의 이름을 딴 배지를 만들었다. 1976년 스탠퍼드대학에서 공부한 박사후연구원 도나 필은 햄의 실험실에 잠시 합류했다. 필은 정상인의 상피세포가 기존의 배지에서 잘 자라지 못하는 것을 발견했다. 그녀는 대신 피부의 상피세포 변종인

각질세포를 사용하여 처음부터 다시 상피세포를 성장시킬 배지를 만들기로 했다. 필은 기존의 배지에서 투석한 송아지 태아 혈청 단백질의 극소량을 제외한 나머지 성분들을 모두 제거할 수 있었다. 그녀가 떠난 이후 햄은 나머지 마지막 혈청까지도 제거할 수 있었다. 이리하여 두 사람은 최초의 온전한 합성배지, 다시 말해 상피세포의 성장을 위해 화학적으로 완전히 통제된 환경을 만들 수 있었다. 햄은 필의 작업이 상피세포 성장의 최초 돌파구였다는 사실을 인정했다. 대부분의 암이 상피세포에서 유래하므로 이들을 자라게 하는 방법을 아는 것은 필수적이었다.

우리는 이미 델프트의 신사양품상 안톤 레이우엔훅이 자신의 세균 발견 후 2세기가 지난 뒤 로베르트 코흐가 결핵의 원인균을 발견한 사실을 알았더라면 얼마나 기뻐했을까 하고 말한 적이 있다. 레이우엔훅과는 달리 로스 해리슨은 자신이 1907년에 발표한 작은 논문이 의학의 가장 위대한 발견 중의 하나를 가져온 사실을 알았고 무척 만족스러워했다. 그것은 인류에게 가장 유해한 바이러스 중 하나인 소아마비 바이러스의 성공적인 조직배양이었다.

해리슨이 조직배양을 고안하기 오래전에 바이러스로 만든 몇 종류의 백신이 이러한 바이러스에 의해 유발되는 질병의 발병을 예방하는 데 사용됐다. 우리는 이미 우두백신에 대해, 그리고 그것의 투여가 천연두를 없앤 사실에 대해 기술했다. 우리는 파스퇴르가 사람에게서 악성 광견병이 발병하는 것을 예방하기 위해 약화된 광견병 바이러스를 사용한 사실을 기록했다. 그런데도 왜 의학은 소아마비가 수많은 어린이와 청년을 죽이거나 절름발이로 만드는 것을 옆에서 무기력하게 지켜보고만 있었는가? 대답은 간단하다. 소아마비를 일으키는 바이러스를 키울 믿을 만한 방법을 발견하지 못했기 때문이다. 소아마비 바이러스는 다른 모든 바이러스와 마찬가지로 살아 있는 세포 내에서만 존재할 수 있고 증식되기 때문이다.

바이러스 학자인 앨버트 세이빈과 그의 동료들은 1936년 자신들이 소아마비 바이러스를 키울 수 있다는 예비보고를 했다.[24] 오늘날 그들의 바이러스가 살아 있었는지는 지극히 의심스럽다. 그것은 분명 백신을 만들 수 있을 정도로 충분한 양의 바이러스를 공급할 수 있는 증식 방법이 아니었다. 어쨌든 세이빈은 이 조직배양에 대한 맹아적 연구를 지속하지 않았다. 대신 그는 소아마비 바이러스가 조직배양에서 결코 자랄 수 없다고 공개적으로 선언했다.

이러한 선언도 존 F. 엔더스를 좌절시키지 못했다. 1930년 하버드대학에서 박사학위를 받은 그는 이후 거기에 계속 머물렀다. 그는 1939년 바이러스와 그 조직배양에 대해 연구하기 시작했고, 8년 후에는 보스턴의 하버드부속어린이병원 감염병실험실을 만드는 데 초빙되었다. 2년 후 그와 두 명의 박사후연구원 T. H. 웰러와 F. C. 로빈스는 소아마비의 종식을 알렸다. 이 치명적인 바이러스를 조직배양하는 방법을 알아낸 것이다.[25]

이 소박한 두 페이지짜리 논문에서 엔더스는 자신과 동료들이 소아마비 바이러스를 신경조직뿐 아니라 근육과 내장 조직에서도 증식시킬 수 있었다는 사실을 입증했다. 그들의 발견은 엄청난 중요성을 지닌 것이었다. 왜냐하면 소아마비 바이러스가 신경 이외의 조직에서 자라면 사람에 대한 독성은 상실하는 반면 백신으로서의 능력은 유지한다는 사실이 후에 알려졌기 때문이다.

엔더스와 그의 동료들이 쓴 이 두 페이지짜리 논문은 이제 거의 80세가 된 로스 해리슨에게 진정한 즐거움을 가져다주었다. 마침내 그의 기념비적 발견 이후 40년 만에 그 발견으로 인해 소아마비, 홍역, 볼거리, 백일해, 수두와 같은 주요 바이러스 질환이 예방될 수 있다는 사실을 알게 된 것이다. 소크와 그의 동료들은 1953년 조직배양으로 얻은 소아마비 바이러스의 불활성화된 바이러스 입자로 만든 백신의 예방 능력에 대해 보고했는데 이 조직배양은 4년 전 엔더스와 그의 동료들 덕에 가능해졌다.[26] 살아 있지만 불활성화된 바이러스로 이루어진 세이빈의 백신은 1960년 특허를 얻었다. 두 종류의 백신 덕분에 2010년경에는 지구상에 소아마비가 더 이상 존재하지 않을 것이다〔요즘 주변에서 소아마비를 보기는 어렵지만 저자의 바람대로 천연두처럼 완전히 사라진 것은 아니다―옮긴이〕.

엔더스가 웰러, 로빈스와 함께 "소아마비 바이러스가 다양한 종류의 조직에서 자랄 수 있다는 사실을 발견한" 공로로 노벨생리의학상을 받은 1954년, 해리슨은 여전히 생존해 있었다. 발견 당시 박사후연구원에 불과했던 두 명의 동료가 포함되어야 한다는 것은 엔더스의 생각이었다. 진정한 신사였던 그는 자신뿐 아니라 그들도 공적을 인정받아야 한다고 주장했다. 노벨상에 두 번이나 후보자로 올랐던 해리슨은 그 상이 엔더스와 그의 동료들에게 수여되었다는 사실에 진정으로 기뻐했다. 신경섬유가 개구리의 임파액에서 살고 자란다는 사실을 관찰한 1907년의 발견이 이처럼 놀라운 승리를 가져왔다는 사실을 해리슨은 누구보다도 잘 알고 있었다.

8장

콜레스테롤과
아니치코프

아무 동물학자나 역학자에게 어떤 동물이 사람을 가장 많이 죽이는지 물어보라. 대답은 틀림없이 코브라일 것이다. 항독 요법이 가능함에도 불구하고 이 달갑지 않은 뱀은 매년 인도에서 5000명에서 1만 명에 이르는 사람을 죽인다. 파충류학자는 상대적으로 긴(3~4.5미터) 킹코브라가 아닌 짧은(1.5미터) 인도뱀(나자나제)을 범인으로 지목할 것이다. 이 파충류는 가장 치명적인 것으로 여겨지는데 그것은 이들이 황혼 무렵 생쥐나 집쥐를 잡아먹으려 인가로 숨어 들어갔다가 예상치 못한 사람에게 놀라 그 치명적인 독니를 박아 넣기 때문이다.

그런데 전문가들은 틀렸다. 지난 천 년 동안 사람을 가장 많이 죽인 동물은 겉보기에 유순해 보이는 암탉이다. 암탉은 독니나 발톱이 아닌 난소에서 만든 생성물로 우리를 죽인다. 달걀노른자는 같은 양의 소고기, 돼지고기, 생선, 혹은 닭고기에 비해 10배나 많은 콜레스테롤을 함유하고 있다. 두뇌를 제외하고 어떠한 조직이나 기관도 이 치명적인 물질을 이처럼 많이 갖고 있지 않다.

문명사회에서는 별로 먹지 않는 뇌와 달리 달걀노른자는 우리가 먹는 스프, 소스, 과자, 빵, 파스타, 아이스크림과 음료(밀크셰이크와 에그노그[맥주나 포도주 등에 달걀과 우유를 섞은 술―옮긴이])를 생각해보라)에 침투해 있다. 현대의 주방장은 어쩌다 오른팔을 잃더라도 맛있는 음식을 만들어낼 것이다. 그러나 만약 달걀노른자를 사용하지 못한다면, 여전히 먹을 만한 음식을 만들기는 하겠지만 가슴이 찢어질 것이다.

이 장에서는 달걀 연구로 어떻게 이 치명적인 콜레스테롤을 인식하게 되었는가에 대해 말할 것이다. 또 80년 전에 이루어진 이 발견이 왜 여전히 많은 과학자에 의해 받아들여지지 않는가를 밝히려고 노력할 것이다.

과거 이집트의 미라를 포함하여 수많은 사람이 관상동맥과 뇌동맥, 그리고 다른 장기의 동맥이 막히는 동맥경화로 죽었다. 오랜 시간 동안 이 질병은 어떤 과학적 관심도 받지 못했다. 1799년 영국의 저명한 의사 케일럽 패리가 협심증은 관상동맥이 막혀 생긴다는 사실을 발견했음에도 불구하고 그것은 사람들의 주의를 거의 끌지 못했다.[1]

19세기에는 동맥경화증에 대한 관심이 커졌지만 진정한 연구는 이 질환의 원인에 대한 서로 다른 세 견해로 인해 방해를 받았다. 가장 지배적인 첫 번째 견해는 동맥경화증이 단지 노화 과정일 뿐이며 전혀 질병이 아니라는 것이었다. 두 번째 견해는 당시 병리학의 권위자였던 루돌프 피르호가 내세운 것으로 동맥경화증은 질병이며, 동맥 자체의 대사이상으로 발생한다는 것이었다.[2] 세 번째 견해는 병리학자 카를 폰 로키탄스키가 주장한 것으로 동맥경화의 과정이 동맥에 붙어 있는 덩어리에서 시작되며 그것이 점차 커져 동맥경화증의 전형적인 플라크가 된다는 것이었다.[3]

대조적인 세 이론은 각각의 지지자들을 사로잡았고, 그들 중 누구도 동물에게 동맥경화를 유발시킴으로써 이 문제에 실험적으로 접근해보려는 시도조차 하지 않았다. 그들은 육안이나 현미경으로 경화된 동맥을 보는 것에 만족했다.

동맥경화증의 원인에 대한 논쟁 외에 발병 과정에서 동맥의 어느 층이 맨 처음 관계되느냐를 두고도 심각한 혼란이 있었다. 이 과정이 동맥의 내막에서 시작된다고 주장하는 사람도 있었고, 일차적으로 동맥의 중간 근육층에서 시작된다는 사람도 있었다. 또한 동맥 바깥층이 동맥경화증의 시작점이라고 주장하는 사람도 있었다.

최초의 진정한 발전은 펠릭스 마르한트에 의해 이루어졌는데 그는 동맥의 내막에서 시작된다고 확신한 이상을 기술하기 위해 '죽상경화증atherosclerosis'이라는 용어를 도입했다.[4] 그는 이 병변을 동맥의 다른 층에서 시작되는 것들과 구별했다. 더 중요한 것은 바로 이 죽상경화증 때문에 동맥의 모든 폐색성 과정이 일어난다는 지적이다. 콜레스테롤이 그 발병 과정에 관여하리라는 단서는 1910년 아돌프 빈다우스가 죽상경화성 병변에는 정상적인 동맥혈관벽보다 6배 많은 자유 콜레스테롤과 20배 이상 많은 에스테르화 콜레스테롤이 있다고

보고하면서 제시되었다.[5]

이상의 두 연구는 지금 돌이켜보면 중요한 연구였지만 죽상경화증의 주요 원인을 발견하는 데까지 나아가지는 못했다. 그 원인의 발견은 젊은 러시아 의사들이 소규모로 모여 수행한 일련의 연구에서 이루어졌다. 그들은 모두 같은 의과대학에서 근무하면서, 무해하다고 여겨진 달걀에 관심을 갖고 있었다.

그들의 연구를 설명하기에 앞서 과거 알려지지 않았던 이 러시아 의사들을 배후에서 추진한 한 사람의 생애를 살펴보자. 그 사람은 니콜라이 아니치코프(1885~1964)다. 러시아의 귀족이었던 그는 1885년 11월 3일 페테르부르크에서 태어났다. 그의 부계 혈통은 화려했는데 최초의 아니치코프는 1301년 세례를 받은 몽골의 타타르인이었다. 아니치코프의 증조할아버지는 1746년 귀족이 되었고, 19세기에는 대부분의 집안 구성원이 차르 군대의 장교로 근무했다. 그렇지만 그의 아버지는 교육부장관, 상원의원, 그리고 나중에는 페테르부르크 시의원이 되었다. 프랑스에서 러시아인 부모 아래 태어난 그의 어머니는 러시아정교회 일에 관여하고 있었다. 그녀의 조상은 러시아 귀족이 아니었을 가능성이 크다. 그녀는 남편과 아이들의 요구에 헌신하는 품위 있는 여성이었다.

아니치코프가 평범하지 않다는 최초의 증거는 1903년 그가 고등학교를 1등으로 졸업했을 때 나타났다. 졸업 후 그는 즉시 레닌그라드에 있는 왕립군의학교에 지원해 합격했다. 이 학교는 러시아에서 가장 오래되고 유명한 의과대학이었다. 공부를 아주 잘했던 그는 의

학부 과정을 1909년에 마쳤다. 이후 병리학 교실에 남아 연구를 계속했으며 1912년 박사학위를 받았다.

아니치코프에게는 다행스럽게도 그가 일하는 의과대학의 한 임상의사(A. I. 이그나톱스키)가 1908년 이전의 어떤 연구자도 시도해보지 못한 일, 즉 실험동물에 동맥경화증을 유발시키는 일을 시도했다. 그는 토끼를 선택해 달걀과 우유의 혼합물을 먹였다. 몇 주 동안 토끼에게 이러한 식단을 제공한 결과 토끼의 대동맥에 사람의 대동맥에 끼었던 것과 같은 회백색 플라크가 끼는 것을 보고 그는 흥분했다. 그는 최초로 사람의 동맥경화 플라크와 유사한 것을 만들어냈다.

이그나톱스키는 동맥경화증이 우유와 달걀에 있는 단백질에 의해 유발되었다고 잘못 생각했다. 그는 이 결과를 발표했지만,[6] 어떤 이유에선지 연구를 계속하지 않았다.

이 결과는 아니치코프와 그 밑에 있던 병리학 교실 사람들에게도 영향을 미쳤다. 아마도 아니치코프의 제안에 따라 교실의 젊은 연구원 N. W. 스터키는 이그나톱스키의 실험을 되풀이했다. 그러나 그는 세 종류의 다른 먹이를 주었다. 첫 번째 그룹은 근육액을 주었고, 두 번째 그룹은 달걀흰자를 주었고, 세 번째 그룹은 달걀노른자만을 주었다. 스터키는 달걀노른자를 먹은 토끼의 대동맥에만 동맥경화증 플라크가 낀 것을 발견했다. 달걀노른자에 있는 어떤 물질이 사람들이 가장 두려워하는 질병 중 하나를 일으키는 것이었다.[7]

'노른자의 어떤 성분에 이러한 질병을 일으키는 인자가 있는가를 알아내야 한다.' 아니치코프는 이런 생각을 했음에 틀림없다. 왜냐하면 스터키의 실험 결과를 본 그는 즉시 달걀노른자를 토끼에게 먹여 동맥경화증 플라크를 분석함으로써 어떤 특정한 물질이 거기에 쌓이는지를 보기로 결심했기 때문이다.

아니치코프 자신은 박사학위 논문 주제였던 병든 심장에 대한 연구를 마치는 데 바빴다. 그래서 토끼에게 달걀노른자를 먹인 결과 나타나는 동맥경화증의 플라크 분석 작업을 자신이 지도하던 다른 학생에게 맡겼다. S. 찰라토프라는 학생은 노른자를 먹인 토끼를 조사하며 아주 흥미로운 현상을 발견했다. 플라크는 지방 방울처럼 보이는 것들로 가득했는데 편광 아래서는 아름다운 이중 교차 모양을 보였다. 또한 간도 같은 지방 방울로 가득 차 있었다.[8]

찰라토프와 그의 멘토인 아니치코프 모두 콜레스테롤에 이러한 물리적 성질이 있다는 사실을 알았다. 그들은 노른자에 풍부한 다른 화학물질인 인지질도 같은 성질을 갖고 있다는 사실도 알고 있었다. 나아가 지방 방울은 대동맥의 벽이나 간이 파괴되어 생겨나는 것일 수 있었다.

이러한 결과를 본 아니치코프와 찰라토프는 노른자에 있는 콜레스테롤이 동맥경화증의 원인이라고 확신했을 가능성이 높다. 토끼에게 노른자를 먹이자마자 그런 결과가 나타났기 때문이다. 그렇게 가정한 그들은 순수한 콜레스테롤을 토끼에게 먹이고 몇 주 후에 토끼를 죽여 대동맥을 검사했다. 1913년 그들이 발견하고 보고한 것은 서양의학의 위대한 10대 발견 중의 하나였다. 그들은 콜레스테롤이 결코 무해하지 않으며 실제로 동맥경화증을 일으키는 일차적 요인이

라는 사실을 발견했다.[9]

섭취한 콜레스테롤이 동맥경화증을 일으키는 작용을 한다는 사실을 발견한 직후 아니치코프는 여행 경비를 지원받아 당시 독일의 가장 저명한 병리학자였던 카를 A. 루트비히 아쇼프의 실험실을 방문했다. 아니치코프가 독일에 체류한 지 14개월이 지났을 때 제1차 세계대전이 일어났다. 그는 러시아 국적 때문에 투옥될 위험에 처했다. 그러나 아쇼프의 도움으로 스위스로 피신했다가 거기서 레닌그라드로 갈 수 있었고 1914년에는 왕립군의학교로 복귀할 수 있었다. 그는 1916년 러시아 육군에 들어가 의무醫務 열차의 지휘관으로 복무했다. 1917년에는 볼셰비키당에 가입하여 충실한 공산당원으로 남은 생애를 보냈다.

1920년 그는 레닌그라드의과대학 일반병리학 책임자로 임명되어 1964년 심근경색증으로 죽을 때까지 그 자리에 있었다. 그는 다양한 의학 연구에 참여했는데 그 가운데는 20년간 계속된 감염병, 창상 치유, 망상계 등에 대한 연구도 있었다. 1939년 그는 러시아의 가장 권위 있는 학술 조직인 러시아과학원의 회원으로 선출되었다. 그가 러시아에서 가장 재능 있는 병리학자로 인정받았다는 사실에는 의문의 여지가 없는데, 그 명성은 콜레스테롤 연구에서만 유래된 게 아니었다. 그는 병리학에 다른 공헌도 했는데 특히 간과 비장의 모세혈관에서 주로 발견되는 특정한 세포 시스템에 대한 것이 있었다. 이 세포의 정확한 기능은 아직도 완전히 밝혀지지 않고 있다.

의학자로 활동하는 내내 그는 충실한 공산당원으로 남았다. 그

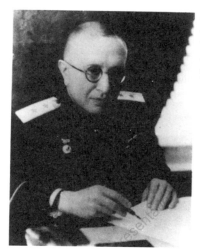

그림 8·1945년에 찍은 러시아 육군군의부대의 중장 니콜라이 아니치코프의 사진(이 사진은 니콜라이 아니치코프의 손자인 페테르부르크의 니콜라이 아니치코프 교수의 허락으로 실었다).

는 또한 이오시프 스탈린의 친구이기도 했다. 1941년 그와 왕립군의 학교의 교수 전원이 레닌그라드에서 좀더 안전한 사마르칸트로 옮겨 전쟁이 끝날 때까지 거기에 머물렀다. 1945년 그는 육군 중장이 되었다. 육군군의부대에서 올라갈 수 있는 가장 높은 계급이었다.(그림 8)

아니치코프는 1945년 레닌그라드로 돌아와 의과대학의 일반병리학 책임자로 다시 근무했다. 양차 세계대전에 참전하고, 공산당의 정치적 활동에 참여하고, 병리학교실 책임자로 다양한 연구를 지도하면서도 그는 토끼가 섭취한 콜레스테롤이 동맥경화증을 유발한다는 1912년의 발견에 대한 흥미를 결코 잃지 않았다. 나아가 두 차례의 세계대전 사이 이 주제에 대한 연구를 확장하기도 했다.

아니치코프는 1924년 견해를 바꾸어 동맥경화증의 원인에 대한 결합 이론을 제시했다. 그는 콜레스테롤을 섭취하는 것만이 인간 동맥경화증의 유일한 원인이 아니라는 점을 인정했다. 다량의 콜레스테롤을 섭취한 토끼 중 적어도 10퍼센트는 결코 동맥경화증을 보이지 않았으며 혈중 콜레스테롤 농도도 전혀 올라가지 않았다(즉, 결코 고콜레스테롤혈증을 보이지 않았다). 이 사실에 근거해 아니치코프는 콜레스테롤을 먹이는 것만으로는 동맥경화증을 유발하기에 부족하다고 선언하게 된다. 토끼는 반드시 혈중 콜레스테롤 농도도 높아야 했다.

그는 또한 사람의 동맥경화증에서는 동맥 내벽에 직접적으로 작용하는 염증 과정뿐 아니라 고혈압도 동맥경화 현상을 촉진시킬 수 있음을 인정했다. 그렇지만 아니치코프는 동맥경화증을 유발하는 데 콜레스테롤이 주된 역할을 한다고 주장했다. 1950년대에 많은 논문을 발표했음에도 불구하고 그는 유럽과 미국 과학자들에게 잘 알려지지 않았다. 그가 국제적인 인정을 받지 못한 이유는 아마도 러시아 바깥에서 인정받는 것을 스스로 달갑게 여기지 않았기 때문일 것이다. 높은 이마와 광대뼈를 가진 그의 슬라브적 얼굴을 찬찬히 살펴보기만 해도 그가 사교적이거나 친절한 사람이 아님을 알게 될 것이다. 사실 그의 얼굴은 1918년의 정통파 볼셰비키 출신의 얼굴이다. 그 얼굴은 사형언도는 아니지만 20년 징역형을 선고하는 판사의 얼굴을 연상시킬지도 모른다. 요컨대 그의 얼굴은 냉혹하지는 않지만 쉽게 공감하지 않는 사람의 얼굴이었다.

그럼에도 불구하고 왜 그 같은 기념비적 발견이 몇십 년 동안 대부분의 의학자에게 알려지지 않았는지 물을 사람이 있을 것이다.

1990년대에도 달걀과 콜레스테롤이 많은 음식을 먹는 일의 위험성을 절대 믿지 않는 연구자들이 있었다.

인정이 이처럼 비극적으로 늦어진 데에는 몇 가지 이유가 있다. 아니치코프는 토끼와 기니피그의 먹이에 콜레스테롤을 첨가해 동맥경화증을 유발할 수 있었지만, 큰쥐에게는 다량의 콜레스테롤을 먹여도 동일한 과정을 유발할 수 없었다. 이와 유사하게 개의 동맥도 콜레스테롤을 얼마나 많이 주는가에 관계없이 건강한 상태를 유지했다. 아니치코프는 이 동물들은 콜레스테롤을 먹더라도 혈중 콜레스테롤 농도가 높아지지 않는다는 사실로 이러한 예외적 현상을 설명했다. 그는 또한 채식성인 토끼나 기니피그와 달리 개와 큰쥐는 잡식성이라는 점도 언급했다. 만약 그가 1912년 개와 큰쥐에게 동맥경화증을 유발할 수 있었다면 사람에게 동맥경화증을 유발하는 콜레스테롤 섭취의 영향에 대한 의심도 사라졌을 것이다. 그렇지만 30여 년이 지난 후 A. 슈타이너와 F. E. 켄들은 특정 상황에서 다량의 콜레스테롤을 복용시킴으로써 개에게서 고콜레스테롤혈증과 그에 따른 동맥경화증을 유발시킬 수 있었다.[10] 한편 오늘날까지도 큰쥐는 아무리 콜레스테롤을 많이 먹이더라도 고콜레스테롤혈증이나 동맥경화증이 생기지 않는다.

서구 연구자들이 아니치코프의 발견을 인지하거나 이에 영향을 받지 못한 두 번째 이유는 주류 과학자들 가운데 대동맥 및 관상동맥질환의 원인이나 병인론에 관심을 가진 사람이 없었기 때문이다. 1920년대 중반까지 심전도는 임상에서 일반적으로 사용되지 않았다.

심장마비가 일어나더라도 1920년대까지는 거의 진단되지 못했다. 그래서 토끼에게 콜레스테롤을 먹이면 동맥경화증이 생긴다는 아니치코프의 발견이 1916년 C. H. 베일리에 의해, 1935년 티머시 리어리와 같은 독립적인 연구자들에 의해 확인되었지만[11] 그 발견은 본질적으로 간과되었다. 미국의 가장 저명한 임상의사 중 한 사람인 소마 바이스가 노벨상 수상자인 조지 마이넛과 함께 식이 콜레스테롤의 병인론적 중요성을 과소평가하는 논문을 쓴 것도 도움이 되지 못했다.[12] 이들 중 누구도 해당 주제와 관련된 연구를 한 적이 없었지만, 그러한 사실이 이 분야에서 영향력을 발휘하는 데는 아무런 장애도 되지 않았다.

다른 이유들도 40년 동안 아니치코프의 발견이 인정되지 못하는 데 기여했다. 바이런 경은 괴테에게 후대인이 발음하기 쉬운 이름을 가진 행운을 축하하는 편지를 쓴 적이 있다. 그도 아니치코프에게는 이름의 단순함을 축하할 수 없었을 것이다. 철자나 발음이 어려운 이름을 가진 사람은 성취에 관계없이 상대적으로 후대인에게 기억되기 어렵다. 그래서 아니치코프도 유럽과 미국의 과학자들에게 전혀 알려지지 않았고, 그가 재직했던 의과대학도 러시아에서는 명성이 있었지만 서구 연구자들에게는 연구 센터로 알려지지 않았다.

마찬가지로 러시아어는 어느 나라의 과학자에게나 통용되는 언어가 아니었는데 아니치코프와 그 동료들의 연구는 거의 전부 러시아어로 발표되었다. 미국의 의학 문헌에서 그의 콜레스테롤 발견을 언급한 유일한 자료는 1933년 출판된 E. V. 코드리의 책 『동맥경화증:

문제의 탐구Arteriosclerosis: A Survey of the Problem』 초판에 아니치코프가
쓴 장이었다. 아니치코프가 죽고 3년 후인 1967년 출간된 2판에도 비
슷한 장이 실렸다.

아니치코프의 발견이 다른 과학자들에 의해 이용되지 못했다고
해서 1930~1940년대에 콜레스테롤을 전혀 의심하지 않았다는 의미
는 아니다. 혈중 콜레스테롤 농도 측정은 1930년대부터 시작되었으
며, 이 물질이 혈중에 과다하게 있는 사람은 콜레스테롤이 많은 음
식, 특히 달걀 섭취를 피하라는 조언을 받았다. 그리고 1950년대에 별
도의 두 발견과 하나의 사설이 그에 대한 관심을 새롭게 했다. 오늘날
이 분야에서는 수많은 학자가 동맥경화증의 발병에 관여하는 콜레스
테롤의 역할을 모든 측면에서 연구한다.

세 개의 '돌파구' 중 첫 번째는 1950년 존 고프먼과 그의 동료들
이『사이언스』에 실은 논문이다.[13] 콜레스테롤이 동맥을 손상시키는
물질이라는 사실을 다룬 것으로, 미국의 가장 저명한 과학 잡지에 이
러한 내용이 처음으로 발표된 것이다.

고프먼은 서두에서 토끼에게 콜레스테롤을 먹이면 즉시 동맥경
화증이 유발된다는 사실을 처음으로 보여준 사람은 아니치코프라는
사실을 강조했다. 아니치코프의 방법을 사용해서 고프먼의 연구 팀
은 그가 옳았다는 사실을 확인했다. 그리고 아니치코프가 1912년에
는 할 수 없었던 일을 그들은 할 수 있었다. 그들은 1분당 4000회를
회전할 수 있는 초고속 원심분리기를 개발했다. 이전에 그처럼 빨리
도는 원심분리기는 존재하지 않았다. 그들은 회전하는 튜브를 열리고

튜브가 회전하는 내부 공간을 진공으로 만듦으로써 그렇게 할 수 있었다.

콜레스테롤을 먹인 토끼의 고콜레스테롤 혈청 샘플을 이 놀라운 원심분리기에 넣고 돌리자 콜레스테롤 내용물은 두 개의 분명한 층으로 나뉘었다. 그들이 저밀도 지방단백 콜레스테롤이라고 명명한 첫 번째 층은 혈청의 표면 쪽에 떠 있었다. 고밀도 지방단백 콜레스테롤이라고 명명한 콜레스테롤을 함유한 두 번째 층은 바닥에 가라앉아 있었다.

저밀도 및 고밀도 지방단백 콜레스테롤은 기본적으로 같은 분자(콜레스테롤, 단백질, 인지질, 트리글리세리드)를 갖고 있었지만, 저밀도 분획은 고밀도 분획에 비해 트리글리세리드가 많고 단백질이 적었다(이것이 저밀도라고 불리는 이유다). 고프먼의 연구 팀은 또 정상적인 토끼의 혈중에 거의 고밀도 지방단백질만 있는 것과는 뚜렷이 대조적으로 콜레스테롤을 먹인 동맥경화 토끼의 혈중에는 주로 저밀도 지방단백 복합체가 있다는 점을 관찰했다.

콜레스테롤을 먹여 혈중 콜레스테롤을 높이고 동맥경화증을 유발시킨 토끼에게서 저밀도 지방단백 콜레스테롤을 찾아낸 다음, 고프먼과 동료들은 그 놀라운 원심분리기를 사용해 (물론 관상동맥경화증으로 인한) 심장마비에서 회복한 남자 환자 104명과 정상인 남자 94명의 혈청을 검사했다. 104명의 관상동맥경화증 환자 중 101명의 혈청에는 콜레스테롤을 먹여 동맥경화증을 유발시킨 토끼에게서 관찰된 것과 동일한 저밀도 지방단백분자의 분획이 다량 존재했다. 한편 그들은 정상적인 젊은 남자의 혈청에서는 이 분자가 전혀 발견되지 않는다는 것을 발견했다. 관상동맥질환이 있는 여성과 없는 여성에게서도 비슷한 소견이 관찰되었다.

고프먼의 연구 팀은 또한 고콜레스테롤혈증이 있는 남자들에게서 이 저밀도의 분자가 고농도로 관찰되기는 하지만 이는 혈중 콜레스테롤 농도가 정상인 사람에게서도 관찰될 수 있다는 사실을 발견했다. 그들은 이 사실이 왜 심근경색증을 앓는 사람의 상당수가 정상 혹은 낮은 농도의 혈중 콜레스테롤을 갖고 있는가를 설명한다고 주장했다. 그들은 혈액 속에 이미 이 저밀도 분자가 있는 사람에게 콜레스테롤을 먹이면 그 농도가 훨씬 더 높아질 것이라고 말했다.

고프먼의 논문은 의학계와 일반인들에게 음식으로 섭취하는 콜레스테롤의 위험성에 대한 경각심을 불러일으켰다. 초고속 원심분리기라는 복잡한 기구를 사용해서 의학적 문제를 탐구하는 데 도움을 받은 것이 언론의 많은 관심을 끌었다. 1895년 뢴트겐이 엑스선을 도입한 이후 물리학이 의학에 기여한 최초의 사건이었기 때문이기도 했다.

그 논문은 또한 일반적인 콜레스테롤이 아닌 특정한 종류의 콜레스테롤이 동맥경화를 일으키는 것을 눈으로 확인함으로써 혈중 콜레스테롤 농도가 정상이거나 그보다 더 낮은데도 불구하고 많은 사람이 심장마비를 일으키는 이유를 설명해주었다.

언론을 통해 널리 공표된 이러한 발견은 보수적인 심장전문의들을 자극했다. 그들은 콜레스테롤이 관상동맥질환을 유발하는 데 중요한 역할을 한다고는 생각했지만 특정한 지방단백 콜레스테롤이 원인 물질이라는 생각은 우습게 여겼다. 혈중의 전체 콜레스테롤이 아니라 저밀도 지방단백 콜레스테롤의 양이 심장의 운명을 결정한다고 오만할 정도로 단호하게 주장한 고프먼 연구 팀은 역학 연구를 제안했다. 심장병이 없는 많은 미국인의 혈액에서 저밀도 지방단백 콜레스테롤의 양뿐 아니라 전체 콜레스테롤 양을 분석하자는 것이었다. 이 큰 집단은 이후 다년간의 추적 조사를 통해 장래에 이들 중 일부에게서 발병할 심장마비가 전체 콜레스테롤의 혈중 농도에 의해 예측될 수 있는지, 아니면 저밀도 지방단백 콜레스테롤에 의해 예측될 수 있는지를 결정할 연구 집단이었다.

널리 공표된 이 연구의 심판관이 되기 위해 각종 국가위원회가 구성되었다. 여러 대의 멋진 초고속 원심분리기를 사용하여 모든 참가자의 혈액에서 저밀도 지방단백 콜레스테롤의 양을 측정했다. 곧 신랄한 비판이 이어졌다. 고프먼의 연구 팀은 측정한 사람들에 대해 공개적인 불만을 토로했다. 왜냐하면 그들은 전체 콜레스테롤 양의 예측 가치가 혈중 저밀도 지방단백 콜레스테롤 양과 같거나 그보다 더 낮다는 사실이 입증될 것이라고 생각했기 때문이다. 그래서 하버드대학의 저명한 심장전문의 폴 더들리 화이트가 이끄는 새로운 심사위원회가 구성되었다.

역학 연구에서 흔히 일어나는 것과 같이 결과는 애매했다. 전체 콜레스테롤 농도가 높은 사람은 높은 혈중 저밀도 지방단백 콜레스테롤 농도를 가진 사람만큼이나 장래의 심근경색에 취약했다. 제대로 관리되지 않은 이 연구의 결과에서 두 형태의 콜레스테롤이 가지는 예후 능력이 외견상 동일해 보였음에도 불구하고 연구자의 대부분은 전체 혈중 콜레스테롤의 상승이 고밀도 지방단백 콜레스테롤 때문이 아닌 저밀도 지방단백 콜레스테롤 때문이라는 사실을 알고 있었다. 이는 고농도의 저밀도 지방단백 콜레스테롤이 잠재적으로 동맥경화증을 유발하는 작용이 있음을 암시하는 듯했다.

사람들은 10여 년간 혈액에서 콜레스테롤이 운반되는 방식에 대해 별다른 관심을 보이지 않았다. 그런데 지방단백 콜레스테롤 분획을 분석하는 간단한 화학적 방법이 고가의 초고속 원심분리기를 대신하게 되면서 거의 모든 임상 연구실에서 이 분석을 할 수 있게 되었다. 1960년대와 1970년대에 새로운 역학 연구가 수행됨에 따라 저밀도 지방단백 콜레스테롤의 위험이 '재발견'되었다. 오늘날 동맥경화 분야에서 일하는 대부분의 연구자는 저밀도 지방단백 콜레스테롤은 '나쁜' 콜레스테롤, 고밀도 지방단백 콜레스테롤은 '좋은' 콜레스테롤이라 말하지만 존 고프먼과 그 동료들의 선구적 업적을 기억하거나 언급하는 사람은 거의 없다.

1950년대에 이루어진 두 번째 획기적 발전은 1952년 로런스 킨젤과 그의 연구 팀에 의해 이루어진 발견으로 이는 수많은 후속 연구를 이끌었다. 바로 식물성 음식을 섭취하고 동물성 지방을 피하면 대부분의 사람에게서 혈중 콜레스테롤 농도가 현저하게 감소한다는 발견이었다. 이 연구는 E. H. 아렌스와 그의 동료들에 의해 확인되었는데 그들은 또한 식물성 지방 섭취의 콜레스테롤 감소 효과는 식물성

지방이 상대적으로 불포화되어 있기 때문이라는 사실도 알아냈다.[14]

킨젤의 연구 논문은 수많은 미국인이 식단에서 동물성 지방을 식물성 지방으로 대체하려고 애쓰는 현재의 상황을 만들었다. 지금도 여전히 지속되는 이러한 경향으로 인해 불포화지방산이 풍부한 음식을 제공하는 수십억 달러 규모의 산업이 조성되었다.

킨젤은 선구적인 연구 이후 너무 오랜 기간 제대로 대접받지 못했다. 그는 항상 인체만을 연구해야 한다고 믿었으며, 피실험자들은 채소와 과일 식사를 하는 동안 병원의 병상 10개를 차지했다. 불행히도 그가 일하는 캘리포니아 앨러미다의 카운티 종합병원에 갑자기 병상 부족 현상이 생겼다. 대부분 의사였을 병원 경영자들은 (확인이 되었음에도 불구하고) 킨젤의 연구를 그다지 인상적으로 받아들이지 않아서 그가 연구하도록 계속해서 병상을 할당해주지 않았다. 동시에 실험을 수행하던 병원도 학계에는 전혀 알려지지 않은 병원이었던 탓에 그는 어떤 재단으로부터도 연구비를 받지 못했다.

이러한 상황에 깊이 절망한 킨젤은 어느 날 아침 비서에게 전화를 걸어 즉시 자기 집으로 불렀다. 그녀가 집에 도착했을 때 킨젤과 그의 아내는 죽어 있었다. 그들은 청산가리를 먹었다.

다양한 식물성 지방 제품을 팔아 수백만 달러를 벌어들이는 큰 회사 중 하나가 킨젤의 이름을 붙인 연구비를 지원한다면 좋을 것이다. 현재로서는 1952년의 기념비적 논문 이외에 그의 존재를 상기시킬 어떠한 것도 없다.

1950년대에 이전 50년 동안 잊힌 섭취한 음식과 관상동맥질환의 관계를 과학자들과 임상가들에게 일깨운 세 번째 사건은 실험실 연구가 아닌 미국심장학회의 공식 학술지 『서큘레이션Circulation』에 1958년 실린 뛰어난 논설이다.[15] 이 논설은 당시 스탠퍼드의과대학 병리학 교실 주임교수로 있던 윌리엄 독이 쓴 것이다.

논설은 독 자신과 같이 솔직하고 현란하고 장황했다. 그는 심장 연구자들이 반세기 동안 아니치코프와 그의 동료들을 망각한 것을 단호하게 질책했다. 독은 아니치코프의 연구가 엄청난 중요성을 지닌다고 다음과 같이 썼다. "아니치코프의 초기 업적은 혈액순환에 대한 하비의 업적과 호흡에서 산소와 이산화탄소의 교환을 밝힌 라부아지에의 업적에 필적한다." 이러한 찬사가 약간 과장되었을 수는 있지만 독은 이 논설에서 주저하지 않고 과장법과 냉소를 사용한다. 연구자들은 아니치코프와 그 동료들의 연구를 알지 못했을 뿐만 아니라 이 러시아 연구자들 이후 이루어진 30여 개의 보고도 무시했다. 이들 연구는 모두 공통적인 발견을 공유한다. 그것은 음식으로 섭취한 콜레스테롤이 동맥의 경화증을 유발하는 핵심적 역할을 한다는 것이다.

고프먼과 킨젤 연구 팀의 기념비적 발견과 독의 완벽한 요약 논설의 결과 많은 연구자가(주로 미국인) 콜레스테롤의 병리학에 진정으로 관심을 가지기 시작했다. 1960년대와 1970년대에는 콜레스테롤이 장에서 흡수되는 경로, 즉 그것이 장에서 흉관을 통해 혈액으로 가서 최종적으로 간에 의해 혈액에서 흡수되는 경로가 발견되었다. 이에 더해 간에서 콜레스테롤이 합성되고 파괴되는 것도 발견되었다.

또한 혈중 콜레스테롤 농도가 콜레스테롤을 섭취하는 것만으로 결정되는 것은 아니라는 사실도 알려졌다. 1958년에는 감정적인 스트레스가 혈중 콜레스테롤 농도에 커다란 영향을 미칠 수 있다는 사실이 알려졌다.[16] 1983년 M. S. 브라운과 J. L. 골드스타인은 혈중 콜레스테롤 농도를 조절하는 주요 기전이 아마도 간세포 표면막에 주로 있는 몇 가지 종류의 지방단백 콜레스테롤 수용체에 있으리라는 사실을 발견했다. 여기서 소위 수용체들이 혈액으로부터 다양한 지방단백 콜레스테롤 분자가 방출되는 속도를 조절한다. 이러한 수용체의 기능은 유전적으로 결정되지만, 몸의 특정한 호르몬이나 약물에 의해 영향을 받을 수도 있다.[17]

콜레스테롤에 대한 이런 다양한 연구 이외에도 관상동맥 자체에 대한 수많은 연구가 진행 중이다. 아니치코프 자신도 마지막 논문에서 동맥 내막에 생긴 국소적 변화가 동맥경화의 과정에 상당한 영향을 미칠 수 있음을 인정했다.[18]

이러한 실험실 연구 결과는 확실하지만 큰 집단, 혹은 인구 집단 전체가 섭취한 콜레스테롤이 동일한 집단이 겪는 관상동맥질환으로 인한 사망과 상관관계가 있는가에 대해서는 아직 결론이 나지 않았다. 이러한 연구들은 많은 의사와 기사에게 일자리를 주었지만, 그들이 발견한 내용은 애매하다. 수백만 달러가 들어간 방대한 역학조사들이 혼란스럽고 서로 모순되었기에 새로운 그룹의 역학자들은 소위 메타 분석을 시작했다. 인구 집단에 대한 초기 연구들은 불일치하는 결과가 많았다. 그들은 이 결과들을 정리하여 선행 역학 연구들 대다수와 부합하는 결론이 있는지를 알아보고자 했다. 그러나 이러한 메타 분석들 역시 무가치한 것으로 판명되었다.

이 같은 그룹과 인구 집단 연구의 근본적인 오류는 측정되거나 컴퓨터에 입력될 수 없는 변수들을 고려하지 못한 것이었다. 예를 들어 음식으로 섭취하는 콜레스테롤의 양 이외에도 상당히 많은 요인이 다양한 그룹의 사람들에게서 관상동맥질환으로 인한 사망을 증가시킨다. 가령 최근 관상동맥질환의 위험 요소로 인정된 심리적 요인은 과거의 역학 연구에서 완전히 무시되었다. 이처럼 많은 비용을 치른 실수는 이러한 요인들이 컴퓨터가 수용할 수 있는 단위로 쉽게 측정되지 않았기 때문만은 아니며, 역학자 자신들도 관상동맥질환 환자의 임상적·사회학적인 특성을 몰랐기 때문이다. 결국 컴퓨터와 오래 일하면 컴퓨터와 닮아가게 된다.

오늘날 대부분의 심장전문의는 콜레스테롤 섭취가 동맥경화증을 유발한다고 주장한 점에서는 아니치코프가 옳았다고 확신한다. 그렇지만 그들은 후에 아니치코프가 그랬던 것처럼 관상동맥이나 뇌동맥이 닫히는 데는 다른 요인도 작용한다고 믿었다. 감정적 스트레스, 고혈압, 흡연, 지방단백 콜레스테롤 수용체의 선천적·유전적 이상, 그리고 당뇨병과 같은 질병이 모두 동맥경화증을 유발하는 데 일정한 역할을 한다. 그렇지만 아니치코프는 콜레스테롤 섭취가 현재 사람들이 앓는 대부분의 치명적 질병을 유발하는 주요 요인이라고 주장한 점에 있어서는 절대적으로 옳았다. 비극은 몇 주 만에 놀라운 발견으로 알려진 뢴트겐의 엑스선 발견과 달리 아니치코프의 발견은 수십 년 동안 알려지지 않았다는 사실이다. 사람이 빵만으로 살 수

는 없다고 해도, 오늘날 사람들은 달걀 등 콜레스테롤을 포함하는 음
식물을 너무 주저 없이 섭취한다.

9장
·
항생제와
플레밍

1875년 영국의 저명한 물리학자였던 존 틴들은 세균이 대기 중에 동일한 밀도로 분포되어 있는지, 아니면 구름처럼 덩어리를 이루고 있는지를 알아내기 위한 연구에 매달렸다. 만약 세균들이 일정하게 분포되어 있다면 그가 배치한 배양액이 담긴 여러 개의 뚜껑 없는 시험관은 모두 대기 중에서 떨어진 세균이 자라나 탁해질 것이라고 추론했다. 그러나 만약 세균이 구름과 같이 덩어리를 이루고 있다면 일부 시험관만이 세균에 오염될 것이었다.

그는 이러한 계획을 세우고, 뚜껑 없는 시험관 100개에 배양액을 담아 조금씩 거리를 두고 배치했다. 이튿날 그가 시험관을 조사해보았을 때 일부 시험관의 배양액은 맑은 상태로 있었다. 이는 대기 중의 세균이 그 시험관에는 떨어지지 않았다는 사실을 가리켰다. 또한 세균이 대기 중에 일정하게 분포되어 있지 않다는 사실을 의미했다.

시험관들을 노출시키고 24시간이 지난 후 틴들은 중대한 사실 하나를 관찰했다. 일부 시험관의 배양액 표면에 "지극히 아름다운" 페니실륨이라는 곰팡이가 내려앉아 있었다. 세균과 곰팡이 사이의 전쟁이 진행 중이었는데 "곰팡이가 두껍게 깔린 시험관에서는 세균이 죽거나 무력화되어 바닥에 침전물로 가라앉았다."[1]

이 지극히 아름다운 곰팡이(우리는 지금 그것이 페니실륨노타툼이라는 것을 안다)가 세균을 죽일 수 있다는 사실을 관찰하고도 왜 틴들은 그것의 물리적 아름다움과 항균 능력을 기록하는 데 만족하고 이차적인 현상을 더 연구하지 않았느냐고 묻는 사람이 있을지 모르겠다.

그 이유는 명백하다. 틴들은 로베르트 코흐가 1882년 세균이 질병을 일으킨다는 사실을 입증하기 7년 전에 페니실륨의 항균성을 발견했다. 만약 틴들이 대부분의 감염질환이 세균에 의해 일어난다는 사실을 알았더라면, 대기 중에 세균이 구름처럼 배열되어 있는지 아닌지에 대한 원래의 관심을 계속 유지했을 가능성은 희박하다. 아마 그는 즉시 관찰 결과를 의사인 친구에게 보여주었을 것이다. 그러나 세균이 감염병을 유발한다는 사실을 몰랐던 그는 대기 중의 세균과 다른 입자의 분포를 기술한 74쪽짜리 논문에서 자신의 관찰을 몇 줄의 간단한 문장으로 남기는 것에 만족했다.

1896년 프랑스의 한 젊은 의과대학생이 페니실륨글라우쿰과 유해한 세균을 함께 주입한 동물은 세균만을 주입한 동물에 비해 훨씬 더 상태가 좋았다고 보고했다.[2] 또 1925년 리에주대학의 D. A. 그라티아가 페니실린 곰팡이가 만든 물질이 탄저균을 용해한다는 사실을 관찰한 짧은 보고를 발표했다. 두 보고를 제외하면 54년이 지난 다음에야 동일한 페니실륨 종의 항균 작용이 재발견된 것이다. 만약 이것이 좀더 일찍 재발견되었다면 많은 목숨을 건질 수 있었을 것이다.

페니실린의 재발견이 오랫동안 지연되는 동안 항혈청을 사용하기 시작한 것과 매독 치료에 살바르산을 사용한 것을 제외하고는 심각한 감염병으로 고통받는 환자들에게 의사들이 해줄 수 있는 게 별로 없었다. 의사들은 괴저가 일어난 다리를 절단하거나 염증이 생긴 충수돌기와 담낭을 제거할 수는 있었지만 이러한 문제는 소수의 환자에게만 일어나는 일이었다. 대부분의 경우 의사들은 환자의 면역체계가 감염을 극복하기를 기다리는 수밖에 없었다. 그렇게 되지 못하면 환자는 죽었다. 감염에 대한 의학적 대처는 이러한 상황에 있었다.

이제 1928년 9월 알렉산더 플레밍에 의해 이루어진 같은 페니실륨 종의 재발견에 대한 이야기로 돌아가보자.

플레밍은 1881년 스코틀랜드의 로치필드에서 태어났다. 그는 농장에서 자랐고 빅토리아 시대에 저지대 스코틀랜드에서 유명한 학교에 다녔다. 키가 작고 날씬했던 그는 수영과 사격이라는 두 가지 운동을 선택했는데 이는 평생 취미가 되었다.[3]

장학금을 받아 런던대학에 다닌 후 그는 의학 공부를 위해 세인트메리병원을 선택했다. 이전에 세인트메리 학생들과 수영과 사격을 겨룬 적이 있었기 때문이다. 그는 1906년 스물다섯 번째 생일날 의과대학을 졸업하고 의사가 되었다. 그는 세인트메리병원 접종과에 조수로 취직했다. 단지 의과대학 시절의 성적 때문만은 아니었고 그의 사격 실력이 병원 사격 팀의 전력을 강화하는 데 도움이 될 것이었기 때문이다. 그는 이후 1955년 은퇴할 때까지 세인트메리병원에서 일했으며 은퇴하고 3개월 후에 죽었다.

플레밍은 세인트메리병원 접종과에서 부과장직을 맡게 되었고, 은퇴할 때까지 그 자리에 있었다. 플레밍이 들어올 때 과장이었던 암로스 라이트 경은 그가 은퇴할 때도 여전히 과장이었다.

암로스 라이트는 플레밍이 갖고 있지 못한 점을 많이 갖고 있었다. 라이트는 독선적이고 오만했던 반면 플레밍은 겸손하고 수줍음이 많았다. 라이트는 강력하고 자기 색깔이 강한 연설자였지만 플레밍은 별다른 특징이 없고 따분한 강사였다. 라이트는 과를 운영하는 데 필요한 행정적인 잡무들을 싫어했지만, 플레밍은 그런 일들을 즐겼다. 라이트는 키가 크고 귀족적인 풍채를 지녔지만, 플레밍은 키가 작았으며 당당한 풍채와는 거리가 멀었다. 요컨대 라이트를 묘사하는 데 어떠한 형용사를 동원하든, 플레밍을 묘사하는 데는 그 반대말을 사용하면 되었다. 조지 마셜 장군이 문을 열고 들어왔을 때 방에 있는 모든 사람은 즉시 위엄 있는 인물이 들어왔다는 사실을 느꼈다고 한다. 플레밍이 병원 동료들의 모임에 나타나거나 자리를 떠날 때는, 누구도 그의 현존이나 부재를 느끼지 못했다.

그러나 이상하게도 실험실을 떠나면 작은 키와 왜소한 체격만 제외하면 다른 사람이 되었다. 그는 집에 가는 길에 정기적으로 첼시 아트 클럽에 들렀다. 거기서 그는 유명한 예술가들을 만났는데 그들 중 상당수는 매독에 걸려 플레밍의 치료를 받았다(그는 이 무서운 질병 치료의 전문가 중 한 사람이었다). 예술가들 중 많은 사람이 치료비 대신 자기 그림을 주었다. 이처럼 특이한 방식으로 그는 당대 런던의 가장 유명한 예술가들의 그림을 다수 수집할 수 있었다.

그뿐이 아니었다. 그는 매독 환자를 치료해 많은 돈을 벌었다. 덕분에 그와 아내 어밀리아, 그리고 아이들은 첼시의 호화스러운 아파트에서 살았을 뿐 아니라 시냇물이 흐르는 큰 정원이 딸린 시골의 대저택도 살 수 있었다. 그는 정원을 직접 가꾸었고 가족의 식탁을 위해 채소를 손수 재배했으며, 가족들은 저택 안의 시내에서 잡은 물고기로 저녁 식사를 하는 경우도 많았다. 또한 그는 실험실 바깥에서는 사교적으로 변해 손님들을 시골 별장으로 초대하거나 런던의 비싼 식당에서 식사를 대접했다.

50년 전 페니실륨노타툼 포자가 대기 중에서 틴들의 배양 시험관 안으로 떨어진 것과 같이, 꼭 동일한 종류의 페니실륨이 우연히 플레밍이 포도상구균을 도포하기 위해 열어놓은 세균배양용 접시 안으로 들어갔다.

틴들은 배양 시험관을 24시간 동안 방 안 공기에 노출시켰으므로 공기에 있던 페니실륨 포자가 시험관 안으로 떨어져 증식할 가능성이 높았다. 반면 플레밍은 단 몇 초 동안 세균배양용 접시 뚜껑을 열었을 뿐이다. 일반적인 경우였다면 떠다니는 포자 한두 개가 접시에 들어가기에는 너무 짧은 시간이었다. 그렇지만 이 경우에는 수십억 개의 포자가 우연히 플레밍의 실험실을 떠다니고 있었을 것이다.

그의 실험실 아래층에서 곰팡이 전문가가 페니실륨노타툼을 배양하고 있었기 때문이었다. 당시에는 곰팡이 포자가 떠다니는 것을 막을 방법이 없었기 때문에 아주 가벼운 포자는 환기구나 계단을 타고 올라와 보통은 열려 있던 플레밍의 실험실 문으로 들어왔을 것이다.[4]

2주 동안 휴가를 떠날 예정이었던 그는 세균배양용 접시를 돌아와서 배양기에 넣을 수 있도록 실험대에 그대로 두었다. 실험대에 놓인 배양접시의 포도상구균은 실온에서 즉시 번식했을 것이다. 만약 체온과 같은 온도로 설정해두었던 배양기 안에 있었다면 24시간 내에 엄청나게 번식했을 것이다.

1928년 9월 휴가에서 돌아온 그는 틴들과 마찬가지로 한천배지 표면에 포도상구균이 많이 증식되어 있었던 반면 페니실륨 곰팡이가 자란 근처에는 포도상구균이 없는 것을 발견했다. 틴들과 달리 플레밍은 이 현상을 탐구하기로 결심했다.

그는 페니실륨 곰팡이의 항균 작용을 재발견하는 과정에서 거의 믿을 수 없을 만큼 운이 좋았다. 일련의 과정에서 하나만 바뀌었어도 페니실린의 재발견은 이루어지지 않았을 것이다. 예를 들어 만약 그가 배양접시에 포도상구균이 아닌 페니실륨 항균 작용에 면역력이 있는 다른 세균을 넣었다면 아무런 효과도 관찰하지 못했을 것이다.

플레밍이 또 운이 좋았던 것은 그가 배양접시에 포도상구균을 도포하고 난 직후에 포자가 떨어졌다는 점이었다. 만약 몇 시간 후 이미 포도상구균이 왕성하게 증식하고 있을 때 떨어졌다면 세균의 증식이 페니실륨 포자의 증식을 막았을 것이다. 세균의 집락이 페니실룸노타툼의 증식을 방해한다는 사실은 이보다 후에 발견되었다.

그가 믿을 수 없을 정도로 운이 좋았던 마지막 이유는 세균을 2주간의 휴가를 떠나기 직전에 배양접시에 도포했기 때문이다. 그는 보통 세균을 도포한 배양접시를 배양기에 넣었지만, 휴가 기간 포도상구균이 실온에서도 목적에 충분할 정도로 증식하리라는 사실을 알았다. 플레밍이 결코 알 수 없었던 것은 포도상구균이 섭씨 38도의 배양기에서 활발히 자라듯이 페니실륨은 실온에서 그렇게 자란다는 사실이었다. 배양기의 온도에서는 페니실륨이 그렇게 잘 자라지 않는다. 따라서 만약 플레밍이 이 특별한 휴가를 가지 않았다면 그는 배양접시를 배양기에 넣었을 것이고, 이튿날 아침 기대한 대로 충분히 증식한 포도상구균을 얻었을 것이다. 그렇지만 거기에는 배양접시에 포도상구균을 도포하기 위해 뚜껑을 열었을 때 우연히 들어간 곰팡이 포자의 흔적은 어디에도 없었을 것이다. 그리고 수많은 생명을 구한 믿을 수 없는 발견도 하지 못했을 것이다.

플레밍은 또한 당시 런던을 강타한 혹서 덕분에도 운이 좋았다. 혹서로 실험실의 온도가 배양기의 온도만큼 올라간 것이다. 그가 배양접시 뚜껑을 열어 페니실륨 포자가 떨어지도록 한 그날 더위가 한풀 꺾였다. 실험실 온도는 떨어졌고 휴가 동안 포자가 자랄 수 있도록 낮은 온도가 유지되었다.

플레밍은 곰팡이에 오염된 포도상구균 배지를 버리기에는 너무도 훌륭한 과학자였다. 황록색으로 자란 페니실륨에 둘러싸인 곳에는 포도상구균이 전혀 없는 넓고 깨끗한 지대가 존재하고 배지의 나머지 부분은 이 세균으로 가득 찬 것을 보자 그는 자신이 중대한 발견을 했다는 사실을 알았다. 그리고 비록 다른 실험실 연구로, 또 매독에 걸린 부유한 런던 사람들의 혈관에 살바르산을 주사하는 수입좋은 부업으로 바빴지만 그는 휴가에서 돌아온 자신을 맞은 이 이상한 현상을 탐구하기로 결심했다.

그것은 포도상구균의 성장을 억제하는 이 곰팡이의 이상한 능력에 대한 연구였다. 새로운 연구에서 플레밍이 내디딘 첫걸음은 그 곰팡이가 다른 세균의 성장도 억제할 수 있는가를 알아내는 것이었다. 이를 위해서 플레밍은 적절한 선별 검사법을 고안해내야 했다. 오래지 않아 그는 배양액 표면에 떠 있는 곰팡이가 항균물질을 함유하고 있다는 사실을 확인할 수 있었다. 플레밍은 아직 알려지지 않은 이 물질을 페니실린이라고 명명했다. 그는 이 물질이 무엇이든 그것은 물에 녹고 세균 필터를 쉽게 통과한다는 사실을 발견했다. 또한 페니실린이 곰팡이가 자라는 배양액 표면에 점차 축적되어 곰팡이가 자라기 시작한 지 약 8일째에 최고 농도에 도달한다는 사실도 관찰했다.

플레밍이 고안한 선별법은 간단하면서도 편리한 것이었다. 그는 세균배양접시의 둥근 한천배지를 반으로 나누는 좁은 홈을 만들었다. 그런 다음 홈 안에 페니실린을 함유한 곰팡이 배양액을 몇 방울 떨어뜨렸다. 그는 다양한 종류의 세균 방울을 한천배지에 떨어뜨리고 그것을 홈을 가로질러 주변부까지 이르도록 긁었다. 그는 홈에 부은 배양액에 포함된 페니실린이 어떻게든 한천배지의 주변부로 퍼져 나가리라는 사실을 알았으므로, 페니실린에 예민한 세균은 홈 주변에는 자라지 않을 것이었다.

　이러한 방법을 사용하여 플레밍은 대부분의 포도상구균, 폐렴구균, 연쇄상구균, 임균, 수막염구균이 페니실린이 들어 있는 홈 주변부에서 자라지 않는다는 사실을 발견했다. 이 세균들은 물론 사람에게 치명적인 감염증을 일으키는 것들이었다. 하지만 페니실린은 전술한 세균에 아무리 효과가 있다 하더라도 여전히 결핵이나 인플루엔자, 장티푸스 등을 일으키는 다른 세균에 대해서는 거의 소용이 없었다.

　그런데 영국 최고의 매독 치료자로 여겨지던 플레밍이 매독균 증식에 대한 페니실린의 효과를 검사하지 않은 것은 믿기지 않는 일이다. 만약 매독균 실험을 했더라면 그는 페니실린이 엄청난 효과를 가지고 있다는 사실을 발견했을 것이다. 사실 매독은 현재 페니실린 및 페니실린 유래 물질로 몇 주 안에 완치된다. 살바르산이 치료 방법이었을 때는 18개월 동안 매주 정맥주사를 해야 했다.

　플레밍은 다른 종류의 페니실륨도 항균 능력이 있는가를 알아내기 위해 검사해보았지만 1928년 9월 그 운명적인 날에 그가 열어놓은 배양접시 안으로 우연히 떨어진 종 이외에 항균력을 가진 종은 없었다. 그는 페니실륨 배양액을 걸러 토끼와 쥐에게 주사하고 그 무해성을 확인했다. 그는 사람의 감염된 눈, 염증이 생긴 상악동, 절단된 다리의 감염된 표면을 페니실린 용액으로 씻어보았다. 감염된 조직은 페니실린에 독성 작용을 나타내기는커녕 절단된 다리의 경우를 제외하고 감염이 즉시 소실되었다.

　우연히 발견된 페니실륨노타툼의 놀라운 항균효과를 관찰했음에도 불구하고 플레밍은 왜 1929년에 첫 논문을, 그리고 1932년에 간단한 보고를 발표한 이후[5] 이 놀라운 곰팡이에 대한 연구를 포기했을까? 거기에는 몇 가지 이유가 있다.

아마 가장 중요한 원인은 약을 주사하거나 먹는 것이 체내의 세균 감염 증상에 도움이 될 가능성을 플레밍이 이상하게도 생각하지 못한 것이리라. 아쉽게도 그는 페니실린을 토끼와 생쥐에게 주사할 때 동시에 이들 동물에게 치명적인 연쇄상구균, 포도상구균이나 폐렴구균을 주입할 생각을 하지 못했다. 만약 그렇게 했더라면 그는 그토록 치명적인 균주를 주입했음에도 불구하고 동물이 살아남는 것에 놀랐을 것이다.

플레밍이 감염시킨 동물에서 이 곰팡이의 항균력을 시험하지 못한 이유는 그의 상관인 암로스 라이트가 플레밍의 다른 모든 동료와 마찬가지로 "항균제는 환상"이라고 믿었다는 점에서 부분적으로 이해가 된다.[6] 그렇지만 플레밍이 곰팡이 연구를 수행하지 않게 된 배경이 전적으로 라이트에게 있는 것은 아니다. 여러 해 전에 라이트가 파울 에를리히가 만든 놀라운 새로운 매독약 살바르산 샘플을 얻었을 때 그는 이 샘플을 플레밍에게 주고 매독 환자에게 시험해보도록 했다. 이리하여 플레밍은 이 놀라운 약으로 매독을 치료한 영국 최초의 의사가 되었다.

플레밍이 수많은 매독 환자의 정맥에 살바르산을 주사하여 그들이 이 지긋지긋한 질병을 극복하는 것을 지켜보았으면서도 페니실린을 감염된 상처 표면에 바르는 외용약으로만 생각한 것은 이상한 정도가 아니라 거의 이해할 수 없는 일이다. 그는 페니실린을 살바르산과 같이 체내에 주입하여 심각한 전신 세균 감염을 치료할 화학요법제로 생각한 적이 한 번도 없었다. 플레밍의 1929년 논문을 읽어보면 그가 페니실린을 카볼릭산과 비교하고 있는 것을 볼 수 있는데 이는 페니실린의 항균 작용에 대한 생각의 패러다임이 외용약에 엄격하게 제한되어 있음을 명백하게 드러낸다. 혁명적인 의학적 발견에 대한 인정이 진부한 사고 패러다임에 발목 잡혀 여러 해 지연되는 일은 페니실린의 경우가 처음도 마지막도 아니었다.

1940년대에 전신 세균 감염에 대한 페니실린의 효과가 일반적으로 받아들여진 이후 플레밍은 페니실린 연구를 계속하지 않은 이유를 이야기했다. 그것은 그가 만든 것이 이내 효력을 상실하는 것을 발견했기 때문이었다. 만약 그가 생화학자의 전문적 도움을 받았다면 배양액으로부터 추출한 페니실린을 순수한 하얀 결정 형태로 무기한 보관할 수 있는 방법을 발견했을 것이다. 그렇지만 라이트는 접종과에 단 한 명의 경험 있는 생화학자도 용인하지 않았을 것이다. 왜냐하면 그는 "화학자에게는 인간적인 면이 충분하지 않다"고 선언한 사람이었기 때문이다.

더구나 플레밍은 운명적인 페니실륨이 배양접시를 오염시키기 전 6년 동안 자신의 콧물에서 분리한 효소에 몰두해 있었다. 그는 라이소자임이라고 명명한 이 효소에 항균성이 있다고 믿었다. 플레밍은 이 사소한 효소에 매혹된 나머지 페니실린에 대한 연구를 중단하고 남은 생애 동안 라이소자임의 특징을 연구했다.[7]

비록 플레밍이 페니실린 연구를 중단하긴 했지만, 페니실린의 성질을 설명한 1929년 논문 덕분에 페니실린은 잊혀지지 않았다. 그렇지만 의학적 사고의 전환이 일어날 필요가 있었다. 플레밍은 그렇게 하지 못했지만, 의사들은 주사하거나 복용한 약이 전신 세균 감염을 치료하는 효과를 가질 가능성을 인식하기 시작해야 했다. 페인이라는 젊은 세균학자는 플레밍의 논문을 읽고 플레밍으로부터 페니실륨 노타툼 샘플을 얻었다. 그것을 배양액으로 증식시킨 다음 곰팡이를 아기 네 명의 감염된 눈과 성인 한 명의 심하게 다쳐 감염된 눈에 발랐다. 46시간이 지나자 이 치료는 성인을 포함해 네 명 중 세 명의 눈 감염을 깨끗하게 치료했다. 아기 중 두 명의 눈 감염은 임균으로 인한 것이었으므로 그들의 눈은 만약 페인 박사가 곰팡이 주스라고 부른 것으로 씻어내지 않았다면 망가졌을 것이다.

페인은 페니실린의 이와 같은 치료 효과에 흥분하여 이 결과를 당시 셰필드대학에 병리학 교수로 있던 하워드 플로리에게만 알렸다.[8] 이 일은 플로리가 옥스퍼드에서 페니실린에 관한 유명한 일을 하기 몇 년 전에 일어난 일이었다. 물론 1930년대 초에 플로리는 플레밍과 마찬가지로 어떤 종류의 약이라도 전신 세균 감염을 치료할 수 있다고는 생각할 수 없었다.

1930년대 초 플레밍의 논문을 읽고 페니실린의 성질을 더 연구하기로 결심한 연구자는 페인만이 아니었다. 새롭게 만들어진 런던 위생학·열대의학 학교 교장이던 해럴드 레인스트릭은 1931년 다양한 종류의 페니실륨이 만들어낸 화학물질을 연구하기 위해 막강한 연구 팀을 꾸렸다. 그는 플레밍에게 곰팡이 샘플을 요청했고, 플레밍은 기꺼이 보내주었다. 레인스트릭의 연구 팀은 플레밍의 곰팡이 샘플을 미국의 진균학자에게 보냈고, 그는 그것이 페니실륨노타툼의 변형균임을 확인해주었다. 레인스트릭 연구 팀은 표준적인 페니실륨노타툼이 아니라 플레밍의 변형균만이 항균 페니실린을 만든다는 중요한 관찰을 했다.[9]

이 페니실륨노타툼 변형균이 1928년 플레밍의 배양접시에 들어간 것은 얼마나 운이 좋은 일인가? 그리고 플레밍이 그것의 항균성 연구를 중단한 이후에도 오랫동안 이 변형 페니실륨이 유지돼온 것도 얼마나 운이 좋은 일인가? 레인스트릭 연구 팀이 에테르에 용해시킨 페니실린 용액을 증류하여 좀더 높은 농도의 균주를 얻으려 시도하자 불행히도 페니실린은 항균력을 잃었다. 이 실패로 인해 런던의 연구 팀은 페니실린 연구를 중단했다.

1935년 한 젊은 미국인 대학원생이 플레밍의 페니실륨노타툼을 연구하기 시작했는데, 그는 페니실린이 세균을 용해시키는 것이 아니라 증식을 억제하는 것이라는 사실을 알아냈다. 그는 페니실린 연구를 계속하여 알아낸 사실을 박사논문에 사용하고자 했지만, 페니실린이 아무런 실용적 가치를 지니지 않는다고 확신한 지도교수는 그것을 허락하지 않았다. 그럼에도 불구하고 R. D. 리드는 자신의 발견을 논문으로 발표했다.[10]

1935년 게르하르트 도마크가 단순 화합물인 프론토실을 주사하면 인체의 전신 연쇄구균감염을 손쉽게 치료할 수 있다는 사실을 발견하지 못했다면 아마 페인과 레인스트릭의 연구가 페니실린에 대한 마지막 연구가 되었을 것이다. 프론토실은 1932년 독일의 화공회사 이게파르벤에서 일하던 어떤 화학자가 새로운 염료를 찾는 과정에서 합성되었다. 그런데 붉은색 프론토실은 실용적인 염료로는 불만족스러워서 다른 많은 불만족스러운 염료와 함께 밀려났다. 그런데 도마크는 옷을 염색하는 염료를 발견하는 데 흥미가 없었다. 이 회사의 병리학·세균학 부서의 책임자로서 그는 세균을 죽이는 약에 관심이 있었다.

도마크는 정맥주사한 프론토실이 환자의 연쇄구균감염을 즉시 치료한다는 사실을 발견하자 자신의 연구 결과를 서둘러 발표했다.[11] 이 논문을 통해 그는 오래된 신념—즉 약의 주입은 세균 감염과 싸우는 데 무용하다는 신념을 파괴했다. 사실 만약 그의 논문이 1935년이 아니라 1925년에 발표되었더라면 플레밍은 분명 1928년에 페니실린 연구를 중단하지 않았을 것이다. 프론토실에 대한 발표 후 불과 수년 안에 여러 새로운 약이 연구되었고, 이 약들로 전신 세균 감염에 효과적으로 맞서 싸울 수 있다는 것이 발견되었다.

이러한 새로운 사고방식에 자극받아 옥스퍼드대학의 윌리엄던 병리학과의 교수이자 학과장인 조지 드레이어는 플레밍의 1929년 논문을 읽은 다음 페니실린 연구를 재개했다. 박테리오파지(세균을 죽이는 바이러스) 연구의 세계적 권위자 중 한 사람인 드레이어는 페니실린 역시 일종의 바이러스이며 그로 인해 항균 작용이 생긴다는 예감을 가졌다. 그렇게 생각한 그는 플레밍에게 요청하여 페니실륨노타

틈을 얻었다. 그렇지만 페니실린을 검사해본 그는 그것이 바이러스가 아니라는 것을 발견했다.[12] 극도로 실망한 그는 곰팡이와 그 생산물에 대한 연구를 완전히 중단했다. 그렇지만 곰팡이를 아예 내팽개치지는 않고 조수인 캠벨렌턴에게 그것을 계속해서 배양하도록 허용했다. 캠벨렌턴이 이 곰팡이가 다른 용도에 무척 유용하다는 것을 발견했기 때문이다. 몇 년 후 드레이어는 세상을 떠났지만 캠벨렌턴은 그 곰팡이를 간직하고 계속해서 살렸다.

드레이어의 후임자 하워드 월터 플로리는 재능 있는 오스트레일리아인으로 영국에서 살고 있었다. 그는 37세의 생리학자이자 병리학자로 내과 전문의이기도 했다. 플로리는 두 번 결혼했는데 두 여성 모두 페니실린의 활용에 중요한 역할을 했다. 그의 첫 번째 부인 메리에틸 플로리는 의사였으며 페니실린을 감염된 상처 치료에 사용했다. 1942년 말경 그녀는 이미 172명의 환자를 성공적으로 치료했다. 하워드와 메리는 애들레이드대학에서 동료 의과대학생으로 만나 1926년 결혼했다. 그녀는 1966년에 사망했고 8개월 후에 마거릿 제닝스가 플로리의 두 번째 부인이 되었다. 그녀는 옥스퍼드 연구 팀이 1940년에 발표한 유명한 논문에 참여한 사람이었다.

하워드 플로리와 그가 옥스퍼드에 불러 모은 연구 팀은 새로운 개념을 도입했다. 질병이나 그 과정이 어떠한가를 찾는 대신 그들은 발견할 수 있는 병리 현상의 원인이 무엇인가를 찾기로 결정했다. 플로리는 뛰어난 지도력과 유머 감각, 그리고 당면한 과제에 헌신할 수 있는 능력을 가지고 있었다. 이러한 능력이 그와 그의 연구 팀으로 하여금 페니실린의 진정한 본질을 처음 체계적으로 발견할 수 있게 했다.

플로리의 연구 팀은 지도자와 마찬가지로 여러 면에서 뛰어났다. 에른스트 보리스 체인은 생화학자이자 재능 있는 음악가로서 나치 치하의 독일을 탈출해 영국으로 왔다. 처음에는 런던 유니버시티칼리지의 병원에서 일하다가 케임브리지로 옮겼다. 체인이 막 오스트레일리아의 새로운 일자리에 가기로 결정한 순간 플로리는 그를 설득하여 자신의 옥스퍼드 연구 팀에 합류하도록 했다.

옥스퍼드에서 체인은 통상적인 연구 과정에서 (우연히!) 플레밍의 페니실린 논문을 발견했다. 어느 날 그는 복도에서 캠벨렌턴을 만났다. 그녀는 마침(또다시 우연히!) 플레밍의 곰팡이 플라스크를 나르고 있었다. 체인은 그녀가 가진 것을 보고 놀라워하며 기뻐했다. 왜냐하면 그 순간까지 그는 플레밍으로부터 직접 받은 곰팡이는 말할 것도 없고 페니실륨이라는 것이 옥스퍼드에 있으리라고는 생각하지 않았기 때문이다.

체인은 새로운 아이디어를 가지고 플로리를 찾아갔다. 이 곰팡이가 만든 항균물질의 생화학적·생물학적 성질을 아는 사람은 아무도 없었다. 체인은 이 분야에서 기초연구를 수행할 수 있는 기막힌 기회가 왔다고 확신했다. 암로스 라이트와 달리 플로리는 이러한 종류의 연구에 열정적이었다.

그러나 1939년에도 지금과 마찬가지로 연구에는 돈이 들었다. 병리학과는 연구를 위한 돈이 없었다. 영국의학연구위원회도 마찬가지였다. 불굴의 플로리는 록펠러재단에 요청했는데 그는 예전에 이 재단과 연이 있었고 그들이 어떤 종류의 연구를 기꺼이 지원하는가를 알고 있었다. 재단은 자신들은 즉각적인 실용적 결과를 만들어낼 목적의 연구를 찾지 않으며, 임상의학이 아닌 생화학에 관련된 연구를 지원하는 데 관심을 갖고 있다고 답했다. 체인과 플로리는 흥분했다. 그들이 생각하고 있는 연구 계획은 바로 이 기준에 완벽히 부합하는 것이었다.

록펠러재단의 연구비로 무장한 플로리와 체인은 일을 시작했다. 그들은 당시 진행되던 전쟁에 임상적으로 유용한 항생제를 만드는 것이 아니라 어떤 미생물이 어떻게 항균 효소를 만들어내거나 분비하는가를 보여주는 기초연구를 계획했다. 이는 어떤 미생물이 만들어내는, 다른 미생물을 죽일 수 있는 물질을 연구한다는 혁명적인 생각이었다.

물론 체인이 우연히 캠벨렌턴을 만난 것이 역사를 만들었다. 후에 그는 "우리는 우연히 페니실린을 연구하게 되었는데, 마침 학교에서 그 곰팡이를 배양하고 있었기 때문입니다"[13]라고 말했다.

수줍음을 아주 많이 타는 현미경 기술의 선구자 노먼 히틀리도 연구 팀에 합류했는데, 전쟁으로 인해 코펜하겐대학에서는 더 이상 연구를 할 수 없었기 때문이다. 주어진 샘플 내에 있는 페니실린의 양을 결정하고 페니실린의 작용 단위를 결정한 사람은 바로 히틀리였다. 이러한 작업이 없었다면 의사들은 살아 있는 환자에게 페니실린을 줄 수 없었을 것이다.

옥스퍼드 팀이 연구를 시작한 직후 체인은 페니실린이 효소가 아닌 단순분자라는 사실을 발견했다. 어리둥절하고 놀라고 실망한 나머지 체인은 페니실린에 대한 연구를 막 접으려고 했다. 그런데 페니실린의 불안정성이 그의 호기심을 끌었다. 다른 단순분자들과는 달리 페니실린은 극도로 불안정했기 때문이다. 체인은 냉동 건조를 통해 페니실린 수용액의 온도를 낮춤으로써 마침내 이 문제를 해결했다. 그는 처음으로 가장 강력한 설파제보다 20배 더 강한 효력을 지녔으면서도 안정적인 갈색의 페니실린 분말을 만들었다.

　　이 새로운 항균물질이 안전할까? 놀랍게도 생쥐에게 막대한 양을 주었지만 부작용이 나타나지 않았다. 체인은 이즈음 자신이 서양 의학사에서 길이 남을 발견의 문턱을 넘어서고 있다는 사실을 알았다. 그는 플로리에게 자신이 한 일을 말했다. 체인과 마찬가지로 플로리도 깜짝 놀랐다. 믿을 수 없을 정도의 결과였다. 플로리는 거기에 착오가 없다는 것을 확인하기 위해 체인의 실험을 몸소 반복해보았다. 체인의 결과는 정확했고, 이 두 번째 실험에서 체인과 플로리는 또 다른 사실을 알게 되었다. 페니실린을 투여한 생쥐의 오줌이 갈색으로 변한 것이다. 실험에 의해 이 갈색은 페니실린으로 인한 것임이 입증되었고 페니실린은 그 효능이 전혀 손상되지 않은 상태로 소변으로 배출되었다.

　　이 발견은 페니실린이 몸의 체액을 통해 전신으로 퍼져갈 수 있다는 중요한 사실을 말해주고 있었다. 덕분에 체인과 플로리는 당시까지 알려진 한 가장 강력한 항균물질을 만들 수 있었고, 그 물질은 사람에게 안전하게 주사될 수 있었다. 페니실린은 몸의 어느 곳에나 가서 거기에 존재하는 감염과 맞서 싸울 수 있었다. 물론 이런 모든 가정은 올바른 것으로 판명되었다. 그렇지만 이를 입증하기 위해 체인과 플로리, 그리고 옥스퍼드 연구 팀은 많은 일을 해야 했다.

옥스퍼드에서의 흥분이 너무나 강렬했던 플로리는 영국에서는 들어본 적이 없는 일을 했다. 토요일에도 실험을 한 것이다. 영국식 표현으로 하자면 옥스퍼드 팀은 단순히 흥분한 것이 아니라, 거의 제정신이 아니었다.

그렇게 함으로써 플로리는 플레밍이 하지 못한 일을 했다. 그들은 여덟 마리의 흰쥐에게 페니실린으로 실험을 했다. 치사량의 연쇄구균을 쥐에게 주사한 다음 네 마리는 다양한 용량의 페니실린으로 치료하고, 나머지 네 마리는 그냥 뒀다. 페니실린을 투여받은 네 마리는 모두 살았다. 투여받지 못한 네 마리는 살아남지 못했다. 여덟 마리 쥐에 대한 이 간단한 실험이 항생제 시대의 문을 열었다.

히틀리는 너무도 흥분하여 실험 결과를 보기 위해 꼬박 밤을 새웠다. 그는 국토방위군(당시는 전쟁 중이었다)의 방문을 받았는데 그가 일요일 아침 이른 시간에 자전거를 타고 귀가하느라 통행금지 시간을 어길까 염려해서였다.

발표되지 않은 이 최초의 시험적 연구 이후 3개월 동안 플로리와 그의 연구 팀은 동물을 대상으로 방대한 독성 실험을 했으며 거기서 페니실린의 부작용은 나타나지 않았다. 그들은 또한 다섯 가지 실험을 별도로 진행했다. 각 실험에서는 서로 다른 세 종류의 세균을 사용해서 48~75마리의 쥐를 대상으로 실험했다. 모든 경우에서 페니실린을 투여받은 쥐는 살았다. 다만 페니실린을 투여받지 않은 쥐는 네마리만 살았다. 이 기념비적인 실험을 통해 쥐에게는 페니실린이 당시까지 개발된 가장 효과적인 화학요법제라는 사실이 입증되었다. 옥스퍼드 연구 팀은 이 놀라운 연구 결과를 1940년 8월 24일 역사적인 논문으로 발표했다.[14]

이 최초의 실험적 연구가 최초의 논문으로 발표되기까지는 3개월밖에 걸리지 않았다. 『랜싯』의 편집자는 논문의 기념비적인 중요성을 인정하여 우선적으로 실어주었다. 이 3개월은 제2차 세계대전 중 가장 암울한 시기였다. 그러한 이유로 플로리와 체인, 히틀리, 그리고 제닝스는 페니실린 곰팡이를 옷 안에 문질러두었다. 만약 독일이 영국을 침공해 점령한다면 그들 중 한 명이 이 곰팡이 포자를 갖고 미국이나 캐나다로 탈출할 수 있기를 희망했다. 이제 그들은 이 곰팡이가 전쟁으로 희생된 사람보다 더욱 많은 사람을 살릴 수 있다는 사실을 알고 있었다.

첫 번째 논문을 발표한 직후, 플로리의 연구 팀은 동물실험을 되풀이했고, 마찬가지로 놀라운 결과를 얻었다. 그러나 이 점에서 플로리는 페니실린의 생화학을 연구하겠다고 록펠러재단에 약속했던 사항을 어겼다. 약속의 요점은 순수한 과학적 실험실 연구를 하는 것이었지 대규모 임상 연구의 늪에 빠지는 것이 아니었다. 그렇지만 영국은 전쟁 중이었고, 상처 감염은 이전의 다른 전쟁에서와 마찬가지로 가장 무서운 살인자였다. 플로리는 자기 손안에 세계에서 가장 많은 사람을 살릴 능력이 있는 화학요법제를 갖고 있다는 사실을 알았다. 그러나 정말로 그러한지를 알기 위해서는 무엇보다도 환자에 대한 시험이 이루어져야 했다. 나아가 만약 진행된 시험에서 페니실린이 처음의 동물실험과 마찬가지로 기적적인 효과가 있다는 사실이 밝혀지면 가능한 빠른 시간 안에 많은 생명을 살릴 수 있도록 대량생산하는 방법을 찾아내야 했다.

사람을 대상으로 한 최초의 시험에서 플로리는 말기 암 환자를 선택했다. 위산에 파괴되지 않게 그는 정맥으로 페니실린을 투여했다. 놀랍고 실망스럽게도 환자는 오한과 고열이 났다. 그는 즉시 이것이 무엇을 의미하는지를 알았다. 페니실린에 해로운 열을 일으키는 불순물이 섞여 있었던 것이다.

다행스럽게도 옥스퍼드 연구 팀의 에이브러햄과 체인이 해로운 불순물을 제거하는 방법을 찾았다. 그들은 가능한 한 순수한 페니실린을 얻는 데 성공했고, 혼합물이 두 번의 크로마토그래피를 거치는 것을 포함하는 여러 단계의 복잡한 추출 과정을 개발했다. 그 혼합물이 파괴되지 않기 위해서는 산성을 유지하고, 섭씨 0도에서 보관되어야 했다. 이 정제 과정은 후에 많은 문제점을 가지게 된다. 최종 정제된 페니실린은 냉동건조되어 노란색의 분말 상태로 만들어졌다.

대규모의 페니실린 생산은 페니실린을 지적 호기심의 주제로 간주하지 않고 페니실린에 대한 임상 연구를 수행하기로 결심한 플로리에게는 긴급한 문제였다. 페니실린의 잠재력이 너무나 컸기 때문에 그는 오랫동안 지켜온 금기, 즉 대학 학과는 순수한 연구에 전념해야지 제품을 생산해서는 안 된다는 금기를 깼다. 때로는 전통을 파괴함으로써만 지도자가 될 수 있다. 플로리는 옥스퍼드의 자기 학과 내에 소규모 공장인 소위 생산부를 설치함으로써 그렇게 했다.

히틀리는 곰팡이가 배양되는 배지를 개선함으로써 그 첫발을 내디뎠다. 다음으로 그는 곰팡이 액을 수거하는 독창적인 방법을 고안했다. 통상적인 방법으로는 각 곰팡이의 집락은 오직 한 번만 사용될 수 있고 사용 후에는 파괴되었다. 히틀리는 잘 자란 곰팡이 집락 아래에 공기를 불어넣어 계속해서 원상태로 떠 있도록 함으로써 집락이 파괴되지 않도록 했다. 그런 다음 그는 곰팡이 액을 수거하고 신선한 배지로 교체했다. 이 방법을 사용해 그는 각 배양에서 12개의 곰팡이 액 샘플을 얻었다(후에 그는 이보다도 산출량을 더욱 증가시킨 자동추출 시설을 개발했다).

그렇지만 히틀리는 한 가지 공정은 자동화시키지 못했다. 이 새로 확립된 정제 과정은 페니실린 혼합물의 온도를 빙점으로 낮추어 혼합물이 들어 있는 유리병을 흔드는 것이었는데 여기서 한 가지 근본적인 문제가 발생했다. 흔들어줄 남자들이 없었던 것이다. 일할 수 있는 사람들은 군대에 징집되었다. 그렇지만 남자건 여자건 흔들어줄 손만 있으면 됐다. 그렇게 또 다른 금기가 깨졌는데, 옥스퍼드 역사상 처음으로 소수의 여성이 고용되어 하루 여덟 시간씩 페니실린이 든 병을 냉동실에서 앞뒤로 흔들었다. 그들은 페니실린 걸penicillin girl로 알려졌다.

이때 히틀리는 연구실 밖으로 뛰어나갔다. 그는 유리병보다 부피를 덜 차지하는 얕고 납작하고 길쭉한 배양접시를 사용하여 문제를 풀 수 있다고 생각했다. 그렇지만 제작자는 이를 6개월 안에 만들어줄 수는 없으며 그 가격도 과에서 구입할 수 없을 정도로 비싸다고 했다. 문제의 해결사였던 플로리는 세계적인 도자기 제작의 수도인 스토크온트렌트에 있는 친구 의사에게 연락했다. 문제를 전해 들은 그 친구는 플로리에게 원하는 제품의 스케치를 보내달라고 요청했다. 그는 지역의 업자 중 원하는 모양의 배양접시를 적당한 가격에 빨리 만들어주겠다는 사람을 찾아주었다. 히틀리는 공장을 방문해 세 종류의 기본형 중 하나를 선택했고, 몇 주 지나서 사용 가능한 수량의 배양접시를 얻었다.

1년 후 플로리는 생산부를 확장시킬 새로운 방법을 찾았다. 대학 병리학과에는 동물 사체 부검실이 있었는데 이는 드문 일이 아니었다. 특이한 것은 이 부검실이 코뿔소와 코끼리 부검을 위해 세워졌다는 점이다. 따라서 플로리의 첫 페니실린 공장이 되기에 충분히 크고 편리했다.

그러는 사이 환자에 대한 페니실린 연구는 빠르게 발전하고 있었다. 플로리와 그의 동료들은 윌리엄던 병리학과의 모든 사람에게 페니실린을 정맥으로 주사했는데 부작용이 전혀 없었다. 연구 팀이 사람에 대한 대규모 검사를 위해 충분한 양의 페니실린을 축적하기 이전에 플로리는 패혈증으로 죽어가는 한 경찰관을 치료해달라는 절박한 요청을 받았다. 처음 치료받은 환자는 극적으로 호전되었으나, 너무도 많은 양을 사용하여 준비한 페니실린이 바닥이 났다. 플로리와 그의 동료들은 환자의 오줌에서 페니실린을 부분적으로 재활용하려고 시도했으나 이렇게 얻은 것도 곧 바닥이 났다. 그 경찰관은 다시 상태가 악화되어 결국 죽었다. 플로리는 충분한 양의 페니실린이 확보되지 않은 상태에서는 절대 환자를 치료하지 않겠다고 맹세했다.

다시 한번 플로리는 얻을 수 있는 공급량이 적더라도 사람에게 페니실린을 시험할 수 있는 독창적인 방법을 생각해냈다. 공급량이 적다고? 그렇다면 작은 사람들을 치료하자고 플로리는 판단했다. 따라서 최초의 연구는 아주 어린 아이들을 상대로 이루어졌다. 네 명의 적당한 후보자를 선정하고 거기에 작은 성인 한 명을 더했다. 결과는 놀라웠다. 한 명을 제외하고 모든 어린이가 치료되었는데 그 한 명은 두개골 바닥, 경동맥 근처에 감염된 핏덩어리가 있었다. 동맥벽도 감염되어 있어 그로 인해 혈관벽이 부풀어 꽈리가 형성되었다. 감염은 가라앉았지만 꽈리가 터져 환자는 대량 출혈로 사망했다(부검 결과 페니실린은 감염을 완벽히 치료했다). 옥스퍼드 연구 팀은 이 놀라운 임상 결과에 경탄했다. 항상 아주 조심스런 용어로 기술하는 플로리도 이 환자들의 결과가 "거의 기적적"이라고 기록했다. 연구 결과는 1941년 8월에 발표되었다.[15]

발표 직후 체인은 페니실린의 특허권을 얻고자 했지만 플로리는 비윤리적이라며 동의하지 않았다. 플로리와 체인은 이 문제에 대해 여러 차례 열띤 토론을 벌였으나 플로리의 태도는 확고했다. 체인은 만약 옥스퍼드 연구 팀이 특허권을 취득하지 않으면 다른 사람이 그렇게 할 것을 우려했다. 실제로 그렇게 되었고 그 점에서 체인이 옳았다.

옥스퍼드 생산부가 전시 영국의 페니실린 수요를 결코 맞추지 못할 것이라는 사실을 알아차린 플로리는 영국의 모든 제약회사 경영자에게 페니실린을 만들어달라고 요청했다. 임피리얼케미컬인더스트리는 필요한 실험을 시작했지만 다른 회사들과의 회담은 성과가 없었다.

임피리얼케미컬인더스트리에서 부가적으로 페니실린을 받은 플로리는 1942년 1월부터 시작해 15명의 환자에게는 정맥주사로, 172명에게는 국소 주사로 페니실린을 투여했다. 페니실린의 혈중 농도를 측정하고 임상 효과를 조사함으로써 그는 치료되는 각 경우의 적절한 용량을 확립했다. 오늘날이라면 고작 21명의 환자를 대상으로 시험된(그중 2명은 죽었다) 약에 정맥주사 투여와 일반 배포를 승인하는 정부는 없을 것이다. 또한 페니실린과 같이 기니피그를 죽인 약이 배포되도록 허용하지도 않을 것이다. 그러나 플로리의 엄격한 관찰은 지극히 어려운 전시 상황에서도 충분히 설득력 있게 입증되었다. 그리고 다행히도 플로리는 기니피그를 그의 실험동물에 포함시키지 않았다.

이 무렵 암로스 라이트 경은 『런던 타임스』에 플레밍을 페니실린의 발견자로 명명한 유명한 편지를 썼다. 편집장인 로버트 로버트슨은 플로리의 이름을 언급하며 응답했다. 결과적으로 언론매체가 넘치는 오늘날의 눈으로는 놀라울 것도 없이, 많은 기자가 플레밍과 플로리에게 달려갔다. 그런데 믿을 수 없게도 두 사람은 성격이 바뀌어 있었다. 플레밍은 이제 알려지기를 원했고, 플로리는 조용히 있기를 원했다. 누구도 이러한 반전을 설명할 수 없었다.

　신문은 사람들이 말하는 것을 보도하기 마련이다. 플레밍은 말하려 하고 플로리는 말하려 하지 않았기에 신문은 플레밍에 대한 뉴스로 가득 찼으며 플로리에 대한 뉴스는 거의 없었다. 대부분의 이야기는 과장되고 사실이 아니었지만, 플레밍은 이를 바로잡으려고 노력하지 않았다. 의학 잡지와 책들조차도 이 신문기사에 근거해 페니실린의 역사에 대한 순수한 허구를 발표하기 시작했다. 플레밍은 언론 매체가 자신에 대해 말하는 것을 우습게 여겼으며 친구들에게 매체의 견해에 대해 농담을 하고, 비서에게 모든 잘못된 언론 기사와 잡지 논문을 스크랩하게 했다.

　이 모든 경박함에는 결과가 따라왔다. 수년 후 페니실린의 역사에 관해 기자들로부터 잘못되고 일방적인 이야기를 들은 『런던 타임스』 소유자 비버브룩 경은 플로리가 자신을 무시한다고 느끼고 노벨상 위원회에 생리의학상을 플레밍에게만 수여할 것을 요청했다.

　옥스퍼드 연구 팀이 1941년 『랜싯』에 발표한 논문을 읽은 플레밍은 이 과학자들이 무엇을 하고 있는지 직접 보기로 결심했다. 체인이 그에게 과를 구경시켜주었다. 플레밍은 다시 내성적인 이전 모습으로 되돌아갔다. 그는 한마디 말도 하지 않은 채 본 것을 하나도 이해하지 못한다는 인상만을 남기고 떠나갔다.

　그 직후 플레밍은 생명이 경각에 달린 환자의 치료를 위해 페니실린을 요청했다. 플로리는 페니실린의 재고가 거의 없었지만 자신이 현재 진행하고 있는 임상 연구에 그 환자를 포함시킨다는 조건으로 동의했다. 페니실린을 투여받은 플레밍의 환자는 놀라운 회복을 보였다. 여기에 감동받은 플레밍은 자신의 친한 친구로 조달청장이었던 앤드루 덩컨 경에게 연락해 페니실린 생산에 대한 정부 지원을 요청했다.

전쟁 초기 영국은 던커크 해변에서 성공적으로 병력을 소개시켰다. 많은 수의 항해용 배(대부분 개인 소유)를 이용하여 넓게 퍼져 있었기 때문에 폭격기가 이들을 모두 폭격하기는 불가능했다. 이와 비슷한 발상으로 영국의 페니실린 위원회는 독일군이 손쉽게 파괴할 수 있는 하나의 큰 중앙 공장을 만들지 않기로 결정했다. 대신 페니실린은 생각할 수 있는 모든 기지에서, 가능한 모든 시설을 이용하여 생산되었다. 우유 깡통과 우유병, 사실상 모든 병을 사용하여 곰팡이를 배양했다. 비록 소수의 큰 회사가 상업적인 규모로 페니실린을 생산했지만, 영국 전역의 영세한 지하 실험실에서도 필요한 양의 페니실린을 만들어냈다. 각처에서 만들어진 페니실린은 한곳에 모였다. 조달청은 페니실린(뿐 아니라 깡통을 포함하여 전시에 공급이 부족한 물품)을 운반하는 차량에 귀중한 휘발유를 공급했다. 놀랍게도 이러한 방법으로 영국은 전쟁 기간 군대와 민간인들에게 필요한 모든 페니실린을 생산했다.

플로리에게 양질의 페니실린을 지속적으로 공급해준 곳은 켄들앤드비숍이란 회사였다. 그 회사의 공장은 런던 동쪽에 있었다. 이스트엔드에는 많은 산업 시설과 조선소가 있었으므로 독일 폭격기들의 제1표적이 되었다. 켄들앤드비숍 주위의 건물은 모두 파괴되었지만

양질의 페니실린을 지속적으로 공급하는 이 시설만은 주변이 폐허가
된 가운데서도 손상을 입지 않고 서 있었다.

옥스퍼드 연구 팀이 1940년에 첫 논문을 발표한 이후 미국의
의사와 연구자 들도 중요한 공헌을 하기 시작했다. 사실 페니실린으
로 전신적 치료를 받은 최초의 환자는 옥스퍼드에 있던 환자가 아니
라 뉴욕 컬럼비아장로교병원의 환자였다. 그의 주치의 마틴 헨리 도
슨 박사는 작지만 우수한 팀을 꾸렸다. 그 팀은 도슨 박사 자신, 그리
고 많은 사람이 노벨상에 합당하다고 생각하는 천재적 생화학자 카
를 마이어 박사, 뛰어난 미생물학자로 페니실린의 역사에 관한 책을
쓰기도 한 글래디스 호비 박사로 이루어져 있었다.[16] 옥스퍼드 연구
팀의 첫 논문이 『랜싯』에 발표되고 5주 후 이 미국의 연구 팀은 로저
리드 박사가 공급해준 곰팡이를 사용하여 환자를 치료하기 시작했다
(체인은 페니실륨 샘플을 보냈지만 그 종으로는 페니실린을 만들지 못했다).
도슨의 연구 팀은 그 결과를 1941년 5월 미국임상연구학회에서 발표
했다.

하워드 플로리가 같은 해에 미국과 캐나다를 방문한 일은 북미
에서 페니실린 생산과 그 임상적 사용을 진작시키는 강력한 동인이
되었다. 몇 가지 요인이 플로리로 하여금 이 역사적 여행을 하도록 만
들었다. 먼저 그는 독일인이 스위스인을 통해 페니실린에 대해 알아
내려 한다는 소식을 들었다. 그는 이 곰팡이를 가진 사람들에게 절대
외국인에게는 샘플을 주지 말라고 경고했다. 두 번째로 그는 북미인
을 믿었고, 그들이 전쟁에서 영국을 지원하리라고 여겼다. 세 번째로,

유일하게 임피리얼케미컬인더스트리스를 제외하고는 영국의 모든 제약회사가 페니실린을 제조하자는 그의 제안을 거부했다. 마지막으로 영국의학연구위원회 의장으로 플로리가 옥스퍼드에 임명되도록 강력히 추천한 에드워드 멜런비 경이 전면적인 페니실린 생산을 뒷받침할 수 있는 북미의 방대한 경제력과 생산력을 얻기 위해서는 미국과 캐나다를 방문해야 한다고 제안했다. 플로리는 록펠러재단으로부터 여행에 필요한 경비를 간신히 얻어 곰팡이 샘플을 갖고 북미로 향했다.

플로리는 노먼 히틀리와 함께 1941년 7월 3일 뉴욕에 도착했다. 그리고 독립기념일(7월 4일)에는 뉴헤이번의 존 풀턴 교수 부부의 영접을 받았다. 풀턴은 나중에 두 사람이 로버트 콕힐 박사를 방문할 수 있도록 주선했다. 콕힐 박사는 일리노이주 피오리아에 있는 미국 농무성의 북부 지역 연구소 발효 팀의 책임자로 있었다. 콕힐은 두 사람을 따뜻하게 맞이했고, 전폭적으로 지원해주었다. 대화를 나누는 가운데 그는 '깊은 발효'가 페니실린 생산에 이상적인 방법일 것이라고 제안했다. '깊은 발효'란 곰팡이를 배양배지 아래쪽에 잠기게 하는 방법으로 좀더 효율적이고 편리하게 페니실린을 생산할 수 있게 한다. 깊은 발효는 미국이 페니실린의 대량생산에 기여한 하나의 가장 중요한 공헌일 것이다.

콕힐은 히틀리가 피오리아의 생화학자인 앤드루 모이어 박사와 함께 일하도록 주선했다. 모이어는 무뢰한으로 영국을 극도로 싫어하는 사람이었다. 히틀리를 재정적으로 지원해주던 록펠러재단과 모이어를 지원하는 북부 지역 연구소 사이에 협약이 맺어졌는데 내용은 이 두 사람이 연구 결과를 공동으로 발표해야 하고, 특허에서 얻는 모든 사용료는 두 기관이 동일하게 나눈다는 것이었다. 히틀리는 모이어에게 페니실린에 대해 알고 있는 것을 전부 가르쳐주었다. 그 대가로 모이어는 옥수수로 만든 주정酒精과 락토오스를 배지에 첨가하는 아이디어를 냈다. 곰팡이에 영양소를 공급함으로써 페니실린 생산은 20배가량 늘었다.

히틀리는 미국을 떠나기 전에 모이어와 논문을 발표했다. 그들은 만나서 최종본에 대해 토론했고 모이어는 히틀리가 고친 모든 부분에 동의했다. 그러나 히틀리가 떠난 후 모이어는 히틀리의 이름을 삭제하고 자신의 이름으로만 논문을 발표했다. 유일한 저자로서 모이어는 페니실린 곰팡이를 키우는 데 옥수수로 만든 주정과 락토오스를 사용하는 것에 대한 특허권을 얻었다. 비록 미국에서 거둬들인 특허 사용료는 록펠러재단과 북부 지역 연구소에 분배해야 했지만 모이어는 거기서 빈 구멍을 발견하고 영국에서 세 개의 특허를 신청했다. 하지만 배신의 대가로 기대했던 부를 얻지는 못했다. 정의가 승리했기 때문이다. 콕힐의 압력에 의해 농무부는 모이어가 번 모든 수익을 두 지원 기관에 돌려주도록 했다.

결국 미국과 영국의 제약회사들은 다른 특허를 신청했다. 미국에서는 깊은 발효에 대한 특허, 영국에서는 반합성 페니실린에 대한 특허를 냈다. 재정적으로 곤경에 빠져 있는 연합국 영국이 파산하는 것을 막기 위해 미국의 회사들은 최대한 낮은 사용료를 요구했고, 그마저 여러 차례 깎아주기까지 했다. 그럼에도 불구하고 영국의 제약회사들은 미국 제약회사들에 수백만 달러를 지불해야 했다. 이 손실은 후에 반합성 페니실린을 사용할 수 있게 된 이후에야 보충할 수 있었다.

모든 책동이 진행되는 동안 피오리아의 진균학자 케네스 B. 레이퍼는 페니실린을 만드는 더 좋은 페니실륨을 구하기 위해 전 세계를 헤매고 다녔다. 가장 좋은 표본은 집 뒷마당에서 나왔다. 그는 조수한 사람을 시켜 그 지역 시장에서 찾을 수 있는 모든 과일을 가져오게 했고, 마침내 그렇게 구매한 멜론에서 페니실륨크리소게눔을 분리할 수 있었다. 그것은 전 세계의 어느 곰팡이보다 더욱 많은 페니실린을 만들어냈으며 깊은 발효를 하는 동안 배지에서 놀라운 기세로 자랐다. 그의 이 유명한 조수는 그 후 죽을 때까지 몰디Moldy〔곰팡이〕 메리라는 애칭으로 불렸다.

영국으로 돌아온 후 플로리는 몇 가지 사건으로 인해 친한 미국 동료들과 관계가 틀어졌다. 히틀리는 옥스퍼드에서 진행한 모든 연구에 대한 정보를 미국인들에게 넘겼다. 그러나 1941년 12월 참전 이후 미국은 페니실린 실험에 관한 정보가 전시의 일급비밀이라 주장하며 지속적으로 공개를 거부했다. 미국 과학자들이 발견한 깊은 발효법이 영국인들의 방법보다 페니실린을 더욱 빨리 만들어낸다는 사실이 드러났다. 영국에서 열린 페니실린 위원회에서 플로리는 미국의 행동에 대한 분노를 분명한 언어로 표현했다. 플로리의 증언에 깊은 인상을 받은 위원회 위원들은 이 문제를 푸는 데 도움이 되도록 미국을 상대로 협상을 시작했다.

후에 미국의 특허권이 파기되었다는 뉴스를 접한 플로리는 다시 한번 분노했다. 사실 이 문제는 체인과 플로리 사이에 평생의 앙금으로 남아 있었다. 전쟁이 끝난 후 기분이 상한 체인은 옥스퍼드를 떠나 잠시 이탈리아에서 일하다가 영국으로 돌아와 런던 임피리얼칼리지에서 생화학 주임교수가 되었다.

또 다른 논쟁거리가 불거졌다. 미국인 글래디스 호비가 페니실린은 사람의 감염 치료에 사용된 최초의 항생제가 아니라고 주장한 것이다. 대신 그는 최초의 항생제가 르네 뒤보의 그라미시딘〔간균杆菌으로부터 얻은 일종의 항생물질—옮긴이〕이라고 주장했다.[17] 이 항생제는 감염을 국소적으로 치료하는 데 사용되었고, 지금은 다른 두 종류의 항생제와 혼합하여 눈의 감염을 치료하는 안약으로 사용된다. 그렇지만 이보다 앞서 플레밍과 페인은 소위 곰팡이 액으로 눈의 감염을 치료했다. 그리고 가장 중요한 것은 페니실린은 혈관으로 주사하여 전신을 치료할 수 있고, 그라미시딘은 그렇지 못하다는 점이다.

피오리아의 콕힐은 레이퍼가 멜론에서 얻은 곰팡이 유전자를 변형시켜 더 많은 페니실린을 생산할 생각을 했다. 그는 전국의 뛰어난 과학자들에게 레이퍼의 곰팡이를 주고 빛이나 엑스선, 화학약품 등에 노출시켜 이러한 변화를 유도하도록 요청했다. 뉴욕 콜드스프링하버 카네기연구소의 과학자들은 페니실륨크리소게눔에 엑스선을 쬐어 원래의 곰팡이보다 10배나 더 많은 페니실린을 만들 수 있는 변종 곰팡이를 만드는 데 성공했다.

미국의 페니실린 연구는 과학연구개발국의 관리를 받았다. 개발국은 세균성 폐렴, 만성 골감염, 상처 감염, 심장판막 감염, 임질과 매독 등의 치료에서 페니실린의 가치를 보여주는 아주 성공적인 임상 실험을 수행했다. 이러한 실험 소식을 들은 미국의 세 제약회사(스퀴브, 머크, 파이저)는 페니실린 생산에 흥미를 보였고, 스퀴브와 머크는 협력 프로그램을 만들었다. 이어서 과학연구개발국은 미국의 제약회사 22곳을 선정해 페니실린을 생산하도록 했고, 각 회사가 제2차 세계대전 전반기에 우선적으로 물자를 공급받을 수 있도록 조치했다.

플레밍, 플로리, 체인, 에이브러햄은 의학에 대한 뛰어난 기여로 인해 많은 영예와 상을 받았다. 플레밍과 플로리는 1944년 기사 작위를 받았다. 플레밍, 플로리, 체인은 1945년 노벨생리의학상을 받았다. 체인과 에이브러햄은 1965년과 1980년에 각각 기사 작위를 받았다. 그리고 플레밍은 영국 최고의 사후 명예를 누려 런던의 세인트폴 대성당 묘지에 묻혔다. 그 직후 세인트메리병원의 접종과는 라이트플레밍연구소로 명칭이 바뀌었다.

페니실린은 감염 치료를 근본적으로 바꾸었다. 최초의 노력이 성공을 거두자 반합성 페니실린과 입으로 먹을 수 있는 페니실린이 개발되었다. 좀더 강력한 항생제도 뒤이어 개발되었다. 그 첫 번째가 스트렙토마이신인데 이 광범위 항생제는 럿거스대학의 셀먼 A. 왁스먼(왁스먼은 항생제라는 말을 만들었다)과 그 동료가 개발했다.[18] 스트렙토마이신이 특별히 중요한 이유는 결핵 치료 및 페니실린으로 듣지 않는 다른 감염에 효과적이기 때문이다.

얼마 후 제약회사들은 또 다른 광범위 항생제의 개발을 선언했다. 레덜레보러토리는 1948년 오레오마이신을, 파이저는 1950년 테라마이신을 개발했다. 최초의 순수 합성 항생제인 클로람페니콜은 1949년 파크데이비스에 의해 개발되었는데 이는 특히 장티푸스 치료에 효과적인 것으로 입증되었다. 이리하여 1929년 플레밍의 관찰은 20세기 중반경 다양한 범위의 항생제를 생산하는 거대한 제약 산업을 낳았다. 그렇지만 현재 미국 제약 산업에 종사하는 연구자들은 식품의약품안전청의 엄격한 기준을 통과한 새로운 약을 만들기 위해서는 2억 달러의 비용이 든다는 사실을 안다.

또 다른 문제는 세균이 페니실린을 포함해 우리가 사용하는 약들에 내성을 갖게 되었다는 사실이다. 예를 들어 폐렴구균은 1987년 0.02퍼센트의 내성을 보였으나 1994년에는 내성률이 6.6퍼센트로 높아졌다. 이 같은 화학요법의 시대에 믿을 수 없는 사실은 1994년 미국의 병원에서 죽은 환자 1만3300명의 사인이 항생제 내성 세균 감염에 의한 것이라는 사실이다.[19]

50여 년 전 의사들은 스트렙토마이신의 개발과 함께 결핵이 천연두와 마찬가지로 2000년경에는 소멸할 것이라고 생각했다. 그렇지만 일부 결핵 균주가 스트렙토마이신의 일반적인 항균 작용에 저항하는 방법을 찾아냈다. 이러한 내성 균주가 등장한 결과 매년 8백만 명의 사람이 심한 결핵에 감염되고, 그중 200만 명이 화학요법을 동원한 모든 노력에도 불구하고 죽는다. 의사들 자신이 일부 약제내성 세균 감염에 책임이 있다. 왜냐하면 의사들은 환자들에게 무언가를 하고 있다는 인상을 주기 위하여 바이러스 감염에도 항생제를 처방하는 유혹을 너무도 자주 느꼈기 때문이다(그들은 많은 바이러스 감염에 항생제가 듣지 않는다는 사실을 안다).

해답은 간단하게 보일 것이다. 즉 새로운 변종 세균에 효과적인 항생제를 개발하는 것이다. 알베르트아인슈타인의과대학의 결핵 연구 권위자 배리 R. 블룸 박사와 그의 동료 윌리엄 제이컵 박사, 제임스 사체트니 박사는 약제내성 결핵균에 대해 실험실 테스트에서 효과가 있는 여섯 개의 새로운 약제를 개발했다. 그러나 지금까지 그것을 개발하겠다고 달려든 제약회사는 없다.[20] 우리가 지적한 바와 같이 새로운 약을 시장에 도입하는 데 필요한 정부의 허가를 얻는 데는 2억 달러 이상의 비용이 든다. 이 경제적인 요인은 한순간도 제약회사 사장들의 머리를 떠나지 않는다. 더구나 어떤 약이 허가를 취득하고 난 이후라도 한동안 분명하게 나타나지 않는 부작용으로 인해 사용이 중지될 수도 있다. 지난 10년 동안 적어도 하나 이상의 약이 그러한 불운을 겪었다.

새로운 항생제 도입에 따르는 천문학적 비용에도 불구하고 제약회사들은 새로운 유망 항생제와 현재 우리가 가진 항생제로 치료되지 않는 바이러스 및 기생충에 맞서 싸우는 데 도움이 되는 다른 종류의 약을 찾는 노력을 계속할 것이다.

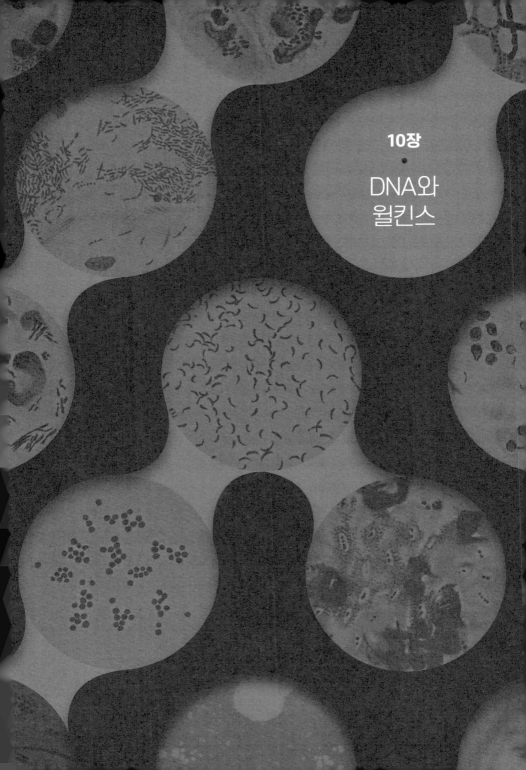

10장
·
DNA와
윌킨스

컬럼비아대학의 생화학 명예교수로 있는 83세 어윈 샤가프는 함께 있은 지 몇 분도 채 되지 않아 서가에 놓여 있던 독일 의학 잡지 묶음 가운데서 1871년의 책을 가리켰다. 그는 빈 억양이 강한 영어로 "자네들은 DNA 발견의 진정한 공로자가 누군지 알고 싶은가?" 하고 큰 소리로 말했다. 그러더니 대답을 기다리지도 않고 계속해서 말했다. "프리드리히 미셰르야. 1871년에 쓴 논문에서 자신의 발견을 기술했지."[1] 샤가프의 검지손가락은 계속해서 그 책을 가리키고 있었다.

"그 이름을 전혀 들어보지 못했는데요." 우리는 조용히 덧붙였다.

"물론 들어보지 못했을 걸세. 그렇지만 제임스 왓슨과 프랜시스 크릭의 이름은 들어보았겠지. 오늘날 대중매체가 성자들의 대용품으로 쓰는 노벨수상자들 말이야."

"모리스 윌킨스, 로절린드 프랭클린, 오즈월드 에이버리, 프레드 그리피스, 막스 폰 라우에의 이름도 압니다." 우리는 방어적으로, 아마 약간은 신경질을 내며 대답했다.

"미셰르가 화학적 실체로서의 DNA를 발견했네. 그게 자네들에게 중요하지 않은가?"

"네, 아주 중요합니다. 샌프란시스코에 돌아가면 찾아보겠습니다." 그리고 우리는 실제로 그렇게 했다.

샤가프가 옳았다. 그래서 우리는 프리드리히 미셰르의 위대한 발견에 대한 서술로 이 장을 시작한다. 그는 1953년 『네이처』에 DNA에 관한 유명한 논문이 실릴 때까지 영어권 의학 및 과학 잡지에서 오직 한 차례만 언급되었다. 미셰르의 업적을 간단하게나마 언급한 책 세 권은 1970년대에 나왔다.[2]

독일어권 스위스에서 태어난 미셰르는 1868년 튀빙겐의 유명한 생화학자 에른스트 호페세일러의 실험실에서 연구를 시작했다. 미셰르는 수줍음이 많고 소극적이었지만 스스로 답하고 싶은 물음이 무엇인지를 잘 알았다. 그 물음은 세포의 핵을 구성하는 화학물질이 무엇인가 하는 것이었다.

미셰르 이전까지 세포핵이 어떤 역할을 하는지 아는 사람은 아무도 없었다. 더구나 핵이 무엇으로 구성되어 있는지조차 아는 사람이 없었다. 세포의 순수 부유액을 얻는 것이 어려웠을 뿐만 아니라, 세포질 속에 들어 있는 극소량의 핵을 세포질로부터 분리하거나 추출하는 일 또한 매우 어려웠기 때문이다.

미셰르는 두 가지 어려움을 모두 극복했다. 백혈구는 핵이 상대적으로 크며 세포질은 그다지 많지 않다는 사실을 떠올린 미셰르는 백혈구를 모으기로 결심했다. 그런데 어떻게 백혈구 세포를 얻을 수 있을까? 미셰르는 약간 지저분한 방법을 생각해냈다. 그는 튀빙겐의 한 병원에서 버린 외과용 거즈를 모았다. 많은 적혈구가 고름 형태로 모여 있는 이 거즈는 핵이 들어 있는 세포들을 공급해주었다.

반복되는 시도와 실수를 통해 그는 사람 고름 세포의 세포질로 부터 핵물질을 분리해낼 수 있었다. 그는 최종적으로 추출하고 정제한 화학물질에 뉴클레인nuclein이라는 이름을 붙였다. 그는 뉴클레인에 단백질이 포함되어 있다는 사실을 알았지만, 지금껏 알려지지 않은 부가적인 화학물질이 단백질에 부착되어 있다는 사실을 알게 됐다. 이 새로운 물질에 인이 아주 풍부했기 때문에 미셰르는 뉴클레인이 세포질에 계속해서 인을 공급하는 핵의 통로라는 가설을 세웠다. 스물넷 스물다섯의 나이였지만 미셰르는 자신이 엄청난 발견을 했다는 사실을 알았다. 그렇지만 스승 호페세일러는 1869년에 그의 논문을 출판하기를 거부하고 자신이 논문의 정확성을 확인할 때까지 2년 동안 출판을 미뤘다. 만약 오늘날 젊고 총명한 연구자가 일급 중요성을 지녔다고 생각하는 논문의 출판을 그런 식으로 방해받았다면 아마도 변호사에게 자문을 구하거나 국립보건원의 과학위원회에 불만을 토로했을 것이다. 그러나 미셰르는 1871년 마침내 논문이 출판되었을 때 자기 발견의 우선권을 보호하기 위해 논문 내용이 이미 1869년에 완성되어 있었다는 사실을 주석에 명기해줄 것을 요구했을 뿐이다.

미셰르는 새로 발견된 핵산단백질의 분자량이 크다는 사실을 알고 있었다. 선견지명이 빛나는 주석에서 그는 뉴클레인과 같이 분자량이 크고 복잡한 화합물은 유전물질로서 기능할 수 있을 것이라고 지적했다. 1892년 삼촌에게 보낸 편지에서 그는 뉴클레인이 매우 크고 복잡한 분자이며 그 탄소 원자의 이성체들만으로도 서로 다르게 작용하여 수많은 유전적 특성을 운반하는 분자로서 충분한 수를 제공할 수 있을 것이라고 썼다. 지극히 적절한 유비를 들어 그러한 화학적 전달 과정은 어떤 언어든지 20~30개의 문자로 그 언어의 모든 단어와 개념을 표현할 수 있다는 사실과 유사하다고 지적했다. 그는 옳았다. 셰익스피어는 희곡과 시에서 약 3만5000개의 다른 어휘를 사용했는데, 26개의 알파벳으로 그토록 방대한 어휘를 만들었다.

하지만 51년 전 유전코드에 대해 주어진 이 최초의 힌트에는 아무도 주목하지 않았다. 그러다 1943년 에르빈 슈뢰딩거가 유전코드에 대한 개념을 도입했다.

미셰르는 유전적 전달이라는 선구적인 개념을 생각했으나 뉴클레인 내에 있는 핵산 요소만 그러한 역할을 한다고는 생각하지 않았다. 이후 반세기 동안 사람들이 그렇게 믿었듯이 그 또한 단백질 성분이 유전적 특징을 전달하는 기능을 한다고 믿었다.

미셰르는 1871년 호페세일러의 잡지에 자신의 발견을 발표하기 전 혹은 그 직후에 호페세일러의 연구실을 떠나 바젤대학 생리학 교실에 부임했다. 그는 1895년 사망할 때까지 그곳에 있었다.

이 24년 동안 그는 가르치는 일과 스위스 최초의 해부학-생리학

연구소를 만드는 일로 대부분의 시간을 보냈다. 베살리아눔이라는 이름의 이 건물은 지금도 남아 있다. 층계참 맨 위쪽에는 거의 가려져 잘 보이지 않지만 미셰르의 작은 흉상이 있다. 우리가 아는 한 이 흉상과 1871년 발표한 논문(1988년 우리가 방문했을 때 샤가프가 가리킨 논문)이 이 뛰어난 인물이 한때 실재했다는 사실을 말해주는 유일하게 구체적인 증거다. 그러나 죽기 몇 달 전 그는 당시 유럽에서 유명했던 생리학자 카를 루트비히로부터 편지를 받았다. 루트비히는 그 편지에서 미셰르가 영원히 기억될 것이라고 장담했다.

미셰르는 죽기 전에 동료 리처드 앨트먼이 1889년 뉴클레인에서 단백질 성분을 분리해냈으며, 남은 것을 핵산이라고 불렀다는 사실을 알게 되었다. 그는 아마 독일의 생화학자 알브레히트 코셀이 뉴클레인에 푸린과 피리미딘이 들어 있음을 밝혔다는 사실에 대해서도 들었을 것이다. 그러나 이 기들의 정확한 수는 아직 결정되지 않았다. 1912년에 노벨상을 받은 앨트먼과 마찬가지로 코셀은 1910년 다른 뛰어난 생화학적 업적으로 노벨상을 받았다.

인과 푸린, 피리미딘 분자가 핵산을 이루고 있다고 여겨진 것은 지난 세기의 전환기 이전부터였으나, 재능이 있으면서도 다른 길로 빠진 생화학자 피버스 A. 레빈이 이스트의 핵산에서 당을 발견한 것은 1909년이 되어서였다. 20년 후 그는 흉선thymus의 핵산에서 다른 종류의 당을 또 발견했다.

미셰르와 마찬가지로 레빈은 핵산이 자신이 뉴클레오티드(인, 당, 푸린과 피리미딘 기로 구성된 단위)라고 지칭한 거대분자의 복합체라고 생각했다. 이처럼 중요한 공헌에도 불구하고 여전히 그는 핵 안에 있는 유전형질을 전달하는 물질이 단백질에 있다고 믿었다. 그는 단지 당, 인, 몇 개의 푸린과 피리미딘, 그리고 몇 개의 물 분자로 구성된 이 단순한 거대분자가 인간 염색체가 전달하는 것으로 알려진 수십억 개 이상의 크고 작은 유전 지령을 보낼 수 있다고 상상할 수 없었다.

미셰르와 레빈은 파스퇴르의 세기적 발견 이래로 어떤 분자의 성질은 원자적 구성만이 아니라 이 원자들 간의 물리화학적 상호관계에도 의존한다는 사실을 잘 알고 있었다. 하지만 그들뿐 아니라 동시대인 중 누구도 거대분자의 성질 또한 그 분자적 구성은 물론 구성물 간의 상호관계에 좌우된다는 사실은 알지 못했다. 20세기의 화학자와 생물학자 들은 영어의 26개 알파벳이 수많은 단어의 형성을 가능하게 만드는 것과 마찬가지로 수가 상대적으로 적은 거대분자 DNA의 서로 다른 분자들이 가능한 수많은 조합을 통해 단순해 보이는 이 거대분자에 수십억 개의 유전 메시지를 전달하는 수단을 제공한다는 사실을 우연히 발견했다. 그러나 이 발견이 있기까지는 새로운 발견과 천재의 번뜩임이 필요했다.

1912년 독일의 물리학자 막스 폰 라우에는 아인슈타인이 물리학 전체에서 가장 아름다운 것 중 하나라고 서술한 현상을 발견했다. 그는 단순 결정을 엑스선에 노출시키면 사진판에 특별한 그림자가 기록되는 현상을 관찰했다. 라우에의 발표 직후에 윌리엄 브래그는 원래의 엑스선이 결정 내에 있는 원자들과 충돌하여 이 그림자가 생겨난다는 사실을 발견했다. 이어서 브래그는 아들 윌리엄 로런스 브래그와 함께 엑스선이 결정을 투과하며 사진건판에 만든 반점들은 각 결정에 따라 다를 뿐 아니라 적절하게만 연구한다면 어떤 결정을 구성하는 원자들의 공간적 구조를 이해하는 데 도움을 준다는 사실을 관찰했다. 그들이 고안한 결정학이라는 학문과 기술 덕분에 어떤 결정의 원자적 구조를 알아낼 수 있게 되었다.

수십 년이 지난 후에 과학자들은 핵산과 같은 거대분자의 분자 간 관계를 결정하기 위해 결정학의 특수한 기술을 개발하게 된다. 여기에 더해 과학자들이 푸린, 피리미딘, 당, 인 등으로 이루어진 핵산의 부유액을 탐구하기 위해서는 또 다른 진보가 일어나야 했다.

1927년 영국의 의사 프레드 그리피스는 매우 당황스러운 일을 관찰하게 되었다. 살아 있지만 무해한 폐렴구균과 죽었으나 치명적인 폐렴구균을 섞어 쥐에게 피하주사하자 쥐는 이튿날 죽었다. 죽음은 원래 무해했던 종의 폐렴구균에 의해 초래되었다. 이 무해한 폐렴구균의 자손들이 주사하기 전 치명적인 균주로 바뀐 것이었다. 더욱 신기한 일은 원래 무해하다가 치명적으로 변한 균주는 동일한 치명적 자손들을 영원히 생산해낸다는 것이었다. 어떻게 상식적인 과학의 세계에서 죽은 균주가 이처럼 살아 있는 기적을 일으킬 수 있었을까? 그리피스와 그의 관찰을 확인한 당시 사람들은 40년 전 미셰르가 사람 고름에서 추출한 물질로 인해 무해한 폐렴구균 균주가 치명적인 균주로 전환되었다고는 꿈에도 상상하지 못했다.

그리피스는 아마도 미셰르에 대해서는 한 번도 들어보지 못했을 것이며 DNA에 대해서도 마찬가지였을 것이다. 그래서 그는 독성이 있는 죽은 폐렴구균 배양액이 살아 있는 무독성 폐렴구균에 그가 '파불룸pabulum'이라고 묘사한 것을 제공했고 그것을 삼킨 결과 무독성 균주가 독성 균주로 전환되었다는 결론을 내렸다. 그는 이 이론을 지나치게 확신한 나머지 처음에 무독성이었던 균주가 파불룸 없이도 세대를 거듭해서 여전히 치명적인 독성을 전달한다는 중요한 사실을 간과했다.[3]

세균의 형질전환 원인에 대한 잘못된 결론에도 불구하고 그리피스의 발견은 지극히 중요한 것이었다. 물론, 그의 연구는 유전학자들의 관심을 전혀 끌지 못했다. 그들은 여전히 선호하는 실험대상인 초파리 유전학에 몰입해 있었다. 그리피스의 세기적인 관찰은 1931년 오즈월드 시어도어 에이버리라는 수줍음 많고 키가 작으며 머리가 벗어진 독신자의 주의를 끌었다. 그는 캐나다 출신의 의사였으나 록펠러연구소에서 연구에만 전념하고 있었다.

에이버리는 동료 생화학자인 마이클 하이델버거와 함께 연구하다가 네 종류의 폐렴구균 피막의 화학적 특성이 독성의 원인일 뿐 아니라 혈청학적 특이성의 원인이기도 하다는 사실을 발견했다. 그리고 두 사람은 각 유형의 폐렴구균 피막이 특정한 다당체로 구성되어 있다는 사실도 발견했다.

네 종류의 다당체는 유사하고 단순한 당 분자로 구성되어 있기는 했으나 그 생물학적 성질이 서로 확연히 달랐다. 이 발견은 연구생활 초기부터 어떤 거대분자의 생물학적 성질은 분자의 상호 관계에 좌우된다는 사실을 에이버리에게 일깨워주었다. 20세기 후반까지도 저명한 생화학자들조차 이러한 사실을 잘 인식하지 못하고 있는 형편이었다. 사실 미셰르와 바로 그 뒤를 이은 과학자들이 거대분자의 생물학적 성질이 그것을 구성하는 분자들의 상호관계에 좌우된다는 사실을 알았다면 DNA의 유전기능이 인정받는 데 반세기 이상의 시간이 걸리지는 않았을 것이다. 이 새로운 사실은 1930년까지도 에이버리에게 완전히 명백한 진실로는 보이지 않았던 듯하다. 그래서 그는 조수들을 시켜 그리피스의 당혹스러운 발견이 사실인지를 확인시켜보았다.

얼마 지나지 않아 에이버리의 조수들은 그리피스의 발견이 사실임을 확인시켜주었다. J. 라이어널 앨로웨이는 죽은 독성 폐렴구균 추출물을 시험관에서 자라는 무해한 폐렴구균 군락에 더하는 것만으로 독성이 없는 폐렴구균을 독성 균주로 전환할 수 있다고 보고했다. 이후 에이버리는 폐렴구균 균주의 형질을 전환하는 물질의 본질을 찾아내는 데 전력을 기울이게 되었다. 거의 4년 동안 그로 하여금 아무 일도 하지 못하게 만들었던 심한 갑상선기능항진증도 이 화학물질을 찾아내겠다는 단호한 결심을 방해하지는 못했다. 1941년 그리피스가 독일군의 폭격으로 사망하자 에이버리는 그의 사진을 한 장 구해서 록펠러연구소에서 은퇴할 때까지 책상 위에 뒀다.

에이버리는 혼자 일한 것이 아니었다. 그와 마찬가지로 캐나다 출신의 의사인 콜린 매클라우드가 1935년에 합류했고, 존스홉킨스대학을 갓 졸업한 매클린 매카티가 1941년에 합류했다. 두 의사는 13년 동안 그들이 전환소인transforming principle이라고 부른 화학 성분을 찾아내는 연구에 크게 공헌했다.

전환소인의 추출물을 분석하던 초기에 그들은 소량의 DNA를 검출했다. 단백질을 비롯하여 다른 화학물질들도 소량 검출되었는데 에이버리-매클라우드-매카티 팀의 천재적인 누군가가 DNA 조각을 집중적인 탐구 대상으로 선택했다. 그 사람이 누구인지는 절대 밝혀지지 않을 것이다. 그러나 이런 결정을 내린 사람이 에이버리가 아니었다 해도, 그는 분명 팀의 리더로서 적어도 거기에 동의했을 것이다.

여러 해 동안 세 명의 의사는 DNA를 다른 추출물로부터 분리해내기 위해 모든 면역학적, 화학적, 생물학적, 물리화학적 방법을 동원했다. 초기에 그들이 추출물에서 분리한 DNA를 검사했을 때 그것은 전환소인을 갖고 있었다. 여기서 폐렴균주를 구성하는 핵산단백질의 형태로 결합되어 있는 단백질 성분을 DNA로부터 완전히 분리시키는 것이 어려웠다. 오직 그 복잡성이 알려진 단백질만이 전환소인으로 작용할 수 있다는 거의 보편적인 신념을 에이버리만큼 잘 인식하고 있는 사람은 없었다. 그는 또한 폐렴구균의 캡슐에 있는 독성이 단백질이 아닌 복합당에 의한 것임을 동료들에게 납득시키는 데 겪었던 어려움을 너무도 잘 기억하고 있었다. DNA가 지닌 전환 능력을 증명하는 가장 극적인 방법은 DNA를 파괴하는 것으로 알려진 혈청효소를 첨가하는 것이었다. 여러 해가 지난 후 주로 매카티의 노력에 의해 연구 팀은 이 DNA를 파괴하는 효소를 성공적으로 분리하고 정제하는 데 성공했다고 발표했다.

1943년 10월 10일, 에이버리는 동료들의 강력한 요청에 따라 록펠러연구소의 모든 연구원 앞에서 강의했다. 에이버리는 제3형 피막이 있는 폐렴구균으로부터 얻은 순수한 DNA 추출물이 캡슐 없는 제2형 폐렴구균을 제3형으로 전환했다고 발표했다.

매카티에 따르면[4] 강의 결론부에서 그의 동료들은 에이버리에게 박수를 보냈다. 그러나 좌장이 질문이나 보충할 말이 있느냐고 청중에게 묻자 고요한 침묵이 흘렀다. 마침내 에이버리의 옛 동료 한 사람이 일어나 에이버리가 지난 여러 해 동안 방금 제시된 결과를 얻기 위해 수행한 연구의 과정을 설명했다. 그가 앉았다. 당시 좌장이던 슈나이더 박사는 후에 매카티에게 다음과 같이 말했다. "또 한 차례 긴 침묵이 흘렀네. 마침내 나는 참을 수 없어 '이 모임은 만장일치에 도달했으므로 휴회합니다'라고 말했네."

DNA가 전환소인이 되는 화학물질임을 증명하는 핵심적인 논문이 1944년 2월 『실험의학 저널Journal of Experimental Medicine』에 발표되었다.[5]

우리가 1990년 매카티와 나눈 대화에 의하면 논문에 대한 즉각적인 반응은 열광적인 것과는 거리가 멀었다. 『실험의학 저널』을 읽는 유전학자는 거의 없었다. 또한 전쟁 중이던 1944년에는 DNA와 같은 신비스러운 물질이 어떻게 제3형 폐렴균주를 제2형으로 전환시키는지에 대한 이야기보다 『뉴욕 타임스』를 비롯한 다른 신문에 실릴 만한 훨씬 더 기막힌 이야기가 많이 있었다.

그들의 논문이 받아들여지는 데 더 장애가 된 것은 당시 일급 화학자이자 록펠러연구소 특별회원 중 한 사람이었던 앨프리드 머스키가 전환소인의 운반자로서 DNA를 받아들이기를 거부했다는 사실이다. 그는 단지 몇 개의 푸린과 피리미딘, 인과 당으로 구성된 DNA가 이러한 능력을 갖고 있을 것이라고 믿지 않았다. 오직 복잡한 단백질만이 그토록 많은 전언을 운반할 수 있었다.

그는 연구소 안팎에서 에이버리와 그의 동료들이 제안한 DNA 개념에 대해 반대의 목소리를 높였다. 에이버리가 DNA 개념을 제시했던 록펠러연구소의 동일한 청중들 앞에서 머스키는 1946년 4월 에이버리 팀의 결론을 무자비하게 공격했다. 그들이 잔존 단백질을 제거하기 위해 세심한 노력을 기울였음에도 불구하고 소위 순수한 DNA 용액에는 여전히 1~2퍼센트 정도의 단백질이 남아 있었을 것이며, 그 정도 양은 전환소인을 운반하는 역할에 충분하다는 주장이었다.

에이버리는 청중 가운데 앉아 이 맹렬한 공격을 듣고 있었다. 그는 머스키의 공격에 반론을 펴지 않았다. 그저 완전히 침묵을 지키고 있었다. 에이버리는 전환소인을 운반하는 DNA의 역할을 부인하는 머스키의 지상 발표에 대해서도 반박하지 않았다. 1946년 그는 매우 우울한 상태에 빠졌고 DNA의 역할을 발표한 1944년부터 조용히 은퇴를 한 1948년까지 별다른 연구 결과를 내놓지 않았다. 윌리엄 하비가 3세기 전에 그랬던 것처럼, 71세가 된 오즈월드 에이버리는 과학계를 떠나 7년의 여생을 테네시주 내슈빌에서 동생 로이와 함께 평화롭고 조용하게 지냈다.

유전물질로서의 DNA를 발견한 그의 업적이 20세기의 가장 중요한 사건 중 하나로 인정되지도, 평가받지도 못한 사실이 실망스러웠을 것이다. 그는 아마도 자신이 1940년대 후반에 노벨상 수상자로 지명되었다는 사실과 그럼에도 머스키가 집요하게 연구 결론의 타당성을 인정하지 않았기 때문에 노벨상위원회가 시상을 연기하고 그의 발견을 확증하는 연구가 나타날 때까지 기다려보는 편이 현명할 것이라고 생각했다는 사실을 몰랐을 것이다.

1953년 에이버리가 윌킨스, 왓슨, 크릭, 프랭클린의 발견 소식을 들었을 때 무엇을 느꼈을지는 결코 알 수 없다. 물론 그의 동료인 콜린 매클라우드도 DNA 구조의 발견에 대해서는 별로 높이 평가하지 않았다. 우리가 이렇게 말하는 이유는 매카티가 왓슨의 『이중나선 Double Helix』을 읽은 매클라우드가 그에게 보낸 글의 사본을 우리에게 보내주었기 때문이다. 거기에는 다음과 같이 쓰여 있었다.

> 아마 언젠가 자네가 이중나선의 엄청난 중요성에 대해 나를 깨우쳐줄 날이 있겠지. 만약 화요일에 안 된다면 수요일이나 목요일에 다른 실험실에서 말일세.
>
> 실망에 빠져 있는
> 콜린

분명 매클라우드와 매카티는 DNA가 지닌 유전 능력에 대한 발견이 그토록 미미한 관심을 받은 것에 크게 실망했다. 1970년, 노벨상 수상자인 웬들 스탠리는 그들의 1944년 발표를 두고 "발견되지 않은 발견"이었다고 말했다. 그러나 이 말은 변명의 여지 없이 잘못된 것이다. 컬럼비아대학의 까다로운 생화학자 어윈 샤가프가 에이버리의 논문을 읽자마자 해오던 연구를 중단하고 DNA의 화학적 구조를 연구하기 시작했다는 사실을 스탠리는 누구보다도 더 잘 알고 있었다. 샤가프는 1949년 DNA 분자의 푸린과 피리미딘 사이에는 1대1의 비가 성립한다는 것을 처음으로 증명했다. 왓슨, 크릭, 윌킨스는 DNA 구조에 접근하는 데 이 연구가 지극히 중요했다는 사실을 인정했다.

1944년의 발견이 지닌 엄청난 중요성은 쉽게 인정된다. 제임스 왓슨이 『이중나선』에서 말한 바와 같이, DNA가 유전정보를 전달하는 분자라는 사실이 입증되면서 1951년 왓슨과 크릭이 그 분자구조를 탐구하기로 결심했기 때문이다.

따라서 이 논문이 발표되고 10년이 지나지 않아 DNA의 구조와 그 유전기능이 발견되었다. 조직배양법이 처음 고안되고 난 후 소아마비 백신이 접종되기까지 42년이 걸렸다는 사실에 비교해보면 중요한 업적에 있어 그리 길게 지연된 것은 아니다.

모리스 윌킨스를 방문한 일을 떠올려보면 거의 반사적으로 존 키츠의 다음 시가 기억난다.

아아, 환희의 바로 그 성전에서
베일에 싸인 멜랑콜리는 지고의 성역을 지니나니

왜 이 위대한 과학자를 생각하자마자 이 시구가 의식에 떠오르는지 모르겠다. 아마도 윌킨스의 젊은 시절 누이를 엄습한 만성진행성 질병으로 인해 그가 오랫동안 겪었던 슬픔을 기억하기 때문일 것이다. 또한 1953년 그는 로런스 브래그 경이 "놀라울 정도의 악운"이라고 묘사한 일을 겪었다.[6] 이 경험은 후에 서술할 것이다. "슬픔에 익숙해져 있기 때문에" 명랑해지기가 쉽지 않았다고 윌킨스가 말한 이후에 키츠의 이 시구들을 생각하기 시작한 것은 사실이다.

이제 멜랑콜리에 대한 서론은 충분하다. 이것은 윌킨스가 시작했고 거의 종결지은 이야기이며, 생명에 대한 실마리를 모호하게 만든 수수께끼를 마지막으로 풀어내는 이야기다.

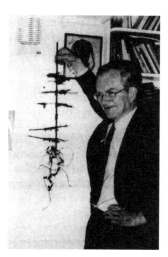

그림 9·1988년 모리스 윌킨스가 DNA 거대분자 구조의 모델을 들고 서 있다.

전략가로서의 나폴레옹보다 과학자로서의 윌킨스가 더욱 통찰력 있음에도 불구하고, 나폴레옹은 아마 뉴질랜드 태생으로 잉글랜드와 아일랜드의 피가 섞인 모리스 윌킨스를 결코 휘하의 장군으로 받아들이지 않았을 것이다. 윌킨스는 훌륭한 재능을 타고났으나 허세가 없었다. 근본적으로 내성적이었으며 부드럽지만 약간 톤이 있는 침착한 목소리를 갖고 있었다. 얼굴은 잘생기고 섬세했으며 밝은 푸른

빛의 눈은 움푹 들어가 있었고 코는 날카롭고 곧게 서 있었다. 윌킨스는 정확히 그 자신에게 어울리는, 다시 말해 박학하고 생각에 잠긴 학자의 모습을 하고 있었다.(**그림** 9)

이야기는 1944년과 1945년 윌킨스가 불행하게도 버클리에서 다양한 우라늄 동위원소를 분리하며 맨해튼 프로젝트에 참가하고 있던 시절에서 시작된다. 그는 미국인 부인과 이혼한 참이었기 때문에 아마도 저녁에 외롭게 지내고 있었을 것이다. 그런 저녁에 그는 에르빈 슈뢰딩거의 얇은 책 『생명이란 무엇인가?What Is Life?』[7]를 정독했다.

윌킨스는 이 책을 읽었기 때문에 제2차 세계대전이 끝난 후 자신의 생애를 유전자 연구에 헌신했다고 믿고 있다. 그는 또한 에이버리와 그 동료에 의한 발견에 대해서도 소식을 들었다. 따라서 1946년 슈뢰딩거의 책에 에이버리의 발표가 더해진 것은 윌킨스에게 가히 혁명적인 효과를 냈다. 그것은 DNA가 유전전달물질이라는 사실이었다.

1947년 윌킨스가 책임자인 존 랜들과 함께 런던 킹스칼리지로 옮긴 것은 행운이었다. 랜들은 휘트스톤 물리학과의 책임자로 일했을 뿐 아니라 엄격하고 보수적인 의학연구위원회MRC로부터 영국 최초의 생물리학 실험실에서 재정적 지원을 얻어냈다. 이전에는 생물학자, 의사, 그리고 생화학자들까지도 물리학자들은 의학 연구에 도움이 되지 않는다고 생각했다. 사실 MRC의 위원들이 랜들의 실험실을 지원하는 데 동의한 것은 어떤 의미 있는 결과를 기대해서가 아니라 랜들이 독일의 공습으로부터 영국이 파괴되는 것을 막아준 것에 대한 의학계의 감사 표시였을 가능성이 높다. 위원들은 레이더 시스템 전체가 랜들이 공동으로 발명한 핵심적 요소 덕분에 가능했다는 사실을 알고 있었다.

그래서 1947년부터 랜들은 두 개의 일자리를 갖고 있었다. 하나는 킹스칼리지의 고전물리학과를 운영하는 일이었고, 다른 하나는 MRC의 지원을 받는 생물리학 연구 팀을 자문하는 일이었다.

당시 31세의 젊은이였던 모리스 윌킨스는 랜들로부터 생물리학 연구 팀의 부책임자로 일해달라는 요청을 받았다. 나폴레옹 같은 성격을 지닌 랜들은 똑똑할 뿐 아니라 충성스럽기도 한 과학자들을 휘하에 두는 것을 좋아했다. 전쟁 전에는 버밍엄에서, 전쟁 후에는 세인트앤드루스에서 알게 된 윌킨스를 그는 이상적인 조수로 생각했다. DNA 구조의 연구가 유전전달물질을 이해하는 올바른 길이라는 윌킨스의 예감을 알고 거기에 동조한 것은 랜들의 공로였다.

랜들은 두 조직을 운영하느라 바빴지만, 여전히 개인적으로 연구 주제들에 도전하고자 했다. 그는 정자 머리의 둥근 부분의 물리적 구조를 탐구하기로 선택했다. 거기에 핵산단백질이 농축되어 있다는 사실을 알고 있었기 때문이었다. 그는 전자현미경으로 정자의 머리를 검사하는 방법을 통해 이 문제에 접근했다. 1950년 그는 박사과정생인 레이먼드 고슬링에게 정자의 구조를 엑스선회절을 통해 연구하도록 했다. 고슬링은 엑스선회절에 대해 아무것도 몰랐다. 그러나 랜들 휘하의 재능 넘치는 물리학자였던 알렉스 스토크스가 화학물질을 엑스선회절로 분석하는 방법을 상당히 잘 알았다. 랜들은 알렉스로 하여금 고슬링에게 엑스선회절법을 가르치도록 했다.

고슬링은 엑스선회절의 기초적 원리를 빨리 습득하기는 했다. 그러나 그가 사용할 수 있었던 장비들이 낡았다는 점을 고려하더라도 랜들이 원한 정자 머리의 만족스런 사진을 얻을 수 없었다. 실망한 고슬링은 윌킨스에게 DNA를 조금 달라고 요청했다. 윌킨스가 준 DNA의 엑스선회절 사진을 자신이 성공적으로 얻은 정자의 회절사진과 비교하기 위해서였다.

　　윌킨스는 스위스의 물리학자로부터 송아지 흉선에서 얻은 DNA를 조금 받았다. 루돌프 지그너는 자신이 추출한 DNA의 순도와 물리적 보존 상태에 대단한 자부심을 가지고 1950년 5월 런던에서 열린 학회에 이 샘플을 갖고 와 몇 명의 과학자에게 나눠주었다. 윌킨스는 이 귀중한 샘플을 받은 사람 중 한 명이었다.

　　윌킨스가 이 까다롭게 추출한 DNA를 받은 것은 엄청난 행운이었다. 만약 그가 이 특별한 DNA를 받지 않았다면 DNA 구조 발견의 역사는 상당히 달라졌을 것이다. 윌킨스가 받았던 다른 DNA 샘플과 달리 지그너의 DNA는 깨끗한 유리봉으로 두드리는 것만으로도 겔과 같은 전체 DNA 덩어리에서 아주 가늘고 긴 하나의 가닥을 끄집어낼 수 있었다.

　　DNA의 엑스선회절 사진이 어떻게 나올지에 대해 고슬링보다 훨씬 더 많은 관심을 갖고 있던 윌킨스는 그가 가진 DNA의 가는 가닥 하나를 고슬링에게 주는 데 동의했다. 비록 고슬링이 얻은 회절 사진이 형편없기는 했지만 윌킨스는 그때부터 DNA 엑스선회절 연구에 고슬링을 참여시켰다. W. T. 애스트버리가 1939년에, S. 푸르베르크가

1947년에 커다란 DNA 거대분자를 구성하는 분자의 물리적 성질에 관한 핵심적인 사실을 발견하기 위해 이 방법을 사용했다는 사실을 그는 잘 알고 있었다. 사실 애스트버리는 DNA 핵산 간의 거리를 판명했고 푸르베르크는 DNA가 나선구조를 가질 것이란 가설을 세우기까지 했다.

DNA의 깨끗한 엑스선회절 사진을 얻는 길을 찾은 이는 고슬링이었다. 그는 윌킨스가 세심하게 끌어낸 35개의 가닥을 모았다. 윌킨스만이 아니라 스토크스, 어쩌면 랜들도 깊은 인상을 받았을 것이다. 아마 이 첫 번째 회절사진으로 인해 랜들은 1950년 봄에 로절린드 프랭클린을 3년 동안의 펠로십을 주고 불러들였다. 랜들은 그녀가 숙련된 엑스선회절의 전문가라는 사실을 잘 알고 있었다. 윌킨스와 고슬링은 이 우아하고도 이국적인 분야에서 아마추어에 지나지 않았다. 프랭클린에 대한 이야기는 나중에 자세히 하겠다.

불행히도 1950년 중간쯤 고슬링이 윌킨스와 스토크스가 분석하기에 상당히 만족스러운 회절 사진을 얻기 시작하자 영국의 해군본부에서는 랜들에게 빌려주었던 엑스선 기계를 돌려달라고 요청했다. 윌킨스는 이 일로 그렇게 화가 나지는 않았다. 그는 고슬링과 자신이 결국은 킹스칼리지에 있는 다른 물리학 연구 팀이 소유한 엑스선 기계를 사용할 수 있을 것이란 사실을 알았다. 대신 그는 DNA 가닥들의 묶음을 엑스선으로 조사해야 하는 것에 불만을 품었다. 만약 DNA 구조의 윤곽을 그리고자 한다면 여러 가닥의 묶음이 아니라 DNA 가닥 하나에 대한 회절 사진을 얻어야 한다는 사실을 윌킨스는 알게 되었다. 따라서 엑스선의 빔도 대폭 좁혀야 하고 필름이 들어가는 카메라도 아주 작게 만들어야 했다.

독일에서 망명한 과학자로 버크벡칼리지에서 발터 스피어와 함께 일하던 베르너 에렌베르크가 미세초점발생관이라고 부른 엑스선 기계를 막 발명한 것은 그들에게 큰 행운이었다. 이 기계는 넓게 퍼진 엑스선 빔을 매우 좁게 집중시킬 수 있었다. 아주 가는 DNA 가닥 하나에 대한 만족스러운 회절 사진을 얻기 위해서는 반드시 이 기계가 필요하다는 사실을 윌킨스는 알았다. 고슬링은 버크벡으로 갔고 에렌베르크는 이 엄청나게 귀중한 기계를 그에게 주었다.

"그것이 정말 중요했나요?" 40년이 지난 다음 우리가 고슬링에게 물었다. "후에 우리가 DNA 한 가닥을 엑스선으로 조사하는 데 있어 필수불가결한 장비였죠. 그런데 말입니다, 에렌베르크 이 친구가 장비를 절대 팔지 않고 그냥 주겠다고 고집을 부렸어요." 고슬링은 대답했다.

윌킨스는 소형 카메라도 필요하리라고 생각해 필립스의 제품 하나를 주문했다. 그래서 1950년 가을에는 미세 초점 발생기, 소형 카메라, 그리고 다른 물리학 연구실에서 빌린 엑스선 기계를 갖추게 되었다. 그들은 몇 가지 이유로 미세 초점 발생기와 소형카메라를 엑스선 기계에 부착하지 못했다. 아마도 로절린드 프랭클린이 그해 가을 실험실에 와서 미세 초점 튜브를 설치하는 데 따른 회로 문제와 소형 카메라 장착에 따른 광학적 선명도 문제를 해결하기를 기다리고 있었던 듯하다. 그러나 프랭클린은 이듬해 1월이 되어서야 킹스칼리지에

왔다.

윌킨스는 엑스선 결정학에서 물러나 DNA에 대한 자외선현미경적 연구에만 몰두할 생각은 없었다. 그는 박사후연구원인 프랭클린과 고슬링이 단일 DNA 가닥에 대한 회절 사진을 얻으면, 자신과 스토크스가 그것을 분석하리라고 생각했다. 연구 팀의 선구적인 DNA 연구자로서, 그리고 MRC의 부소장으로서 그는 당연히 프랭클린이 기꺼이 자기 말에 협조할 것이라고 기대했다. 윌킨스는 랜들이 자신과 상의하지 않고 1950년 12월 프랭클린에게 편지를 보내 그녀가 DNA 엑스선결정학 연구의 책임을 맡았으면 좋겠다고 한 사실을 알지 못했다. 그는 또한 고슬링이 그녀의 조수로 일할 것이라고 약속했다. 이 편지를 읽은 사람이라면 누구나 그녀가 독립적인 연구자로 일하기로 되어 있었다고 생각할 것이다.

윌킨스는 또한 로절린드 프랭클린의 기질을 잘 몰랐다. 여기에 우리는 존 랜들이 야심만만하며 냉혹하고 철저한 연구자라는 점도 그가 알지 못했다는 사실을 덧붙일 수 있을 것이다. 고슬링이 찍은 엑스선 사진을 처음으로 음미해본 1950년 봄, 랜들은 DNA 구조의 발견이 그 중요성에 있어 자신이 공동으로 발명한 공동자전관cavity magnetron을 한참 능가할 수도 있다는 것을 인식했다. 그는 윌킨스로부터 프랭클린을 빼내 자신에게 소견을 직접 보고해주기를 계획했던 것일까? 만약 그렇게 되었다면 그는 그녀와 함께 20세기에서 가장 중요한 논문의 공동저자가 되었을 것이다.

이러한 가능성은 보기보다 허황된 것이 아니었다. 랜들은 매사에 분명한 사람으로 이름이 높았지만, 윌킨스가 프랭클린의 직속 상관이며 만약 그녀가 발견한 것을 윌킨스에게 보고하지 않는다면 그녀는 사임해야 한다는 사실을 분명하게 알리지 않은 채 윌킨스와 프랭클린의 불화가 곪도록 2년간 방치했다.

윌킨스는 10여 년이 지난 후 연구 팀에서 프랭클린의 위치에 대해 랜들과 소통이 부재했던 것과 그로 인해 그녀의 행동을 단호하게 다룰 수 없었던 것에 대해 생각하며, 숨겨진 그의 연구 라이벌은 존 랜들이 아니었나 의심하게 되었다.

로절린드 프랭클린은 일찍 죽을 운명이었고, 생애 초기에 이미 그 사실을 알고 있었던 것으로 보인다. 예민한 의사라면 프랜시스 크릭이 자서전에 실은 그녀의 사진에서 깊이 새겨진 슬픔을 포착할 수 있을 것이다.[8] 별다른 이유 없이 얼굴에 침울함을 드러내는 젊은 여자는 대개 자기 죽음을 무의식적으로 알아채고 있기 마련이다.

암으로 요절한 생애 동안 로절린드 프랭클린은 10대 초반부터 한 가지를 추구했다. 존경받는 과학자가 되기를 진정으로 열망한 것이다. 그녀는 가족에 대해서는 깊은 애정이 있었지만 우리가 아는 한 남자나 여자에 대한 성적 열망은 없었다. 큰 키에 비쩍 말랐으며 삐져나온 검은 머리와 쑥 들어간 암갈색 눈을 갖고 화장을 하지 않았던 그녀는 전혀 예쁘지 않았다. 만약 다른 옷을 입거나 화장품으로 얼굴을 밝게 했다면 무척 예뻤을 것이다. 그렇지만 그녀의 목표는 일급 과학자가 되는 것이었지, 파티걸이나 아내, 혹은 어머니가 되는 것이 아니었다.(**그림** 10, 11)

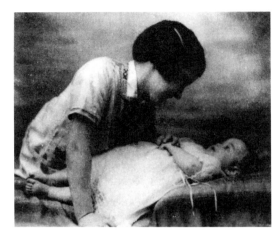

그림 10·갓 난 여동생을 쓰다듬고 있는 약 10세 때의 로절린드 프랭클린. 이 사진에는 제임스 왓슨이 『이중나선』에서 묘사한 성마르고 까다로운 성격의 로절린드를 암시하는 어떤 단서도 없다.

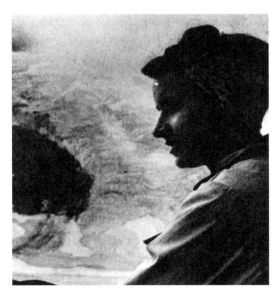

그림 11·28세 무렵 알프스에서 하이킹 여행을 하던 로절린드 프랭클린(비토리오 루차티가 찍은 사진).

요컨대 그녀는 유쾌한 사람이 아니었다. 비범하리만큼 지적이었으나 따뜻한 마음과 영혼의 공감이 만들어내는 지혜가 결여되어 있었다. 그녀를 아는 모든 사람은 그녀가 바보짓을 용납하지 못했다는 데에 동의했다. 그들 모두에게 비극적인 일은 그녀가 윌킨스를 특별히 명민한 사람으로 간주하지 않았다는 사실이다.

우리는 윌킨스와 프랜시스 크릭, 제임스 왓슨과 레이먼드 고슬링에게 프랭클린이 왜 1951년 봄부터 윌킨스를 싫어하게 되었는가를 물었다. 그 이후 윌킨스는 왜 서로가 서로를 참을 수 없었던가에 대해 숙고했다. 그는 지금 자서전을 쓰고 있으므로 대답을 제시하리라고 기대한다. 크릭이나 왓슨 모두 그 갈등의 원인을 설명할 수 없었다. 왓슨은 『이중나선』에서 그녀의 비웃음과 분노를 한 번 이상 경험했다고 말했다. 로절린드를 경멸적으로 다룬 왓슨은 이를 중화할 「에필로그」를 쓰라는 충고를 받았고 그렇게 했다. 「에필로그」에서 왓슨은 이 불운했지만 뛰어난 재능을 지닌 여성을 심술궂게 다룬 것에 대해 어중간하게 사과했다.

우리는 고슬링이 프랭클린과 윌킨스 사이에 있었던 갈등의 가장 좋은 정보원이라고 생각했는데, 이는 그가 프랭클린과 함께 일했던 동시에 윌킨스와도 좋은 관계를 유지하고 있었기 때문이다. 고슬링의 거짓 없는 매력을 아는 사람이라면 그가 이렇게 할 수 있었던 것에 놀라지 않을 것이다. 그가 두 사람을 다 좋아한 것도 놀라운 일이 아니었다.

고슬링은 한 가지 사실에 대해서는 절대적으로 확신하고 있었다.

프랭클린이 남자였건 여자였건 적대관계는 틀림없이 생겨났을 것이라는 사실이었다.

"그들은 처음부터 사이가 좋지 않았어요. 모리스는 예민한 사람이었고, 로절린드는 그를 비판할 때 빈정거리는 투로 말했지요. 그녀는 조금도 주저하지 않고 그를 비판하거나 그와 논쟁을 벌였어요. 당시 모리스는 여성이라면 동료로서, 특히 상사와의 관계에서 순종과 온순함을 보이기를 기대했다고 생각해요. 로절린드는 모리스에게 말하거나 그의 말을 들을 때 그런 태도를 취하는 게 불가능했고요."

"그러나 당신은 어렵지 않게 그녀와 잘 지내지 않았나요?" 우리가 물었다.

"전혀 어렵지 않았어요. 당시 나는 박사학위를 받으려고 애쓰는 보잘것없는 대학원생에 지나지 않았어요."

"그녀에 대해 유감스런 감정을 느낀 적은 없었나요?"

"아니요. 왜 그런 감정을 느꼈어야 하나요?"

고슬링이 다음과 같이 소리쳤기 때문에 우리는 더 이상 질문을 계속할 수 없었다. "로절린드에 대해 잊고 있었던 일이 막 생각났어요. 그것이 아마 부분적으로 그녀에게 난소암을 유발시킨 원인일 거예요."

"무엇이죠?" 우리는 물었다.

"이제 기억나네요. 그녀가 파리에서 일할 때 방사선 모니터 배지에 방사선 과잉 노출이 기록되어 수 주간 일하지 말라는 명령을 몇 차례 받은 적이 있다고 말했어요. 그녀는 그 이야기를 하며 웃었어요.

그녀 자신이 무의미하다고 여기는 것을 상사가 강제한다는 게 말이 안 된다고 생각했기 때문이지요."

"킹스칼리지에서 엑스선 기계로 일할 때 적절히 방사선을 차폐하지 않았나요?" 우리는 물었다.

"아니요. 그녀는 킹스칼리지에서도 스스로를 보호하지 않았어요. 심한 폐쇄공포증이 있었거든요. 공습 중에도 방공호에 들어가기를 거부했지요. 하지만 나는 의사가 아니어서, 그녀의 엑스선 노출이 난소암 유발에 어떤 역할을 했다고 생각하는지를 당신들에게 묻는 거예요. 어쨌든 난소암이 발병되었을 때 그녀는 겨우 34세였어요."

"그것이 원인일 가능성이 큽니다." 우리는 대답했다.

두 사람 사이의 노골적인 갈등은 1951년 봄 케임브리지에서 윌킨스가 자신과 고슬링의 DNA 엑스선회절 연구 결과를 발표한 세미나 직후 불거졌다. 로절린드는 그의 발표를 듣고 격노했다. 그녀는 통렬하고 강경한 어조로 자신과 자신의 학생 조수인 고슬링이 DNA에 대한 엑스선 연구를 담당하고 있다고 말했다. 그녀는 윌킨스에게 DNA에 대한 자외선현미경 연구로 돌아갈 것을 요구했다.

윌킨스는 자신을 돕거나 적어도 자신에게 협력하도록 MRC 연구팀에 데려온 이 박사후연구원의 단호한 요구에 당황했다. 그는 그녀보다 나이가 더 많았을 뿐 아니라 전체 생물물리학 연구 팀의 부소장이기도 했다.

그녀의 폭발에 충격을 받기는 했지만 그는 동료 알렉스 스토크스와 함께 지그너에게서 받은 DNA 가닥의 엑스선회절 사진을 계속

찍겠다고 결심했다. 더구나 이때는 그와 스토크스가 DNA 분자는 나선구조를 하고 있다고 확신하기 시작한 때였다. 윌킨스는 프랜시스 크릭에게 그런 취지의 편지를 막 썼고 편지의 여백에 나선을 그려 넣기까지 했다. 케임브리지에 있던 크릭은 DNA에는 관심이 없었고 단백질에 관심이 있었으므로 윌킨스의 DNA 연구는 시간 낭비라고 생각했다(물론 시간이 흘러 1951년 그가 왓슨을 만나기 전의 일이다).

랜들은 1951년 나폴리에서 열린 물리학 학회에 초청되어 발표할 예정이었으나 마지막 순간에 윌킨스를 대신 보냈다. 윌킨스는 DNA에 대한 짧은 발표를 마치고 엑스선회절 사진을 보여주었다. 고슬링이 1950년 중반 지그너의 DNA 가닥 묶음에 엑스선을 조사하여 얻은 사진이었다. 인디애나 출신의 23세 박사후연구원이었던 제임스 듀이 왓슨은 우연히 그 나폴리 학회의 청중으로 있었다. 윌킨스의 발표는 새를 관찰하는 이 생물학자의 특별한 관심을 끌지는 않았다. 그러나 그는 윌킨스의 엑스선회절 슬라이드를 보는 즉시 학사학위를 받기 이전부터 그를 성가시게 했던 문제에 대한 해답을 찾을 수도 있겠다는 생각이 들었다. 그 문제는 다음과 같았다. "사람의 유전정보를 그 후손에게 전해주는 존재의 본질을 어떻게 밝혀낼 것인가?"

윌킨스의 결정 슬라이드를 보기 이전에도 왓슨은 DNA가 유전정보를 전달하는 거대분자일 것이라고 생각했다. 에이버리와 그 동료가 발표한 우아한 논문은 그에게 DNA가 전달자라는 확신을 주었다. 화학적으로 단순한 이 거대분자가 어떻게 그토록 복잡한 생물학적 과정을 수행하는가를 발견하는 일이 문제였다.

왓슨의 예감은 만약 DNA 구조를 밝힐 수 있다면 어떻게 한 사람이 다른 사람을 만드는 명령을 전달할 수 있는가 하는 생명의 기본적 신비가 드러날 것이라는 (사실이 아닌) 희망을 낳았다. 윌킨스의 그 슬라이드 한 장이 왓슨의 질문에 노벨상 감 해답을 제공할 도구를 줬다. 왓슨은 엑스선결정분광학에 아무런 지식이 없다는 사실에 조금도 개의치 않았다. 그것을 가르쳐줄 사람을 찾기만 하면 되었다.

왓슨은 윌킨스가 나폴리에 있는 동안 그를 만날 계획을 세웠다고 책에 썼다. 이튿날 윌킨스가 여동생과 대화를 나누는 것을 우연히 본 왓슨은 즉시 그가 자기의 매력적인 여동생과 사랑에 빠져 결혼하게 되는 백일몽을 꾸기 시작했다. 만약 그런 일이 일어났다면 윌킨스가 왓슨을 연구 팀에 합류하라고 초청했을지도 모른다.

이 젊은 미국인의 백일몽은 그것으로 그쳤다. 윌킨스는 왓슨뿐 아니라 왓슨의 여동생과 대화를 나눈 이후에 그들 누구와도 더 이상 대화를 계속하려 하지 않았다. 그렇지만 왓슨은 엑스선 분광학을 가르쳐줄 누군가와 함께 일하기로 결심했다. 고급 화학이나 물리학을 공부하지 않았던 왓슨은 엑스선회절 공부가 약간의 수학적 전문지식을 요할 따름이라는 사실에 기뻐했다. 그는 그러한 전문 지식조차 없었지만, 그것을 얻을 수 있다고 확신했다.

인디애나대학 시절의 은사 덕분에 왓슨은 1951년 케임브리지대학의 명성 높은 캐번디시연구소에 들어가 생물물리학자 존 켄드루와 함께 일할 수 있게 되었다. 엑스선회절 기술에 정통하고 숙련된 켄드루는 이 기술을 헤모글로빈과 미오글로빈의 구조를 연구하는 데 사용하고 있었다. 물론 서로 합의하여 그는 켄드루의 일을 돕지 않고 원하는 것을 할 수 있도록 방치되었다. 캐번디시연구소에서 일하던 영국인 생물물리학자와 생화학자는 이 미국인 방문객으로 인해 즐거움을 느꼈던 듯한데 크릭은 나중에 그에 대해 "보통 이상으로 지나치게 영리했다"고 썼다.[9]

마침 프랜시스 크릭(**그림** 12)도 소장과 로렌스 브래그 경(그는 아버지와 함께 폰 라우에의 엑스선회절을 엑스선결정학이라는 과학으로 발전시켰다)을 비롯한 대부분의 캐번디시 연구진에게 너무 똑똑하다는 인상을 주고 있었다.

왓슨보다 열세 살 많은 크릭은 생물물리학 박사학위를 위해 연구하고 있었다. 비록 왓슨은 자신을 천재로 생각하고 있었지만, 캐번디시에서는 누구도 거기에 동의하지 않았다. 그렇지만 캐번디시 그룹은 1951년에도 크릭이 아주 똑똑하다는 사실은 알고 있었다. 그는 동

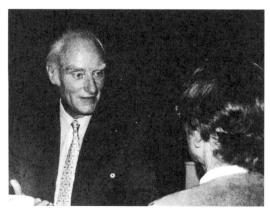

그림 12·1982년 모임에서 주최자 매시아 캠벨 프리드먼에게 이야기 중인 프랜시스 크릭.

료나 선배 들에 대해 비판적인 경우가 많아 캐번디시의 과학자들은 그를 별로 좋아하지 않았다. 우리는 왓슨이 『이중나선』에서 묘사한 크릭의 주제넘은 말들과 신경을 거스르는 웃음이 과장되었다고 생각한다. 우리는 몇 차례에 걸친 사교적, 전문적 회합에서 크릭을 만났는데 남의 말에 귀를 기울이는 그의 능력에 깊은 인상을 받았다. 그의 웃음은 우리나 다른 손님들을 자극하지 않았다.

왓슨과 크릭 모두 회고록에서 그들의 첫 만남을 자세하게 기록하지 않았다. 엑스선회절 기술에 대해 많은 것을 알고 있고 다른 과학자를 가르치기 좋아하는 비범하게 재능 있는 박사과정생에게 왓슨이 서둘러 엑스선결정학을 배우려고 했을 가능성이 크다. 왓슨은 DNA 구조의 비밀을 벗겨 노벨상을 받는 꿈을 실현하려면 이 알려지지 않은 영국인이야말로 자신에게 필요한 사람이라는 사실을 확실하게 알았다.

왓슨이 처음 케임브리지에 도착했을 때 크릭은 DNA 구조 연구에 특별한 관심이 없었다. 따라서 그가 도착하고 몇 달 안에 지속성이라는 생명의 주된 신비를 해명하는 노력에 크릭을 끌어들일 수 있었던 것은 왓슨이 전염성 있는 열정을 가졌다는 증거다. 더구나 그는 모리스 윌킨스가 지난 수년 동안 동일한 목표를 추구해왔음에도 불구하고 이러한 업적을 이루었다. 왓슨이 『이중나선』에서 지적한 바와 같이 영국의 과학자들은 다른 동료 과학자가 이미 열중하고 있는 주제에 끼어드는 경우가 거의 없다. 이러한 관습은 크릭에 의해서도 지켜졌어야 했다. 그와 윌킨스가 친한 친구였기 때문이다.

왓슨은 윌킨스와 경쟁하도록 크릭을 설득해야 했을 뿐 아니라 캐번디시연구소 소장의 망설임도 극복해야 했다. 로런스 브래그 경은 동료 과학자들 사이의 경쟁은 예의가 아니라는 사실을, 특히 모든 과학자가 영국 의학연구위원회의 재정 지원을 받는 이상 더욱 그러하다는 사실을 잘 알고 있었다. 이러한 영국식 점잖음도 왓슨을 단념시키지는 못했다. 그러한 신사도적 규약은 미국에 존재한 적이 없었다.

그렇다면 왓슨은 크릭을 자신의 동료로 만드는 데 어떻게 성공했을까? 캐번디시의 모든 연구자와 마찬가지로 왓슨도 크릭의 뛰어남을 인정했다. 그렇지만 그는 또한 가까운 영국인 친구가 필요했고 크릭이 그러한 친구가 되기를 바랐다. 크릭으로서는 델포이 신전 신탁을 듣듯이 자신의 말을 경청하는 이 특이한 미국 청년에게 호감을 가지지 않을 수 없었다.

더욱이 라이너스 폴링이 막 단백질의 나선구조를 발견했다고 발표했다. 그는 여러 색깔의 작은 플라스틱 공(원자와 분자를 나타냄)을 사용하여 가능한 단백질 분자구조들을 만들어보다가 마침내 성공했다. 모델 만들기를 통한 이 발견이 크릭의 호기심에 불을 붙였다. 친구로서 그는 DNA 구조가 나선형이라는 윌킨스의 의견을 들은 적이 있었다. 또한 크릭은 엑스선결정학을 사용해 단백질 알파 나선의 이론적 구성체를 이미 발견한 바 있었다.

그래서 왓슨을 만나 그 역시 DNA 분자가 본질적으로 나선구조이며 모델 만들기와 엑스선회절의 조합이 DNA 분자구조를 결정하는 길이라고 생각하고 있는 것을 발견하자 크릭 자신도 이처럼 열심히 경청하는 왓슨과 몇 날 며칠을 계속해서 이야기하지 않을 수 없었다.

마침내 왓슨은 크릭을 친구이자 과학적 동반자로 만드는 데 성공했다. 브래그와 캐번디시의 다른 동료들도 이 뻔뻔한 미국 청년과 나이 많은 박사과정생의 관계를 격려했다. 그뿐 아니라 세계에서 가장 명성이 높은 물리학연구소의 다른 진지한 과학자들을 귀찮게 하지 않고 그들이 같은 방을 쓰면서 매일 여러 시간 이야기를 나누고 흑판에 모델을 그릴 수 있도록 배려했다. 아마도 과학의 역사에서 그처럼 위대한 발견이 그토록 많은 이론적 대화와 그토록 적은 실험 활동으로 성취된 일은 이전까지 없었을 것이다.

왓슨과 크릭은 모델 만들기만으로는 DNA 분자의 비밀을 벗겨낼 수 없을 것이라는 점을 인식했다. 왓슨이 윌킨스의 슬라이드를 처음 보고 알아차렸던 것처럼 그들은 DNA에 대한 엑스선회절 연구를 추구해야 했다. 또한 생화학자의 도움도 필요했다(비록 이들은 1951년 가을에는 이러한 필요성을 느끼지 못했지만).

크릭이 윌킨스와 우정을 유지함으로써 그들은 엄청난 이익을 얻었다. 이 우정을 통해 왓슨과 크릭은 간헐적으로 로절린드 프랭클린의 엑스선회절 연구에 대한 정보를 얻었다. 우리는 과학자들의 친구관계에서 크릭과 윌킨스의 경우만큼 한쪽에는 측정할 수 없을 정도의 가치가 있었지만 다른 쪽에는 거의 가치가 없었던 사례를 읽어본 적이 없다.

크릭이 DNA 분자구조 모델을 수립하는 일을 왓슨과 함께하기로 결심한 1951년 가을, 윌킨스와 크릭과 왓슨 사이에 어떤 종류의 관계가 형성돼 있었는지는 확실하지 않다. 한참 나중에(1993년 10월) 이 문제에 대해 윌킨스에게 물어보았다. 크릭은 오랜 친구였으므로 자신과 로절린드 프랭클린의 DNA 엑스선결정학 연구에 대해 그와 논의하는 것은 자연스러운 일이었을 뿐이라고 윌킨스는 답했다. 그렇지만 그는 크릭과 왓슨이 함께 팀을 이루어 일한다는 사실을 알지 못했다. 그보다도 이 미국 청년과 크릭이 빨갛고 회고 파란 플라스틱 공을 갖고 이리저리 끼워 맞추는 것을 대수롭지 않게 여겼을 가능성이 크다. 이러한 유치원 아이들 장난감 같은 것을 사용해 단백질 분자구조를 발견한 폴링의 놀라운 결과에도 불구하고 윌킨스는 DNA 구조에 대한 연구에서 그 유용성을 피해 갔다.

이 플라스틱 공과 철사, 그리고 금속판의 유용성을 확신한 왓슨은 크릭과 함께 모델 만들기에 돌입하는 동안 안내와 확인이 필요하다는 사실을 알았다. 그래서 윌킨스로부터 프랭클린이 1951년 11월 DNA에 대한 엑스선회절 연구를 보고한다는 이야기를 듣고 그도 초대받을 수 있는지 물었다. 윌킨스는 환영한다고 말했다.

왓슨은 보고회에 참석했지만 필기도 하지 않았고 프랭클린이 계산한 DNA 분자가 포함하는 물의 양도 부정확하게 기억했다. 그녀의 엑스선회절 데이터에 대한 그의 기억에 크게 의존하면서도 어윈 샤가프가 발표한 푸린·피리미딘의 중요한 데이터는[10] 간과한 왓슨과 크릭은 성급하게 DNA 분자의 추정 모형을 만들었다. 그들은 윌킨스와 고슬링, 그리고 프랭클린에게 자신들의 DNA 모델을 자랑스럽게 보여주었다. 그 세 사람은 노벨상의 가치가 있을지도 모르는 이 잠재적 걸작을 조사하기 위해 런던에서 왔다. 잠시 후 로절린드 프랭클린은 왓슨과 크릭이 한 벌의 쓰레기를 만드는 데 성공했을 뿐이라는 사실을 알아차렸다. 왓슨이 분자의 함수량을 정확히 기억하기만 했어도 피할 수 있는 재앙이었다. 아마 프랭클린은 이 모델이 전혀 쓸모없음을 최악의 빈정거리는 말투로 지적했을 것이다.

왓슨과 크릭은 킹스칼리지 그룹의 방문 이후 풀이 죽었다. 그들은 프랭클린의 가차 없는 비판이 정당하다는 사실을 즉시 알게 되었다. 설상가상으로 며칠 후 브래그가 이 자존심 상하는 오류에 대해 듣고 두 사람에게 즉시 DNA 모델 만들기를 중단하라고 요구했다. 처음부터 그는 그들이 윌킨스의 연구 분야에 끼어들어서는 안 된다고 생각했다. 그는 이미 시작된 졸렬한 모조품 만들기를 중지시킬 수 있는 적절한 때에 이 사태가 일어났다고 생각했다. 왓슨과 크릭 모두 예민하고 들떠 있는 마음을 사로잡을 뭔가 대단한 다른 것을 발견한 것도 아니었기 때문이다.

공식적으로 왓슨과 크릭은 DNA 연구를 중단했다. 크릭은 윌킨스에게 자신과 왓슨이 모델 제작을 위해 고안했던 장난감들을 보내겠다고 제안했지만, 윌킨스는 자신의 엑스선 결정학적 접근에 모델을 만들어 더하는 것을 주저했다.

아마도 강제적으로 모델 만들기가 중단되었기 때문에 윌킨스는 1952년 내내 크릭에게 자신의 DNA 연구에 대한 더욱 많은 정보를 알려주었다. 결국 크릭은 그의 오랜 친구였다. 그리고 프랭클린이 윌킨스와 대화하기를 갈수록 꺼렸기 때문에 그에게 엑스선회절 실험 결과에 대해 별로 알려주지 않아서 킹스칼리지에는 그와 DNA에 대해 이야기할 동료가 없는 상태였다.

아마도 윌킨스는 1952년에 크릭과 왓슨이 당초의 목표를 전혀 포기하지 않았다는 사실을 몰랐을 것이다. 그들은 모델 만들기는 그만뒀지만 DNA 문제와 관련된 다양한 측면에 대해서는 전과 마찬가지로 계속해서 열띠게 토론했다. 폴링과 같은 저명한 과학자가 DNA 분자에 관심을 돌렸다는 뉴스는 그들의 노력을 더욱 자극했다. 그들은 특히 당시 케임브리지에서 공부하던 폴링의 아들 피터와 사귀려고 했다. 그들은 피터가 자기 아버지의 연구 활동을 모니터해줄 수 있다는 것을 알았다.

1951년 킹스칼리지에서 처음 일을 시작했을 때의 연구 노트에 따르면 프랭클린은 DNA가 나선구조를 가진다고 생각했다(윌킨스도 그녀가 오기 1년 전에 이미 그렇게 생각했다). 그러나 후에 일어난 두 가지 사건으로 인해 그녀는 DNA 구조가 결코 나선형이 아니라고 주장하게 되었다.

첫 번째 사건은 물의 양에 따라 DNA 분자가 상대적으로 건조한 상태나 결정 상태로(A유형) 존재할 수도 있고 상대적으로 습한 상태 (B유형)로 존재할 수도 있다는 사실의 발견이었다. A유형이 비정형인 B유형보다 훨씬 더 진정한 결정으로 보였기 때문에 그녀는 A유형이 연구해야 할 정당한 유형이라는 잘못된 결정을 내렸다. 생명이 없는 비생물학적 물질을 다룰 때가 편한 헌신적인 물리학자로서 그녀는 거의 대부분의 생물학적 분자들이 바짝 마른 결정의 상태가 아니라 약간 젖은 콜로이드 상태로 기능한다는 사실을 잘 알지 못했다.

따라서 1952년 내내 그녀는 A유형 DNA의 정확한 구조를 엑스선회절로 결정할 수가 없었다. 그녀의 실험 노트는 자세했지만, 결정학적 결과는 보잘것없었다. 심지어 그해 내내 그녀는 A유형의 DNA에서 취한 엑스선회절 사진으로부터 나선형 분자구조를 구별해낼 수 없었다.

DNA 분자가 나선형일 것이라는 제안을 냉소적으로 거부한 두 번째 이유는 윌킨스와 그의 동료 스토크스가 점차 DNA가 나선구조를 갖고 있다고 주장했기 때문이었다.

잘 알려진 프랭클린의 고집과 그녀가 윌킨스를 점점 더 싫어하게 되었다는 사실을 생각하면 이는 불합리한 이야기가 아니다. 프랭클린은 1952년 늦은 봄 언젠가 습한 B유형의 DNA 구조를 보여주는 눈부신 엑스선회절 사진을 얻는 데 성공했다. 윌킨스가 1950년에 얻었던 미세초점 튜브와 마이크로 카메라를 사용해서 그녀가 킹스칼리지에 오기 오래전에 윌킨스가 지그너로부터 받은 DNA 가닥을 엑스선으로 촬영한 것이었다. 지금은 51번 사진으로 유명한 이 사진을 프랭클린은 윌킨스나 연구 팀의 다른 누구에게도 보여주지 않았다. 왜냐하면, 그 사진은 엑스선회절 분석을 처음 공부하는 학생에게조차도 DNA 분자의 나선적 본질을 명백하게 보여주고 있었기 때문이다.

프랭클린은 B유형 DNA의 나선적 본질을 보여주는 이 회절 사진을 보여주지 않았을 뿐 아니라 약 3개월 후에는 생물물리학 연구 팀원들에게 진한 검은 잉크로 테를 두른 카드를 돌렸다. 그 카드에는 다음과 같은 선언문이 있었다.

> 1952년 7월 18일 우리는 D. N. A. (결정형) 헬릭스 씨의 사망을 선언함을 지극히 유감스럽게 생각합니다. (…) M. H. F 윌킨스 박사가 고 헬릭스 씨의 추모사를 해주시기 바랍니다.

이 지독한 카드를 쓰면서도 프랭클린은 A유형의 결정형 DNA가 나선구조를 가지지 않음을 여전히 주의 깊게 지적하고 있다. 왜냐하면, 그녀는 B유형은 의문의 여지없이 나선형이라는 사실을 알고 있었기 때문이다.

윌킨스는 물론 이 '추모' 카드가 유쾌하지 않았다. 그러나 몇 달 후 프랭클린이 자신의 연구를 발표한 컬로퀴엄에서 그도 A유형이 나선형이 아니라고 확신하게 되었다. 만약 B유형의 나선적 본질을 분명하게 보여주는 51번 사진을 보았다면 그도 DNA가 나선형이라고 계속해서 믿었을 것이다. 이 사진을 보지 못한 윌킨스는 DNA 연구에 대한 흥미를 상당 부분 잃었다.

1952년 말 랜들은 마침내 실험실의 평화를 회복하기 위한 조치를 취했다. 그는 프랭클린에게 모든 연구 데이터를 윌킨스에게 넘기고 실험실을 떠나라고 요구했다. 그녀는 그렇게 했다. 그 후 윌킨스는 분명한 메시지를 보여주는 51번 사진을 보았다. 그는 충격을 받았다. 만약 6개월 전에 이 사진을 보았다면, 그리고 프랭클린이 협조적이고 말이 통했다면 두 사람은 DNA 분자구조의 신비를 이미 풀었을 것이었다.

1953년 1월 윌킨스는 심각한 실수를 저질렀다. 그는 이 51번 사진을 왓슨에게 보여주었다. 그가 이런 실수를 저지른 것은 아마도 다음과 같은 세 가지 사실을 몰랐기 때문일 것이다. 첫 번째로 1951년 말 브래그의 중지 명령에도 불구하고 크릭과 왓슨은 1952년에도 DNA를 연구했다. 두 번째로 그는 구조를 결정하는 데 모델 만들기 접근 방식을 사용하는 것에 대해 부정적이었기 때문에 왓슨과 크릭이 모델 만들기를 통해 문제 해결에 얼마나 접근해 있었는지를 알지 못했다. 마지막으로 그는 두 사람이 1952년 의학연구재단에 제출된 랜들의 보고서를 입수했다는 사실을 전혀 알지 못했다. 그 보고서에는 프랭클린과 윌킨스의 DNA 관찰 데이터가 실려 있었다. 이러한 데이터에 왓슨이 51번 사진에서 본 나선형 구조에 대한 인식이 더해져 크릭과 왓슨은 DNA 분자구조의 구축을 정확하게 마무리할 수 있었다.

그들이 생각해낸 놀랍도록 아름다운 분자구조는 두 개의 사슬로 이루어진 나선형으로, 두 사슬은 푸린과 피리미딘에 의해 결합되어 있었다. 이 거의 완전한 분자구조에 대한 해답과 라이너스 폴링이 얼마 전 발표한 잘못된 DNA 분자구조를 갖고 왓슨은 1953년 2월 브래그를 찾아가 DNA에 대해 다시 연구할 수 있도록 허락해달라고 요청했다.

그는 브래그에게 자신이 DNA 분자구조의 문제를 푸는 데 얼마나 가까이 다가갔는지를 설명하며 폴링 또한 그 구조의 비밀을 풀려고 시도하고 있으므로 이것은 영국과 미국 사이의 국제적인 경쟁이며 킹스칼리지의 윌킨스 그룹과 케임브리지 팀 사이의 집안 경쟁이 아니라고 말했다. 요컨대 왓슨은 윌킨스의 영역에 침범해 들어갔던 지난 일을 더 이상 걱정하지 말아야 한다고 주장했다. 이렇게 설득당하고 폴링이 또다시 자신을 이기는 것이 싫었던 브래그는 왓슨이 모델 만들기에 복귀하는 데 동의했다. 물론 이 대화에서 그는 왓슨이 그동안 모델 만들기를 해왔다는 사실을 명백히 알게 되었다(이 대화에서 크릭은 언급되지 않았다).

DNA 분자가 이중나선구조를 가진다고 확신한 왓슨에게는 한 사슬의 푸린·피리미딘이 다른 사슬의 푸린·피리미딘과 어떻게 결합하는지를 발견하는 일만 남아 있었다. 1953년 2월 내내 그는 이 문제와 씨름했다. 처음에 그는 한 사슬에 있는 두 개의 푸린(구아닌과 아데노신)과 두 개의 피리미딘(시토신과 티민)이 두 번째 사슬의 상동 푸린·피리미딘과 결합하는 모델을 만들려고 시도했다. 이런 유형의 염기쌍은 크릭을 만족시키지 못했다. 그는 프랭클린의 데이터를 본 이후 두 사슬이 서로 반대 방향으로 달린다고 확신하고 있었다. 그것은 또한 화학자인 제리 도너휴도 만족시키지 못했다. 그는 1953년 2월 27일 왓슨이 잘못된 염기 상호변이형을 사용하고 있으며 에놀$_{enol}$형이 아니라 케토$_{keto}$형이 되어야 한다고 지적했다.

이튿날 아침 왓슨은 마분지로 만든 네 가지 염기의 모조물을 사용해 두 가닥 사슬을 연결하는 올바른 방법을 우연히 발견하게 되었다. 구아닌(푸린의 일종)을 다른 푸린이 아닌 시토신(피리미딘의 일종)에 연결하고, 아데닌(푸린의 일종)을 티민(피리미딘의 일종)에 연결하자 두 사슬은 놀라울 정도로 꼭 들어맞았다. 2월 28일 왓슨과 크릭은 자신들이 모든 실제적인 논점에서 DNA 구조의 문제를 해결했다는 사실을 알게 되었다. 남은 일은 모델에서 염기를 나타내는 금속판을 삽입하고 수소결합을 나타내는 몇 가닥의 철사를 납땜하는 것뿐이었다. 그들은 3월 둘째 주에 이 모든 일을 마쳤다.

바로 그때 크릭은 윌킨스로부터 이런 편지를 받았다.

프랜시스에게,

폴리펩티드에 관한 편지 고맙게 받았습니다. 우리 검은 숙녀(즉 로절린드 프랭클린)는 다음 주에 이곳을 떠나며 상당한 양의 삼차원 데이터가 이미 우리 손에 있다는 사실에 흥미를 느끼리라 생각합니다. 저는 이제 다른 일은 모두 정리하고 자연의 비밀이라는 성채에 대한 모든 측면, 즉 모델, 이론화학과 데이터 해석, 결정체와 비교 연구 등에서 총공격을 시작했습니다. 마침내 전투준비는 끝났고 총공격을 하기만 하면 됩니다.

그다지 오랜 시간이 걸리지는 않을 것입니다.

안부를 전하며

M

크릭은 이 편지를 읽고 자신들이 만든 완전한 모델이 서 있는 방 한쪽을 바라보았다. 윌킨스는 이미 해결된 문제에 도전하기 위해 전투준비를 끝냈다. 크릭은 이 편지에 답신을 하지 않았다. 물론 그는 실험실의 상급자인 존 켄드루에게 부탁해서 윌킨스에게 그들이 완성한 모델의 존재를 알리도록 했다.

3월 18일 전 언제인가 윌킨스는 왓슨과 크릭이 『네이처』지에 즉시 출판을 요청하며 보낸 원고의 사본을 받았다. 윌킨스는 원고를 읽고 크릭에게 다음과 같은 문장으로 시작하는 편지를 보냈다. "당신들 건달패거리로만 알았는데 뭔가 해냈군요." 이 편지에서 그는 프랭클린과 고슬링을 포함한 자신의 그룹이 논문을 썼으며 왓슨-크릭의 논문과 함께 나올 것이라고 말했다. 윌킨스는 편지를 이런 문장으로 끝맺었다. "두 마리의 쥐처럼 좋은 경주가 되기를."

누가 어떻게 했는지는 아무도 모르지만 『네이처』지는 왓슨과 크릭의 DNA 논문을 1953년 4월 3일에 받았고, 정확히 같은 날 윌킨스, 스토크스, 윌슨의 논문 및 프랭클린과 고슬링의 논문을 받았다고 발표했다. 이 논문들은 모두 4월 25일에 「핵산의 분자구조Molecular Structure of Nucleic Acids」라는 공통 제목으로 함께 실렸고 각각 다른 부제가 달렸다.[11] 이처럼 발표가 동시에 이루어진 것은 우선 브래그와 랜들 사이에, 다음으로 그들과 『네이처』지 편집자 사이에 동의가 있었기 때문이라고 생각한다.

케임브리지와 킹스칼리지 그룹의 논문은 동시에 『네이처』에 실렸을 뿐 아니라 하나의 별쇄본으로도 만들어졌는데 이런 일은 유례가 없었다(왓슨은 1993년 자신과 크릭의 논문이 별도의 별쇄본으로 나왔다고 말했지만, 이는 공통 별쇄본이 나온 이후의 일이다).

세 논문을 숙독해보면 800개의 단어로 이루어진 왓슨과 크릭의 한 페이지짜리 논문은 DNA 분자구조 발견의 역사에서 압도적인 환영을 받은 반면, 왜 나머지 두 논문은 거의 무시되다시피 했는지에 대한 의문이 생겨난다.[12]

4월 25일 발행된 『네이처』를 살펴보면 왓슨과 크릭의 논문이 한 페이지이기는 하지만 윌킨스와 프랭클린의 논문에 앞서 나와서 왓슨과 크릭은 나머지 두 논문을 "뒤에 나오는 발표"라고 언급할 수 있게 되었다. 반대로 윌킨스와 프랭클린은 왓슨과 크릭의 논문을 어쩔 수 없이 "앞선 논문"이라고 언급해야 했다. 자신의 논문이 다른 사람의 논문보다 뒤에 나오는 불행한 사태는 과학의 성배, 즉 우선성$_{priority}$을 잃는 것이다. 더구나 윌킨스와 프랭클린 모두 비록 우회적인 방식이기는 했지만 자신들의 결과가 왓슨과 크릭 모델의 통일성을 확증했다고 언급했다. 프랭클린과 고슬링은 다음과 같은 말로 논문을 끝맺었다. "우리의 전반적 아이디어는 앞선 논문에 나타난 왓슨과 크릭이 제시한 모델과 부합한다." 이리하여 왓슨과 크릭은 발견에 대한 우선성을 얻었고 마지못해서였지만 다른 연구자의 확인도 받았다.

학술지에서 앞에 실린 것과 다른 두 그룹의 떨떠름한 확인을 받은 것에 더해 왓슨과 크릭은 이중나선 사슬이 푸린과 피리미딘이 결합하여 유지된다는 위대한 발견을 군더더기 없이 명료하고 깔끔한 영어로 기술했다. 이와는 눈에 띄게 대조적으로 윌킨스와 프랭클린의 논문은 불가해한 전문용어로 가득 차 있었다. 마치 독자들을 비밀스런 물리화학적 데이터로 어리둥절하게 만드는 데서 즐거움을 찾는 것 같은 인상을 줄 정도로.

왓슨과 크릭의 진정으로 뛰어난 최후 일격은 그들이 제안한 구조를 손으로 그린(크릭의 아내 오딜이 그렸다) 단순한 그림이었다. 그것은 수직 축을 감싸고 도는 두 개의 선(분자의 두 사슬을 나타낸다)과 두 개의 나선 사슬을 연결하는 푸린-피리미딘 염기쌍을 나타내는 가로선에 의해 분리되어 있는 모습을 나타낸다.(**그림 13**) 곡선의 사슬을 보는 것만으로도 이 분리가 아마도 생명체의 모든 세포가 스스로를 증식시키는 기전일 것이라는 것을 쉽게 알 수 있다.

사슬과 이들을 서로 분리 혹은 연결하는 가로 막대의 화학적 성분에 대해 설명한 다음, 논문은 다음과 같이 언급한다. "우리가 상정했던 특정한 배열이 유전물질의 복제 기전을 설명할 수 있을 것이라는 점을 즉시 알 수 있었다." 크릭의 공헌인 이 결정적인 문장은 분야를 불문하고 모든 과학자가 쉽게 이해할 수 있었다. 이와는 매우 대조적으로 윌킨스의 논문에 실린 알아보기 어려운 엑스선회절 사진이나 프랭클린의 논문에 실린 놀라운 회절 사진은 소수의 결정학 전문가를 제외하고는 어떤 과학자의 주의도 끌 수 없었다. 이 소수의 결정학 전문가 중 한 사람이 1962년 노벨상위원회에서 윌킨스의 엑스선회절 사진이 몸과 마음, 그리고 아마도 영혼의 모든 측면을 결정하는 분자를 밝히는

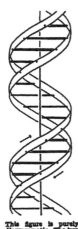

This figure is purely diagrammatic. The two ribbons symbolize the two phosphate—sugar chains, and the horizontal rods the pairs of bases holding the chains together. The vertical line marks the fibre axis

그림 13·오딜 크릭이 그린 이 그림과 설명문은 왓슨과 크릭이 1953년에 발표한 『네이처』지 논문에 실려 있다.(*Nature* 171〔1953〕:737. Copyright ⓒ 1953, Macmillan Magazines Ltd.)

데 얼마나 중요했는가를 분명히 말해준 것은 윌킨스에게 다행스러운 일이었다.

왓슨과 크릭이 발표한 4월 25일의 논문이 놀랍고 도발적이긴 하지만 5주 후 같은 잡지에 실린 논문은 순수한 지적 활동의 걸작으로 판명되었다.[13] 논문은 첫 단락에서 "이러한 많은 증거가" DNA가 "염색체의, 따라서 유전자 자체의 유전적 특이성의 일부를 운반한다"는 사실을 말해준다고 선언했다. 그렇지만 사실 "많은 증거"는 없었다. 에이버리와 동료들의 데이터가 유일한 증거였는데 이 논문에서 언급되지 않았다.

논문은 계속해서 DNA 구조에 대한 모델은 킹스칼리지 연구자들(윌킨스와 프랭클린을 의미한다)이 얻은 엑스선의 증거들에 의해 "정량적인 뒷받침"을 받았다고 적고 있다. 그리고 왓슨과 크릭은 자신들의 모델이 윌킨스와 프랭클린의 실험 소견에 의해 확증되었다고 추정했으므로 용기를 갖고 두 사슬이 아데닌-티민, 구아닌-시토신의 결합에 의해 유지된다고 주장했다. 그들은 분석한 모든 핵산에서 푸린 염기의 양이 절대적으로 피리미딘 염기의 양과 같다는 샤가프의 실험 소견을 언급하며 이러한 추정을 정당화했다.

염기쌍 가설을 만든 그들은 DNA 분자가 길며, 염기쌍의 서열은 무엇이든 이 구조 안에 맞아 들어간다고 지적했다. 다음으로 그들은 놀라운 가정을 했는데, DNA와 같이 많은 가짓수의 염기쌍 서열을 가진 긴 분자에서는 "여러 다른 치환이 가능하며, 따라서 염기들의 정확한 서열이 유전정보를 운반하는 부호일 가능성이 크다"는 것이었다.

왓슨과 크릭은 계속해서 다음과 같이 말했다. "만약 두 사슬 중 한쪽의 염기순서가 주어진다면 다른 쪽의 염기순서를 정확하게 쓸 수 있는데, 이들이 특정한 쌍을 이루기 때문이다. 따라서 하나의 사슬은 말하자면 다른 사슬에 상보적이고 이러한 양상은 DNA 분자가 어떻게 복제되는가를 암시한다." 그리고 "각 사슬은 그 자체가 새롭게 동반될 사슬의 주형으로 작용하며, 따라서 결과적으로 원래 하나만 있었던 사슬은 두 쌍이 된다."

그들은 논문의 거의 모든 기술이 추론적인 것이며 여전히 많은 것이 발견되어야 한다고 겸손하게 인정하면서 마지막으로 다음과 같이 선언한다. "우리가 제시하는 가설은 DNA의 한 사슬에 의해 형성된 염기의 패턴이 주형이며 유전자는 그러한 주형들의 상보적 쌍을 가진다는 것이다."

영국의 가장 재능 있는 과학자 중 한 사람인 피터 메더워 경은 5월 30일 『네이처』에 실린 왓슨과 크릭의 논문이야말로 노벨상을 받은 자신의 발견보다 더욱 중요할 뿐 아니라 20세기의 가장 중요한 발견이라고 생각했다. 그는 그들의 발견이 완전하며 완결적이라는 것을 높이 평가했다. 그는 만약 왓슨과 크릭이 "하나의 해답을 모색했거나" 혹은 그들의 해결책이 "개념적 이해를 증진시키는 것이 아니라 국소적인 것"이었다면 그 논문은 괜찮은 것으로는 여겨졌겠지만 "영웅적 방식으로 이루어지지는 않았을 것이다"라고 믿었다.

메더워가 이러한 언급을 한 것은 1968년으로 왓슨과 크릭이 가설을 발표하고 15년이 지난 때였다는 점에 주목할 만하다. 우리는 메더워가 두 번째 논문이 발표된 1953년 5월에도 이런 식으로 말했을지에 대해서는 매우 의심스럽게 생각한다. 전체 가설은 일련의 반짝이는 추정들로 에이버리, 샤가프, 윌킨스, 프랭클린의 실험 결과와 가장 중요하게는 도너휴의 화학적 도움에 전적으로 의존하고 있다고 생각했을 것이다. 왓슨이 교과서에서 읽은 것과 달리 도너휴는 DNA의 푸린 연기가 에놀형이 아닌 케토형이라고 주장했다. 도너휴가 제공한 이 정보 덕분에 왓슨은 DNA의 푸린과 피리미딘 결합을 발견할 수 있었다. 윌킨스는 1950년에 이미 DNA가 이중나선구조를 하고 있으리라는 사실을 알았고, 프랭클린은 DNA의 염기가 DNA 분자의 중심을 이룬다는 사실을 처음으로 발견했다. 그러나 윌킨스와 프랭클린 모두 아데닌은 티민과만 결합하고, 구아닌은 시토신과만 결합한다는 사실을 몰랐다. 그것은 왓슨과 크릭의 놀라운 추측이었다.

흑판에 긁적거리기, 타인의 실험 결과 흡수하기, 다른 과학자들의 논문 읽기, 플라스틱 공과 철사, 그리고 금속판으로 주물럭거리기가 결합하여 이처럼 위대한 발견이 이루어진 사례는 이전까지 없었다. 여러 해 동안 함께 일하면서 왓슨이나 크릭 누구도 DNA 가닥을 직접 보거나 만져본 적은 없었다. 그럴 필요가 없었다. 에이버리, 샤가프, 애스트버리, 윌킨스와 프랭클린이 그들을 위하여 그러한 과정의 일들을 해주었다.

5월 30일 논문에서 왓슨과 크릭은 기존 정보에 근거하여 중요한 추측을 했지만 크릭이 나중에 인정한 바와 같이 그들의 대담한 가설이 광범위하거나 즉각적으로 수용되지는 않았다. 그렇지만 1958년에는 매슈 메셀슨과 프랭클린 스탈이 중질소를 함유한 배지에서 세균을 배양한 다음 농도차 원심분리를 하는 실험을 수행했다. 그들은 DNA는 세균 증식에서 분열하는 이중 사슬을 갖고 있으며, 각 사슬의 하부 단위는 딸 분자에게로 전달되고, 원래의 하부 단위는 많은 세균 증식 가운데서도 원 상태로 보존된다는 사실을 확증했다.[14]

그리고 브레너와 그의 동료들이 전령 RNA의 정체를 밝혀냈다. 이 분자는 DNA 분자로부터 세포질의 리보솜에 메시지를 전달하며, 그들에게 20개의 아미노산 중 하나 혹은 그 이상을 합성하는 방법을 가르쳐준다. 이 마지막 돌파에 뒤이어 1961년 말 크릭과 브레너는 유전 부호의 전반적 성격을 발견했는데 이는 유전학에 흥미를 가진 모든 연구자를 위한 뚜렷한 장을 열어젖힌 것이었다.[15] 마지막 두 발견으로 인해 노벨상 위원회는 왓슨과 크릭에게 시상하는 것을 더 이상 미룰 수 없게 되었다. 그리고 위원회는 이 일의 진정한 선구자인 윌킨스도 잊지 않았다. 이 세 사람은 1962년 노벨생리의학상을 수상했다.

만약 프랭클린이 1958년에 죽지 않았다면 이 시상 과정은 대단히 흥미로웠을 것이다. 노벨상은 죽은 사람이나 셋 이상의 사람에게는 주어지지 않는다. 이미 언급한 바와 같이 에런 클루그 경은 만약 그녀가 1962년에 살아 있었다면 상을 받았을 것이라고 생각했다. 또한 크릭은 라디오 방송에서 그녀의 도움이 없었다면 자신들의 1953년 가설에 도달하지 못했을 것이라고 솔직히 인정했다. 우리가 왓슨에게 만약 프랭클린이 1962년 살아 있었다면 누가 노벨상을 받앗을 것 같으냐고 묻자 그는 주저하지 않고 "크릭과 나, 그리고 프랭클린"이라고 대답했다.

클루그와 크릭, 그리고 왓슨의 이러한 견해에도 불구하고 우리는 윌킨스가 왓슨과 크릭만큼, 아니 그 이상으로 노벨상을 받을 공로가 있다고 생각한다. 만약 윌킨스가 처음으로 DNA 단일 가닥을 분리하지 않았고, 엑스선 기계에 미세초점과 마이크로 카메라를 부착하지 않았다면, DNA 분자가 한 줄의 폴리펩티드로 나타내기에는 너무 굵으며 따라서 그 분자는 폴리펩티드 사슬이 나선형으로 서로 꼬여 있는 복합체라고 크릭에게 알려주지 않았다면, 또 1952년 내내 크릭에게 자신과 프랭클린의 실험 결과를 알려주지 않았다면 왓슨과 크릭이 『네이처』에 발표한 4월 25일과 5월 30일의 논문도 존재할 수 없었을 것이다.

『네이처』에 첫 세 논문이 발표되고 45년이 지난 오늘날 왓슨은 세 개의 직위를 얻었으며(하버드대학 교수, 콜드스프링하버연구소장, NIH의 국립인간유전학연구센터장), 과학 연구서를 저작 혹은 편집했고, 노벨상 이외에도 왕립학회의 코플리상을 비롯하여 열다섯 개의 명예 박사학위를 받았다.(**그림** 14) 이제 그는 자서전을 쓰려고 한다. 1955년 윌리 시즈가 "정직한 짐은 어떻게 지내?"〔왓슨이 정직하지 않음을 나타내는 반어적 표현─옮긴이〕라며 그에게 건넸던 인사가 무색해질 정도로 정직하고 양심적으로 자서전을 쓸지 우리는 흥미롭게 지켜볼 것이다.[16]

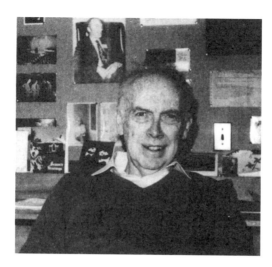

크릭은 1962년 노벨상을 받은 이후 많은 명예학위를 제안받았으
나 이를 모두 단호하게 거부했다. 브레너와 유전부호를 발견한 이후에
는 유전학 연구를 완전히 중단하고 신경생리학 연구를 시작했다. 그
는 여러 해 동안 소크연구소의 소장으로 있었다. 책상에 앉아 태양빛
에 물든 태평양을 바라보며 사고 과정에서 꿈의 기능에 대한 생각에
잠겼다. 크릭의 책에 대해 프로이트가 빈정거린다 하더라도 그는 한
순간도 꿈에 대한 프로이트의 해석에 동의한 적이 없었다. 이 책에서
그는 다른 행성에서 보낸 발사체가 땅에 부딪혀 깨져 포자가 퍼졌고,
그것이 결국 세균, 아메바, 물고기, 공룡, 인간을 낳았다는 가설을 내
세웠다.[17]

윌킨스는 분자생물물리학 교수로 은퇴했다. 1953년『네이처』논

문 이후 수십 년간 그는 계속해서 DNA와 관련 분자들에 대한 뛰어 난 엑스선회절 연구 결과를 남겼다. 노벨상을 받은 것 이외에도 래스 커상을 받았다. 그는 킹스칼리지의 명예교수로 남아 있으며 여전히 학생들에게 강의를 한다. 현재 자서전을 집필하고 있는데, 81년 된 그 의 기억력이 허용하는 한에서는 정직하고 정확할 것이다. 그는 특히 로절린드 프랭클린을 적어도 그녀에게 합당한 만큼 공평하게 제시하 는 데 있어 집필에 어려움을 겪고 있다. 모리스 윌킨스는 항상 슬픔과 편안함이 혼합된 역설적 성격이었다는 점을 다시 한번 강조하자. 우 리는 그를 만날 때마다 예이츠의 관찰을 떠올린다. "아일랜드 사람으 로서 그는 영속적인 비극감을 가졌는데 그것은 일시적인 즐거움의 기 간에도 그를 지탱해주었다."

이 모든 것을 우리는 1991년 가을의 어느 눈부신 오후에 로절린 드 프랭클린의 묘지를 바라보며 회상했다. 하얀 대리석으로 조각한 그녀의 석관은 눈부신 햇살에 반짝였지만, 묘비의 청동 글자들은 이 미 심하게 부식되어 있었다. 한참을 꼼꼼히 살피고 나서야 다음과 같 은 짧은 글을 해독할 수 있었다.

로절린드 엘시 프랭클린을 추모하며
엘리스와 뮤리얼 프랭클린의
사랑하는 큰딸
1920년 7월 25일~1958년 4월 18일
과학자

바이러스에 대한 연구와 발견으로 인류에
지속적인 유익을 남기다

이처럼 프랭클린은 죽어서도 20세기의 가장 뛰어난 의학적 업적
에 공헌한 바를 인정받지 못하고 있다. 그렇지만 다른 무엇보다도 그
녀가 원했던 대로, 즉 과학자로서 인정받고 있다.

나가며

    열 가지 뛰어난 업적을 다루는 내내 우리는 이러한 의학적 성취에 대해 대답 없는 질문을 계속해서 던졌다. 그리고 마침내 이 끈질긴 질문들에 직면하여 답을 해야 한다.

    명백한 첫 번째 질문은 이들 업적 중 어느 것이 가장 중요한가 하는 것이다. 우리는 직업적 동료들, 의학 서적 수집가들과 의학 고서상들의 의견을 물었다. 우리 두 사람은 이 문제에 대해 오랫동안 논의했고 각자 생각한 다음 최종 결론을 내리기로 의견을 모았다. 그렇게 하고 난 후, 우리는 같은 결론에 다다른 것을 알게 됐다. 우리는 서양 의학사에서 가장 중요한 발견은 윌리엄 하비가 인체에서 심장의 기능과 혈액의 순환에 대해 밝힌 것이라는 결론을 내렸다. 그가 그렇게 함으로써 의학에서 처음으로 실험의 원리를 도입했기 때문이다. 하비는 또한 몸과 각 부분들이 움직이며, 생명 자체가 일련의 운동이라는 점을 인식했다.

차점자는 인체의 조직과 장기를 정확하게 묘사한 안드레아스 베살리우스였다. 처음에 우리 두 사람은 베살리우스가 인체 각 부분을 밝힌 것을 1위로 선정하고 싶어했다. 그렇지만 하비의 발견에서 우리가 알고 있는 생리학 분야가 시작되었다는 사실을 인식하면서, 혈액이 순환한다는 그의 발견은 단순히 서양의학에서만 가장 위대한 발견이 아니라 모든 시대에 걸쳐 가장 위대한 의학적 성취라는 결론을 내리게 되었다.

우리를 처음부터 사로잡은 다음 질문은 열 가지 발견에 있어 운이나 우연이 맡은 역할에 대한 것이었다. 운이나 우연은 그중 네 가지에서 분명히 중요한 역할을 했다. 만약 안톤 레이우엔훅의 빗물이 우연히 뚜껑 없는 용기에서 며칠 동안 방치되지 않았다면 그가 현미경으로 발견한 세균들도 물에서 증식하지 않았을 것이다.

이와 비슷하게 어느 날 아침 크로퍼드 롱이 전날 '에테르 파티'에서 사지를 부러뜨렸음에도 불구하고 이상하게도 통증을 느끼지 못했다는 사실을 기억하지 않았다면 에테르가 뛰어난 마취제라는 사실을 발견하지 못했을 것이다.

만약 뢴트겐이 작은 물질의 조각이 크룩스관 옆에 놓여서 형광을 발하는 것을 우연히 보지 못했다면 그에 의해 엑스선이 발견되었을 것이라고 누가 예언할 수 있겠는가?

만약 페니실륨의 작은 포자가 운 좋게도 페니실린의 억제력에 민감한 세균이 자라는 배양접시에 우연히 떨어지지 않았다면 알렉산

더 플레밍의 페니실린 항균 작용 관찰은 결코 이루어지지 않았을 것이다. 또한 그의 발견은, 정확히 그가 휴가를 떠나고 포자가 배양접시에 떨어진 바로 그 시점에 런던의 더위가 가라앉지 않았다면 이루어지지 않았을 것이다.

그렇지만 이 네 가지 발견이 이루어지기 이전에 우연 이상의 것이 필요했다. 바로 인내와 집중, 그리고 조직적 탐구였다. 레이우엔훅, 롱, 뢴트겐, 플레밍은 이러한 자질을 풍부히 갖고 있었다.

대답해야 할 또 다른 질문은 열 가지 발견 중 다른 발견에서 유래한 것이 있는가다. 대답은 그렇다는 것이다. 만약 베살리우스가 인체의 구성 부분들을 발견하고 상대적으로 정확하게 기술하지 않았다면 75년 후 하비는 심장을 통합적으로 작용하는 기관으로 인식하지 못하고 동맥과 정맥의 연결망을 서로 다른 혈관들이 뒤엉켜 침투할 수 없는 정글로 여겼을 것이다.

다시, 만약 레이우엔훅과 그 후계자들이 세균의 존재를 밝히지 않았다면 플레밍은 당연히 이들 유기체를 알 수 없었을 것이고, 그 성장을 억제하는 데 관심을 가질 일은 더욱 없었을 것이다.

이러한 업적들은 직접적으로 서로 연결되어 있다. 그렇지만 우리가 이미 암시한 바와 같이 시간상으로 하비 이후에 오는 여덟 가지 위대한 발견은 하비가 의학적 탐구에서 실험의 원리를 도입하지 않았더라면 이루어지지 않았을 것이다. 예를 들어 제너, 뢴트겐, 아니치코프, 윌킨스 등의 업적을 살펴보면 이러한 실험이 결정적 역할을 했다는 사실을 알게 된다.

우리가 제기한 또 다른 질문은 이러한 열 가지 발견이 어떤 특정한 나라나 특정한 사회, 혹은 특정한 정치적 분위기에서 일어났는가 하는 것이다. 그 대답은 애매하다.

네 가지 발견이 영국에서, 두 가지가 미국과 네덜란드에서 이뤄졌고, 독일과 러시아에서 각각 한 가지씩의 발견이 있었다. 절반의 업적은 당시 왕이나 황제가 절대권력을 갖고 통치하던 나라에서 이루어졌다. 이들 지배자 중 누구도 위대한 발견에 이른 최초의 연구에 장려금을 주지는 않았지만, 발견이 이루어진 이후 과학자에게 명예나 재정적인 포상을 주었다. 나머지 절반의 발견은 민주국가에서 일어났다(영국과 미국). 따라서 정치적인 절대주의나 민주주의가 반드시 위대한 과학적 관찰의 출현을 조장하는 것은 아니라고 생각된다. 비록 핵분열과 같은 과학의 중요 발견 중 하나가 1939년 히틀러 치하의 독일에서 이루어지기는 했지만 말이다. 일곱 가지 발견은 의학교나 의과대학에서 이루어졌고, 레이우엔훅과 제너, 롱의 업적만이 비학문적 환경에서 이루어졌다.

다시 열 가지 발견으로 되돌아가자면, 이들 중 누구도 18세기 후반부터 지금까지 우리가 정의하는 방식의 천재는 아니었다. 이것은 그들 중 누구도 이해할 수 없는 영감에서 나온 특별한 종류의 지적 능력을 가지지 않았으며, 설명할 수 없고 기적적인 방식으로 그 결과에 도달한 것이 아니라는 사실을 말해준다. 예를 들어 하비나 제너의 업적에 대해 읽으면 베토벤의 5번 교향곡을 들을 때나 다빈치의 모나리자 혹은 미켈란젤로의 피에타 상을 볼 때, 혹은 양자이론에 대한 막스 플랑크의 최초의 묘사를 읽을 때처럼 그 결과에 대해 경탄을 느끼지는 않는다.

우리는 열 명의 발견자가 가진 전적으로 이해 가능한 자연스러운 지적 능력을 칭송한다. 그렇지만 그 지적 능력에 대해 경탄하지는 않는데 이는 일차적으로 그들의 섬세한 지성의 작용을 우리가 따라갈 수 있기 때문이다. 사실 만약 우리가 그들의 자리에 있었다면 우리도 그들의 발견에 이를 수 있었을 것이라고 생각할 수 있다. 그렇지만 우리 중 누구도 모차르트의 음악, 셰익스피어의 희곡, 혹은 뉴턴의 물리학 법칙에 나타난 천재성에 필적할 수 있다는 환상은 품지 않는다. 그러니까 이 책의 발견자들이 가지고 있었던 건 천재성이 아닌 충분한 재능이었다.

열 명의 영웅과 그 계승자들이 천재성을 갖고 있지 않았다 하더라도 그들은 모두 강한 호기심뿐 아니라 그 못지않게 중요한, 호기심을 불러일으킨 체계적 탐구 능력을 갖고 있었다.

베살리우스는 인간의 몸에 있는 뼈에 대해 거의 강박적일 정도의 호기심을 갖고 있었으며, 우리 몸에 뼈가 없다면 부드러운 장기와 조직들이 덩어리로 무너져 내려 더 이상 운동도 기능도 하지 못하며 껍질 없는 굴이나 마찬가지인 존재가 될 것이란 사실을 최초로 인식한 과학자였다. 또한 두개골과 같은 외부의 보호 구조가 없다면 우리가 알고 있는 사유도 불가능했을 것이다. 비록 자정이 지난 묘지에서 뜯어먹을 시체를 찾아 헤매는 굶주린 들개와 싸워야 했으나 베살리우스는 뼈에 대한 이러한 호기심을 조직적으로 탐구하는 방법을 알고 있었다.

하비의 호기심은 집요하고도 넓었다. 그 호기심은 심장, 동맥, 정맥에만 한정되지 않았다. 그의 호기심은 또한 거대한 돌로 만들어진 스톤헨지의 기원과 기능에 의해 불붙었으며 그는 그 고대의 돌바닥을 조직적으로 발굴하려는 시도도 했다. 그는 다양한 동물의 발생에 대해 더욱 많은 호기심을 갖고 있었으며, 그로 인해 다양한 종류의 동물을 주의 깊게 해부했다.

레이우엔훅은 하비보다 더욱 호기심이 강했다. 그가 현미경으로 관찰한 것은 빗물만이 아니었다. 그는 돼지 혀, 말의 거름, 고래의 수정체, 벼룩의 눈도 조사하여 묘사했다. 더욱 중요한 것은 그가 자신의 혈액, 정액, 이에서 긁어낸 것 등에까지 호기심을 가졌다는 사실이다.

우리가 이미 기술한 바와 같이 에드워드 제너는 협심증의 잠재적 원인만큼이나 뻐꾸기 새끼의 활동에도 호기심을 갖고 있었다. 그가 왕립학회에 받아들여진 것은 백신의 발견 때문이 아니라 뻐꾸기 새끼의 습관과 해부학적 구조를 관찰했기 때문이라는 점을 기억하자.

에테르를 흡입하여 흥청거리게 되면서 몸이 다쳐도 통증을 느끼지 못하게 된 상태에서 크로퍼드 롱으로 하여금 에테르를 탐구하게 만든 것이 호기심이 아니라면 무엇이겠는가?

만약 뢴트겐이 백금시안화바륨으로 막을 입힌 작은 스크린을 크룩스관으로부터 30센티미터 떨어진 곳에 두고 관에 전원을 넣자마자 적황색 빛을 발하는 현상에 호기심을 갖지 않았다면 그는 엑스선을 발견하지 못했을 것이다.

만약 로스 해리슨이 신경이 어떻게 성장하는가에 대해 강박적일 정도의 호기심을 가지지 않았다면 그는 살아 있는 세포를 림프액에 집어넣어 조직배양의 방법을 알아낼 수 없었을 것이다.

달걀노른자를 토끼나 기니피그에게 섭취시키면 동맥경화증이 온다는 사실은 이미 알려져 있었다. 그러나 이 질병을 일으키는 노른자의 화학적 구성 성분을 찾도록 만든 것은 니콜라이 아니치코프의 호기심이었다.

호기심 넘치는 사람이 아니었다면 플레밍은 휴가에서 돌아온 다음 배양접시 중 하나에서 세균이 아니라 노란 곰팡이가 자라는 것을 보고 그냥 버릴 수도 있었다. 그렇지만 그는 곰팡이 주변의 세균 성장이 억제되는 것에 호기심을 가졌고 체계적인 탐구 이후에 페니실린의 항균력을 관찰할 수 있었다.

모리스 윌킨스는 우리가 개인적으로 아는 유일한 사람이다. 우리는 그와 여러 시간 대화를 나누었고, 그는 친절하게도 자신의 회고록 처음 몇 장의 초고를 보내주었다. 비록 제너나 하비와 같이 폭넓은 호기심을 가진 사람은 아니지만, 그는 자신의 과학적 관심사뿐 아니라 우리 가족들에 대해서도 아주 자세히 탐구할 정도로 호기심이 많았다.

이 열 명의 탐구자는 재능의 섬세함이나 호기심의 강도에서 약간의 차이가 있었을지라도, 그들을 발견으로 이끈 관찰과 실험에 있어 끈질겼던 정도에서는 차이가 없었다. 그런데 특이하게도 이들 대부분은 발견을 하고 난 이후 다른 활동으로 방향을 바꾸었다. 『사람 몸의 구조』를 출판한 이후의 베살리우스, 엑스선을 발견한 이후의 뢴트겐, 페니실린의 항균 작용을 발견한 이후의 플레밍이 모두 그랬다.

이들 열 명의 탐구자는 모두 결혼했고 아이들이 있었지만, 그들이 정열적으로 사랑한 것은 정부였다. 이 정부는 예외 없이, 그들을 발견으로 이끈 탐구였다. 정부 때문에 아내, 아이들 또한 악의 없는 무관심으로 고통을 받았다. 그들의 자녀들 중에 어떤 분야의 활동에서건 약간이라도 성취를 이룬 사람은 없다(니콜라이 아니치코프가 현재 상트페테르부르크 의학아카데미에서 할아버지와 같은 지위를 차지하고 있기는 하지만).

열 명의 발견자는 아마도 해리슨을 제외하고는 그 대가로 명성을 추구했다. 베살리우스는 1543년 『사람 몸의 구조』를 출판하기 6년 전부터 인정받아 황제의 시의가 되고자 하는 야망을 품었다. 400년이 지나 플레밍과 윌킨스가 노벨상을 받고자 하는 야망에 사로잡힌 것과 마찬가지였다.

열 명의 발견자는 인정받고 명성을 얻기를 추구했지만, 그들 중 누구도 돈에 열망을 가진 사람은 없었다. 불행히도 오늘날은 사정이 다르다. 돈을 추구하는 제약회사들의 영향을 받아, 최근에는 가장 저명한 의과대학들에서조차 너무나 많은 과학연구자가 인정 이상의 것을 원한다. 그들은 또한 돈을 벌기 위해 자신들의 발견을 특허로 만들려 한다. 만약 뢴트겐이 오늘날 살아 있다면 돈에 경도된 제약회사들과 대학에 충격을 받고 슬픔에 빠질 것이다. 그렇지만 뢴트겐의 시대에는 의약품 하나를 발견하고 승인받는 데 2억 달러의 재정 지원이 필요하지는 않았다.

열 명의 발견자 대부분은 발견을 이뤘을 당시 젊었다(평균 32.4세). 특히 세 명(베살리우스, 룅, 아니치코프)은 20대였다. 뢴트겐은 가장 나이가 많아, 발견 당시 50세였다.

우리는 열 명의 발견자의 과학적 특성을 최선을 다해 기술한 이후 이들 중 누가 함께 있기에 가장 재미있고 매력적일까 생각해보았다. 우리는 누구와 함께 짧은, 혹은 긴 휴가를 보내고 싶을까 자문해보았다. 누가 이 책을 쓴 두 명의 세속적인 저자를 관심과 흥미로움으로 가장 매료시킬 수 있을까?

휴가의 동반자로서 여덟 명은 손쉽게 제외할 수 있었다. 베살리우스는 너무 심술궂고 이기적이어서, 하비는 자신의 그룹만 좋아하고 붙임성 있는 사람이 아니어서, 레이우엔훅은 현미경으로 대상을 관찰하고 직물을 파는 것 이외에 무엇을 하는지 우리가 알 수 없어서, 뢴트겐은 말하기를 싫어하고 사회적인 문제에 관심이 없어서, 해리슨은 예일대 학생들에게조차 따분하고 사회적으로 엄격해서, 아니치코프는 우리가 본 그의 사진 모두에서 눈에 쾌활함이 없이 엄격함만 보여서, 플레밍은 근본적으로 따분해서, 윌킨스는 너무 수줍고 우울해서 그러하다.

우리 두 사람은 모두 거의 동시에 가장 함께 지내고 싶은 사람이 에드워드 제너라는 사실을 알았다. 그는 우리에게 백신을 접종한 다음 우리가 우두에 관한 그의 놀라운 실험에 대해 듣고 싶어하지 않는다는 사실을 알게 되면, 대신 관상동맥 질환에 대한 자신의 발견이나 그의 친애하는 조언자 존 헌터의 매력적이기도 하고 그렇지 않기도 한 기행에 대해 말해줄 것이다. 만약 우리가 그 이야기도 지겨워하면 그는 영국 철새들의 이동과 그가 사랑하는 뻐꾸기에 관해 자세한 이야기를 해줄 것이다. 우리가 이 관찰에 대해서도 충분히 들었다고 생각하면 직접 지은 시를 낭송하거나 바이올린과 플루트로 사랑스러운 음악을 연주해 우리를 매료시킬 것이다. 그는 기꺼이 우리를 두 마리 말이 끄는 마차에 태워 자신이 사랑하는 버클리의 시골로 데려갈 것이다. 그는 자신이 발명한 수소 풍선에 우리를 태워 공중에서 버클리를 내려다보게 해주었을 것이다. 이렇게 우리를 태운 후에는 그가 가진 최고의 프랑스산 포도주로 우리 몸을 따뜻하게 데워줄 것이다. 그렇다, 우리는 에드워드 제너와 그러한 시간을 보내고 싶다.

우리는 크로퍼드 롱에 대해서도 좀더 알고 싶다. 우리가 그에 대해 알고 있는 한 줌의 사실은 그가 휴가를 함께 지내기에 즐거운 사람임을 암시해준다. 결국 그가 외과마취를 발견하게끔 만든 것은 그가 참석한 즐거운 에테르 파티였다.

1998년 봄 이 책을 마무리하던 시점에도 이언 윌멋이 어미의 유전자만을 갖고 있는 양을 동료들과 함께 만들었다고 발표했다. 이 동물 복제는 중대한 성취다. 그 발명자는 자신의 업적이 조직배양과 DNA 구조의 발견에 빚지고 있다는 사실을 처음으로 인정하게 될 것이다.

21세기에는 언젠가 의학적 성취가 앞서 서술한 열 가지 업적에 필적하거나 이를 능가할 가능성이 높다. 그 발견은 무엇이 될 것인가? 우리는 일련의 실험적 과정이 결국은 조울증이나 정신분열증과 같은 무서운 질병을 치료하게끔 할 것이라고 믿는다. 이 두 질병은 지구상에 사는 많은 사람의 삶을 불구로 만들고 황폐화한다. 그러한 발견은 아직 꿈조차 꾸지 못한 도구와 기술을 필요로 할지도 모른다. 그렇지만 우리는 그러한 것들을 발명하거나 찾을 수 있을 것이라 굳게 믿는다. 그러한 성취는 화학과 물리학의 놀라움을 잘 알고 있는 연구자나 연구 팀의 재능과 천재성을 필요로 할 것이다.

다음 세기만 하더라도 의학의 모든 분야에서 이루어질 진보는 지난 600년간의 성취보다 100배는 더 대단할 것이다. 화학자, 물리학자, 공학자에 의해 의학에 주어진 놀라운 힘은 오늘날 상상할 수 있는 한계를 뛰어넘으리라. 앞으로 이루어질 열 가지 중요한 발견을 알 수 있다면 참으로 근사한 일일 것이다.

옮긴이의 말

잘 아는 후배로부터 이 책을 한번 번역해보면 어떻겠냐는 제안을 받은 것이 벌써 10년도 더 전의 일이다. 책을 살펴보니 내용이 흥미롭고 유익하여 응낙하고 번역에 착수했다. 처음에는 매일 조금씩 분량을 정해 번역을 해나가 어느덧 마무리가 눈앞에 보이는 듯했다. 그러나 그 와중에 다른 일들이 생기고 번역자의 게으름까지 겹쳐 미완성의 번역 원고를 상당히 오랜 기간 방치해뒀다. 여러 해 시간이 흐른 후에 다시 마음을 다잡고 나머지 부분의 번역에 착수해 마무리 지을 수 있었다. 그러나 번역 초고가 완성된 후에도 다시 몇 해인가 시간이 흘렀다. 올해 들어 그간 묵혀둔 번역 원고들을 하나씩 책으로 내보낼 수 있었다. 그러한 가운데 글항아리와 인연이 되어 이 책의 출간 가능성을 타진해보았는데 고맙게도 긍정적인 대답을 받아 오래 묵혀둔 원고가 이렇게 빛을 볼 수 있게 되었다.

이 책은 의학의 역사상 가장 의미 있다고 생각되는 업적 열 가지를 선택하여 그 각각(주로 인물과 그 업적)을 흥미롭게 기술하고 있다. 선정 기준에 대해서는 다양한 의견이 있을 것이다. 예컨대 베살리우스나 하비의 업적에는 누구나 고개를 끄덕이겠지만 현대의 일부 업적에 대해서는 충분히 다른 견해를 가질 수도 있을 것이다. 특히 콜레스테롤과 조직배양에 대한 장이 과연 페니실린의 발견이나 DNA 구조를 밝힌 것과 비등한 중요성을 가질 수 있을까 하는 의문을 품을 법하다. 그렇지만 이러한 종류의 선정은 어차피 주관적인 판단을 배제할 수 없는 이상 저자들이 이들 업적을 선정한 그 나름의 뜻을 이해하려고 노력하는 것도 의미가 있을 것이다.

원서가 대중을 대상으로 평이하게 쓰인 까닭에 전문 학술서 번역처럼 까다롭지는 않았다. 그렇지만 분량이 적지 않아 번역을 마무리하기까지 시간이 꽤나 걸렸다. 오래 미뤄둔 숙제를 끝내게 되어 무척 홀가분하다. 이 책을 통해 의학의 역사에 관심을 가지는 사람이 더욱 많아진다면 번역자에게는 더없이 큰 보람이 될 것이다.

2021년 10월
여인석

· 1장 ·

1 M DeLuzzi, *Anothomia* (Pavia, Italy: Antonio De Carcano, 1478).

2 C. D. O'Malley, *Andreas Vesalius of Brussels* (Berkeley: University of California Press, 1964).

3 A. Vesalius, *Tabulae anatomicae sex* (Venice: J. S. Calcarenses, 1538).

4 이보다 일찍 레오나르도 다빈치는 인간의 조직과 장기에 대한 정확한 그림을 훌륭하게 그렸지만 이 그림들은 그의 사후 여러 세기가 지나서야 발견되었다. 그때조차도 윈저궁 도서관에 있던 그의 그림 중 하나는 완전히 발기한 남성 성기를 '싸고 있는' 자궁과 여성 성기를 보여주고 있었기 때문에 빅토리아 여왕이 살아 있던 오랜 기간 동안 일반에게 공개되지 못했다.

5 A. Vesalius, *De humani corporis fabrica, libri septem* (Basel: Jounnis Oporini, 1543).

6 *Letter on the China Root*, 1546. C. D. O'Malley, *Andreas Vesalius of Brussels* (Berkeley: University of California Press, 1964)에 번역되어 있다.

7 『사람 몸의 구조』 622쪽에는 마취가 되지 않아 비명을 지르는 돼지가 그려져 있다.

돼지는 등을 바닥에 대고 있고, 바닥판에 고정되어 있는 쇠사슬이 사지와 위쪽 턱을 묶어 해부할 수 있도록 고정시켰다.

8 B. Eustachius, *Tabulae anatomica* (Rome: Gonzagae, 1714).

9 유스타키우스는 『사람 몸의 구조』에서 서술되고 묘사된 신장이 사람이 아니라 개의 것이라는 사실을 지적했다.

10 O'Malley, *Andreas Vesalius of Brussels*.

• 2장 •

1 M. Servetus, *Christianismi restitutis* (Vienna: Balthasar Amoullet, 1553).

2 R. Colombo, *De re anatomica, libri XV* (Venice: Nicolai Beullacquae, 1559).

3 A. Cesalpino, *Peripateticarum questionum, libri quinque* (Venice: Luntas, 1571).

4 G. Fabrici, *De venarum osteolis* (Padua: Lorenzo Pasquati, 1603).

5 W. Harvey, *Excercitationes de generatione animalium* (London: O. Pulleyn, 1651).

6 R. Lower, *Iractatus de corde* (London: J.Allestry, 1669).

7 M. Malpighi, *Opera omnia* (London: R. Scott, 1686).

• 3장 •

1 혹은 레이우엔훅과 마찬가지로 육안으로 구별될 수 있는 대상의 확대상을 묘사했다(예를 들어 거위의 깃털이나 잎, 씨, 파리의 눈 등). 다시 말해 혹은 가시적인 대상의 잘 보이지 않는 세부적인 부분을 제시했다. 그의 『마이크로그라피아 *Micrographia*』는 왕립학회의 출판 허가가 실려 있는 최초의 책 중 하나다. 혹이 사용한 현미경은 레이우엔훅이 고안하고 만든 것보다 더 복잡한 기구였지만 레이우엔훅의 렌즈는 훨씬 더 정교하게 연마한 것이었다.

2 이 편지의 전문은 마침내 1932년 네덜란드어에서 영어로 번역되었다. 이 편지를

번역한 클리퍼드 도벨은 왕립학회 회원으로 레이우엔훅 전기의 결정판을 저술했
다: Antony van Leeuwenhoek and His "Little Animals" (London: John Bale,
Sons, and Daniellson, Ltd., 1932).

3   W. Bullock, The History of Bacteriology (London: Oxford University Press,
    1936).

4   L. Pasteur, "Thèses de physique et de chimie, presentées à la faculté des
    sciences de Paris" (Paris: Imprimeries de Bachelier, 1847).

5   R. Koch, "Die Aetiologie der Milzbrand-Krankheit, begrunder auf die
    Entwicklungsgeschichte des Bacillus Anthracis," Beitrage Biologie der
    Pflanzen 2 (1876):277.

6   R. Koch, "Die Aetiologie der Tuberkulose," Berliner Klinische Wochenschrift
    19(1882):221.

•4장•

1   F. Fenner, D.A. Henderson, I. Arita, Z. Jezek and I.D. Ladnyi, Smallpox and
    Its Eradication (Geneva: World Health Organization, 1988).

2   R. B. Fisher, Edward Jenner, 1749-1823 (London: Andre Deutsch, 1991).

3   P. Razzel, Edward Jenner's Cowpox Vaccine: The History of a Medical Myth
    (Firle, England: Caliban Books, 1977).

4   J. Baron, The Life of Edward Jenner, vol. 1 (London: Henry Colburn, 1827).

5   I. Bailey, "Edward Jenner: Benefactor to Mankind," Proceedings of the Royal
    College of Physicians of Edinburgh 27 (1997):5.

6   T. D. Fosbroke, Berkely Manuscripts (London: John, Nichols, 1821).

7   Fisher, Edward Jenner.

8   E. Jenner, "Observations on the Natural History of the Cuckoo," Philosophical
    Transactions of the Royal Society 78 (1788):219.

9 P. Saunders, *Edward Jenner, the Cheltenham Years, 1795-1823* (Hanover, N.H.: University Press of New England, 1982).

10 C. H. Parry, *An Inquiry into the Symptoms and Causes of the Syncope Anginosa* (Bath: R. Cruttwell, 1799).

11 Saunders, *Edward Jenner, the Cheltenham Years.*

12 W. R. Le Fanu, *A Bio-Bibliography of Edward Jenner, 1749-1823* (London: Harvey and Blythe, 1951).

13 E. Jenner, *An Inquiry into the Cause and Effects of Variolae Vaccinae, a Disease Discovered in Some of the Western Countries of England, particularily Gloucestershire, and Known by the Name of Cowpox* (London: Sampson Low, 1798).

14 E. Jenner, *Further Observations on the Variolae Vaccinae or Cowpox* (London: Sampson Low, 1799); and idem, *A Continuation of the Facts and Observations Relative to the Variolae Vaccinae or Cowpox* (London: Sampson Low, 1800).

15 Fisher, *Edward Jenner.*

16 G. Miller, ed., *Letters of Edward Jenner and Other Documents Concerning the History of Vaccination from the Henry Barton Jacobs Collection in the William H. Welch Medical Library* (Baltimore: Johns Hopkins University Press, 1983).

• 5장 •

1 T. E. Keys, *The History of Surgical Anesthesia* (New York: Schumans, 1945).

2 M. Adt, P. Schumaker, and I. Muller, "The Role of Atropine in Antiquity and Anesthesia," in R. S. Atkinson and T. P. Boalton, eds., *The History of Anesthesia* (Carnforth, England: Parthenon, 1989), pp. 40–45; and J. F.

Nunn, "Anesthesia in Ancient Times—Fact and Fable," in ibid., pp. 21-26.

3 U. Von Hitzenstern, "Anasthesia with Mandrake in the Tradition of Dioscorides and Its Role in Clinical Antiquity," in ibid., pp. 38-40.

4 M. T. Jasser, "Anesthesia in the History of Islamic Medicine," in ibid., pp. 48-51.

5 J. E. Echenhoff, *Anesthesia from Colonial Times: A History of Anesthesia in the University of Pennsylvania* (Philadelphia: J. B. Lippincott, 1966).

6 Keys, *The History of Surgical Anesthesia*.

7 Paracelsus, *Opera medico-chimica sive paradoxa* (Frankfurt, 1605), p. 125.

8 H. Davy, *Researches, Chemical and Philosophical, Chiefly Concerning Nitrous Oxide and Dephlogisticated Nitrous Air and Its Respiration* (London: Johnson, 1800).

9 W. P. C. Barton, "A Dissertation on the Chymical Properties and Exhilarating Effects of Nitrous Oxide Gas and Its Application to Pneumatick Medicine," M.D. thesis, University of Pennsylvania, 1808.

10 C. W. Long, "Account of the First Use of Sulphuric Ether by Inhalation as an Anesthesia in Surgical Operations," *Southern Medical and Surgical Journals* 5 (1849):705-713.

11 F. K. Boland, *The First Anesthetic: The Story of Crawford Long* (Athens: University of Georgia Press, 1950).

12 Ibid.

13 L. D. Vandam, "The Start of Modern Anesthesia," in Atkinson and Boulton, *The History of Anesthesia*.

14 K. B. Thomas, *The Development of Anesthetic Apparatus: A History Based on the Charles King Collection of the Association of Anesthetists of Great Britain and Ireland* (Oxford: Blackwell, 1975).

15 W. T. G. Morton, Circular, "Morton's Letheon" (Boston: Westworth, 1846).

16 Boland, *The First Anesthetic*.

17 H. J. Bigelow, "Insensibility during Surgical Operations Produced by Inhalation," *Boston Medical and Surgical Journal* 35 (1846):309, 379-382.

18 J. Snow, *On Chloroform and Other Anesthetics* (London: Churchill, 1858).

19 S. Guthrie, "New Mode of Preparing a Spiritous Solution of Chloric Ether," *American Journal of Scientific Arts* (1831):64-65; and R. W. Patterson, "The First Human Chloroformization," in Atkinson and Boulton, *The History of Anesthesia*.

20 W. Macewan, "Clinical Observations on the Introduction of Tracheal Tubes by the Mouth Instead of Performing Tracheotomy or Laryngotomy," *British Medical Journal* 3 (1880):122-124, 163-165.

21 F. Kuhn, *Die perorale Intubation* (Berlin: Karger, 1911); and G. M. Dorrance, "On the Treatment of Traumatic Injuries of the Lungs and Pleura with the Presentation of a New Intratracheal Tube for Use in Artification Respiration," *Surgery, Gynecology and Obstetrics* 2 (1910):160-189.

22 R. K. Calverley, "Intubation in Anesthesia," in Atkinson and Boulton, *The History of Anesthesia*, pp. 333-341.

23 J. W. Gale and R. M. Waters, "Closed Endobronchial Anesthesia in Thoracic Surgery: Preliminary Report," *Current Research, Anesthesia and Analgesia* 11 (1932):283-287.

24 J. A. Stiles et al., "Cyclopropane as Anesthetic Agent," *Current Research, Anesthesia and Analgesia* 13 (1934):56-60.

25 C. R. Stephen, C. M. Fabian, and L. W. Fabian, "Introduction of Halothane to the U.S.," in Atkinson and Boulton, *The History of Anesthesia*, pp. 221-222.

26 R. Hughes, "Development of Skeletal Muscle Relaxants from the Curare

Arrow Poisons," in ibid., pp. 259-267.

27 H. Griffith and E. Johnson, "The Use of Curare in General Anesthesia,"
    Anesthesiology 3 (1942):418-420.

28 E. Fischer and J. Mering, "Über eine neue Classe von Schlafmutheln,"
    Therape Gegenwart 5 (1903):97-101.

29 J. B. Lundy, "Intravenous Anesthesia: Preliminary Report of the Use of
    Two New Barbiturates," *Proceedings of the Staff Meeting, Mayo Clinic* 10
    (1930):536-543.

30 H. Braun, *Local Anesthesia, Its Scientific Basis and Practical Use*, 2d ed.
    (Philadelphia: Lea and Febiger, 1924).

31 W. S. Halsted, "Practical Comments on the Use and Abuse of Cocaine:
    Suggested by its Invariably Successful Employment in More than a Thousand
    Minor Surgical Operations," *New York Medical Journal* 42 (1985): 294-295.

32 J. L. Corning, "A Further Contribution on Local Medication of the Spinal
    Cord, with Cases," *Medical Record* 33 (1888):291-293.

33 A. Bier, "Versuche ueber Cocainisrung des Ruckenmarkers," *Deutsche
    zeischrift für Chirugie* 51(1899):361-369.

34 A. Einhorn, "Ueber die Chemie des localen Anaesthetica," *Münchener
    Medizinischer Wochenschrift* 45 (1899):1218-1220: and H. F. W. Braun,
    "Ueber einige neue orthohe Anesthetica (Stovain, Alypin, Novocain),"
    Deutsche Medizinische Wochenschrift 32 (1904):1667-1671.

• 6장 •

1 O. Glasser, *Dr. W. C. Roentgen* (Springfield, Ill.: Thomas, 1958).

2 크룩스는 나중에 왕립학회가 수여하는 가장 명예로운 메달을 세 개(로열, 데이비,
   코플리 메달) 받았으며 1913년에는 왕립학회 회장으로 선출되었다. 그 이외에 이와

같은 명예를 얻은 물리학자는 없었다.

3   R. L. Eisenberg, *Radiology, an Illustrated History* (Saint Louis: Mosby Year Book, 1992).

4   P. Donizetti, *Shadow and Substance* (London: Pergamon, 1967).

5   W. Roentgen, "Eine neue Art von Strahlen" (Würzburg, 1895). 이 논문은 『Proceedings of the Würzburg Physical-Medical Society』의 1895년호 마지막 열 페이지에 나타난다. 완전한 영어 번역은 다음에 실려 있다. "On a New Kind of X-Ray," in Donizetti, *Shadow and Substance*, pp. 185-194.

6   B. H. Kelves, *Naked to the Bone: Medical Imaging in the Twentieth Century* (New Brunswick, N.J.: Rutgers University Press, 1997).

7   Glasser, *Dr. W.C. Roentgen.*

8   J. J. Cunningham and G. W. Friedland, "Early American Uroradiology, 1896-1933," *Urological Survey* 22 (1972):226.

9   G. N. Hounsfield, "Computerized Transverse Axial Scanning (Tomography).I. Dissection of a System," *British Journal of Radiology* 46 (1973):1016.

10 G. W. Friedland and B. D. Thurber, "The Birth of CT," *American Journal of Roentgenolgy* 167 (1996):1365.

11 A. M. Cormack, "Representation of a Function by Its Line Integrals with Some Radiological Applications," *Journal of Applied Physics* 35(1964):2098.

• 7장 •

1   J. S. Nicholas, "Ross Granville Harrison, 1870-1959: Biographical Memoirs," *National Academy of Science of the United States* 35 (1961):132-162.

2   R. G. Harrison, "Observations on the Living Developing Nerve Fiber," *Anatomical Record No. 5, American Journal of Anatomy* 7 (1907): No. 1.

3   R. G. Harrison, "On the Status and Significance of Tissue Culture," *Archiv für*

Zellforschung 6 (1925):4.

4 Nicholas, "Ross Granville Harrison."

5 Letter, M. T. Burrows to Dr. Frederick M. Allen, New York, January 26, 1942. R. G. Harrison papers. Archives and Manuscript Departments, Sterling Library, Yale University, New Haven.

6 A. Carrel, "Rejuvenation of Cultures of Tissues," *Journal of the American Medical Association* 57 (1911):1611.

7 L. Hayflick, *How and Why We Age* (New York: Ballantine Books, 1994), pp. 127–142.

8 L. Hayflick, personal communication, 1996.

9 J. A. Witkowski, "Dr. Carrel's Immortal Cells," *Medical History* 24 (1980):129–142.

10 R. Buchabaum, personal communication, 1996.

11 L. Hayflick, *How and Why We Age*, pp. 111–136.

12 L. Hayflick and P. S. Moorhead, "The Serial Cultivation of Human Diploid Cell Strains," *Journal of Experimental Cell Research* 25 (1961):285–321.

13 M. A. Gold, *A Conspiracy of Cells: One Woman's Immortal Legacy and the Medical Scandal It Caused* (New York: State University of New York Press, 1986).

14 S. M. Gartler, "Apparent HeLa Cell Contamination of Human Heteroploid Cell Lines," *Nature* 217(1968):750–751.

15 Gold, *A Conspiracy of Cells*.

16 W. A. Nelson-Rees, P. R. Flandermeyer, and P. K. Hawthorn, "Banded Marker Chromosomes as Indicators of Intraspecies Cellular Contamination," *Science* 184 (1974):1093–1096.

17 W. A. Nelson-Rees and P. R. Flandermeyer, "HeLa Cultures Defined," *Science*

191 (1976):96-98.

18 W. A. Nelson-Rees and P. R. Flandermeyer, "Inter- and Intra-Species Contamination of Human Breast Tumor Cell Lines HBC and Br ca5 and Other Cell Cultures," *Science* 195 (1977):1343-1344.

19 P. Todd et al., "Comparison of Effects of Various Cyclotron-Produced Fast Neutrons on the Reproduction Capacity of Cultured Human Kidney CT-D Cells," *International Journal of Radiation, Oncology, Biology and Physics* 4 (1978):1015-1022.

20 Gold, *A Conspiracy of Cells*.

21 T. C. Hsu and C. M. Pomerat, "Mammalian Chromosomes *in vitro*. II. A Method for Spreading the Chromosomes of Cells in Tissue Culture," *Journal of Heredity*, 44 (1953):23-29.

22 J. H. Tjio and A. Levan, "The Chromosome Number of Man," *Hereditas* 42 (1956):1-6.

23 R. G. Ham, "Survival and Growth Requirements of Nontranformed Cells," *Handbook of Experimental Pharmacology* 57 (1981):11-88.

24 A. B. Sabin and P. K. Olitsky, "Cultivation of Poliomyelitis Virus *in vitro* in Human Embryonic Nervous Tissue," *Proceedings of the Society of Experimental Biology* 34 (1936):357-359.

25 J. F. Enders, T. H. Weller, and F. C. Robbins, "Cultivation of Lansing Strain of Poliomyelitis Virus in Cultures of Various Human Embryonic Tissues," *Science* 109 (1949):85-87.

26 Jonas E. Salk and associates, "Studies in Human Subjects on Active Immunization against Poliomyelitis. I. A Preliminary Report of Experiments in Progress," *Journal of the American Medical Associtation* 151 (1953):1081-1098.

•8장•

1   C. H. Parry, *An Inquiry into the Symptoms and Causes of the Syncope Anginosa, Commonly Called Angina Pectoris* (London: R. Cruttwell, 1799).

2   R. Virchow, *Phlogose und Thrombose in Gefass-system.* (Berlin: Gesammelte Abhandlungen für Wissenchaftlichen Medizin, 1856).

3   K. Rokitansky, "Ueber einige der wichtigesten Krankheiten der Arterien," *Akademie der Wissenschaft Wien* 4 (1852):1.

4   F. Marchand, "Ueber Atherosclerosis," *Verhandlungen der Kongress für Innere Medizin, 21 Kongresse,* 1904.

5   A. Windaus, "Ueber der Gehalt normaler und atheromatoser Aorten an Cholesterol und Cholesterinester," *Zeischrift für Physiologische Chemie* 67 (1910):174.

6   A. I. Ignatowski, "Ueber die Wirkung der tierschen Einwesses auf der Aorta," *Virchows Archiv für Pathologische Anatomie* 198 (1909):248.

7   N. W. Stuckey, "On the Changes of the Rabbit Aorta under the influence of Rich Animal Food," inaugural dissertation, Saint Petersburg, 1910.

8   S. Chalatov, "Ueber der Verhalten der Leber gegenüber den verschiedenen Arten von Speisfett," *Virchows Archiv* (1912):267.

9   N. Anichkov and S. Chalatov, "Ueber experimentelle Cholesterinsteatose: Ihre Bedeutung für die Enstehung einiger pathologischesr Proessen," *Centralblatt für Allgemeine Pathologie und Pathologische Anatomie* 1 (1913):1.

10 A. Steiner and F. E. Kendall, "Atherosclerosis and Arteriosclerosis in Dogs following Ingestion of Cholesterol and Thiouracil," *Archives of Pathology* 42 (1946):605.

11 C. H. Bailey, "Atheroma and Other Lesions Produced in Rabbits by

Cholesterol Feeding," *Journal of Experimental Medicine* 23 (1961):69: and T. Leary, "Atherosclerosis, the Important Form of Arteriosclerosis, A Metabolic Disease," *Journal of American Medical Association* 105 (1935):495.

12 S. Weiss and G. R. Minot, "Nutrition in Relation to Arteriosclerosis," in E.V. Cowdry, ed., *Arteriosclerosis: A Survey of the Problem*, 1st ed. (New York: Macmillan, 1933).

13 J. W. Gofman et al., "The Role of Lipids and Lipoproteins in Atherosclerosis," *Science* 111 (1950):167.

14 L. W. Kinsell et al., "Dietary Modification of Serum Cholesterol and Phospholipid Levels," *Journal of Clinical Endocrinology* 12 (1952):909: and E. H. Ahrens, Jr., D. H. Blackenhorn, and T. T. Tsaltes, "Effect on Serum Lipids of Substituting Plant forAnimal Fat in Diet," *Proceedings of the Society for Experimental Biology and Medicine* 86 (1952):872.

15 W. Dock, "Research in Arteriosclerosis–The First Fifty Years," editorial, *Annals of Internal Medicine* 49 (1958):699.

16 M. Friedman, R. H. Rosenman, and V. Carroll, "Changes in Serum Cholesterol and Blood–Clotting Time in Men Subjected to Cyclic Variations of Occupational Stress," *Circulation* 17 (1958):852.

17 M. S. Brown and J. L. Goldstein, "Lipoprotein Receptors in the Liver," *Journal of Clinical Investigation* 72 (1983):743.

18 N. Anichkov, "A History of Experimentation on Arterial Atherosclerosis in Animals," in H. T. Blumenthal, ed., *Cowdry's Arteriosclerosis; A Survey of the Problem*, 2d ed.(Springfield, Ill.: Thomas, 1967).

• 9장 •

1 J. Tyndall, "The Optical Development of the Atmosphere in Relation to the

Phenomena of Putrefaction and Infection," *Philosophical Transactions of the Royal Society* 166 (1876):27.

2 A. E. Duchesne, "Contribution à l'étude de la concurrence vitale chez les micro-organismes: Anagonisme entre les moissures et les microboes," dissertation, Army Medical Academy, Lyon, 1896.

3 D. Wilson, *In Search of Penicillin* (New York: Alfred A. Knopf, 1976).

4 R. Hare, *The Birth of Penicillin and the Disarming of Microbes* (London: George Allen and Unwin, 1970), chaps. 3 and 4.

5 A. Fleming, "On the Antibacterial Action of Cultures of Penicillium, with Special Reference to Their Use in the Isolation of *B influenzae*," *British Journal of Experimental Pathology* 10 (1929)226; and idem, "On the Specific Antibacterial Properties of Penicillin and Potassium Tellurite-Incorporating a Method of Demonstrating Some Bacterial Antagonisms," *Journal of Pathology and Bacteriology* 35 (1932):831.

6 Wilson, *In Search of Penicillin*.

7 A. Fleming and V. D. Alison, "Observations on a Bacteriolytic Substance ('Lysozyme') Found in Tissues and Secretions," *British Journal of Experimental Pathology* 3 (1922):252.

8 C. G. Paine, personal communication to Howard Florey, in H. W. Florey et al., eds., *Antibiotics-A Survey of Penicillin, Streptomycin and Other Antimicrobal Substances from Fungi, Actinomyces, and Plants* (London: Oxford University Press, 1949), p. 634.

9 P. W. Clutterback, R. Lovell, and H. Rainstrick, "Studies in the Biochemistry of Micro-organisms. XXVI. The Formation of Glucose by Members of *Penicillium chrysogenum* Series of a Pigment, an Alkali-Soluble Protein, and Penicillin-the Antibacterial Substance of Fleming," *Biochemistry Journal* 26

(1932):1907.

10 R. D. Reid, "Some Properties of Bacterial-Inhibitory Substance Produced by a Mold," *Journal of Bacteriology* 29 (1935):215.

11 G. Domagk, "Ein Beitrag zur Chemotherapie der bakteriellen Infektionen," *Deutscher medizinischer Wochenschrift* 61 (1935):250-253.

12 Wilson, *In Search of Penicillin*.

13 Ibid.

14 E. Chain et al., "Penicillin as a Chemotherapeutic Agent," *Lancet* 236 (1940):226.

15 E. P. Abraham et al., "Further Observations on Penicillin," *Lancet* 238 (1941):177.

16 G. L. Hobby, *Penicillin: Meeting the Challenge* (New Haven: Yale University Press, 1985).

17 R. J. Dubos, "Studies on a Bacterial Agent Extracted from a Soil Bacillus. I. Its Activity *in vitro*. II. Protective Effect of the Bacterial Agent against Experimental Pneumococcus Infections in Mice," *Journal of Experimental Medicine* 70 (1939):1.

18 A. Schatz, E. Bugie, and S. A. Waksman, "Streptomucin, a Substance Exhibiting Antibacterial Activity against Gram-Positive and Gram-Negative Bacteria," *Proceedings of the Society of Experimental Biology* 55 (1944):66.

19 R. Lewis, "The Rise of Antibiotic-Resistant Infections," *FDA Consumer* 29 (1995):11.

20 『랜싯』에서 주관하여 1995년 워싱턴에서 열린 항생제와 감염에 대한 국제회의에서 발표된 데이터.

·10장·

1　J. F. Mischer, "Ueber die chemische Zusammensetzung der Eiterzellen," *Hoppe-Seyer Medicinisch-chemische Untersuchung* 4 (1871):441.

2　R. Olby, *The Path to the Double Helix* (Seattle: University of Washington Press, 1974); F. H. Franklin, and J. S. Cohen, *A Century of DNA: A History of the Discovery of the Structure and Function of the Genetic Substance* (Cambridge, Mass.: MIT Press, 1977); H. F. Judson, *The Eight Day of Creation* (New York: Simon and Schuster, 1979).

3　F. Griffith, "The Significance of Pneumococcal Types," *Journal of Hygiene* 27 (1928):113.

4　M. McCarty, *The Transforming Principle* (New York: W.W. Norton, 1985).

5　O. T. Avery, C. M. McLeod, and M. McCarty, "Studies on the Chemical of the Substance Inducing Transformation of Pneumococcal Types," *Journal of Experimental Medicine* 79 (1944):137.

6　Judson, *The Eight Day of Creation*.

7　Schrödinger, E., *What is Life?* (Cambridge: Cambridge University Press, 1944).

8　F. H. C. Crick, *What Mad Pursuit?* (New York: Basic Books, 1988).

9　Ibid.

10　E. Chargaff et al., "The Composition of the Deoxypentose Nucleic Acids of Thymus and Spleen," *Journal of Biological Chemistry* 177 (1949):405.

11　J. D. Watson and F. H. C. Crick, "Molecular Structure of Nucleic Acids, A Structure for Deoxyribose Nucleic Acid," *Nature* 171 (1953):737; M. H. F. Wilkins, A. R. Stokes, and H. R. Wilson, "Molecular Structure of Nucleic Acids. Molecular Structure of Deoxypentose Nucleic Acids," ibid., p. 738; R. F. Franklin and R. G. Gosling, "Molecular Structure of Nucleic Acids. Configuration in Sodium Thymonucleate," ibid., p. 740.

12 1962년 다행히도 노벨상 위원회는 윌킨스와 그 동료들의 보고서나 이후 윌킨스의 뛰어난 공헌을 간과하지 않았다. 에런 클루그 경도 프랭클린의 공헌을 간과하지 않았다. 1982년 노벨상 수상 연설의 서두에서 그는 프랭클린을 언급하며 다음과 같이 말했다. "그녀의 생애가 비극적으로 짧게 끝나지 않았더라면 그녀는 아마 지금보다 일찍 이 자리에 섰을 것입니다."

13 J. D. Watson and F. H. C. Crick, "Genetical Implications of the Structure of Deoxyribonucleic Acid," *Nature* 171 (1953):964–967.

14 M. S. Meselson and F. W. Stahl, "The Replication of DNA in Escherichia coli," *Proceedings of the National Academy of Science* 44 (1956):67.

15 S. Brenner, F. Jacob, and M. Meselson, "An Unstable Intermediate Carrying Information from Genes to Ribosomes for Protein Synthesis," *Nature* 190 (1960):576; and F. H. C. Crick et al., "General Nature of the Genetic Code for Proteins," *Nature* 192 (1961):1227.

16 왓슨이 『이중나선』에서 말하는 이 빈정거리는 듯한 칭찬은 여러 해 전에 모리스 윌킨스와 함께 일한 시즈가 왓슨을 알프스에서 만났을 때 그에게 했던 것이었다. 이 인사 후에 시즈가 멈추지도 않고 가버려 왓슨은 놀랐다.

17 F. H. C. Crick, *Life Itself: Its Origin and Nature* (New York: Simon and Schuster, 1981).

찾아보기

의학의 도전

질병, 고통, 죽음에 맞선 의학의 연대기

초판 인쇄	2021년 10월 13일
초판 발행	2021년 10월 22일
지은이	마이어 프리드먼·제럴드 W. 프리들랜드
옮긴이	여인석
펴낸이	강성민
편집장	이은혜
편집	박은아 진상원
마케팅	정민호 김도윤
홍보	김희숙 함유지 김현지 이소정 이미희
펴낸곳	(주)글항아리	출판등록 2009년 1월 19일 제406-2009-000002호
주소	10881 경기도 파주시 회동길 210
전자우편	bookpot@hanmail.net
전화번호	031-955-2696(마케팅) 031-955-2663(편집부)
팩스	031-955-2557
ISBN	978-89-6735-965-2 03510